- 国家卫生和计划生育委员会"十三五"规划教材
- 全国高等学校教材

供眼视光学专业用

眼视光学理论和方法

第 3 版

主　　编　瞿　佳
副 主 编　杨智宽　蒋　沁　王保君
编　　者（以姓氏笔画为序）

王保君　新乡医学院
杨智宽　中南大学
胡　亮　温州医科大学
贾　丁　山西医科大学
郭　锐　南京中医药大学
蒋　沁　南京医科大学
瞿　佳　温州医科大学

U0208121

编写秘书　邓如芝　温州医科大学
融合教材数字资源负责人　瞿　佳　温州医科大学
融合教材数字资源秘书　邓如芝　温州医科大学

人民卫生出版社

图书在版编目（CIP）数据

眼视光学理论和方法 / 瞿佳主编. —3 版. —北京：人民卫生出版社，2018

ISBN 978-7-117-24772-6

Ⅰ. ①眼… Ⅱ. ①瞿… Ⅲ. ①屈光学－高等学校－教材 Ⅳ. ①R778

中国版本图书馆 CIP 数据核字（2018）第 010202 号

| 人卫智网 | www.ipmph.com | 医学教育、学术、考试、健康，购书智慧智能综合服务平台 |
| 人卫官网 | www.pmph.com | 人卫官方资讯发布平台 |

眼视光学理论和方法
第 3 版

主　　编：瞿　佳
出版发行：人民卫生出版社（中继线 010-59780011）
地　　址：北京市朝阳区潘家园南里 19 号
邮　　编：100021
E - mail：pmph @ pmph.com
购书热线：010-59787592　010-59787584　010-65264830
印　　刷：人卫印务（北京）有限公司
经　　销：新华书店
开　　本：850×1168　1/16　印张：17　插页：2
字　　数：515 千字
版　　次：2004 年 7 月第 1 版　　2018 年 4 月第 3 版
　　　　　2025 年 1 月第 3 版第 14 次印刷（总第 26 次印刷）
标准书号：ISBN 978-7-117-24772-6/R·24773
定　　价：56.00 元
打击盗版举报电话：010-59787491　E-mail：WQ @ pmph.com
（凡属印装质量问题请与本社市场营销中心联系退换）

第三轮全国高等学校眼视光学专业本科国家级规划教材(融合教材)修订说明

第三轮全国高等学校眼视光学专业本科国家卫生计生委规划教材,是在第二轮全国高等学校眼视光学专业本科卫生部规划教材基础上,以纸质为载体,融入富媒体资源、网络素材、数字教材和慕课课程形成的"五位一体"的一套眼视光学专业创新融合教材。

第一轮全国普通高等教育"十五"国家级规划教材、全国高等学校眼视光学专业卫生部规划教材于2003年启动,是我国第一套供眼视光学专业本科使用的国家级规划教材,其出版对于我国眼视光学高等教育以及眼视光学专业的发展具有重要的、里程碑式的意义,为我国眼视光学高级人才培养做出了历史性的巨大贡献。本套教材第二轮修订于2011年完成,其中《眼镜学》为普通高等教育"十二五"国家级规划教材。两轮国家级眼视光专业规划教材建设对推动我国眼视光学专业发展和人才培养、促进人民群众眼保健和健康起到了重要作用。

在本套第三轮教材的修订之时,正逢我国医疗卫生和医学教育面临重大发展的重要时期,我们贯彻落实全国卫生健康大会精神和《健康中国2030规划纲要》,按照全国卫生计生工作方针、医药协同综合改革意见,以及传统媒体和新兴媒体融合发展的要求,推动第三轮全国高等学校眼视光学专业本科国家级规划教材(融合教材)的修订工作。

本轮修订坚持中国特色的教材建设模式,即根据教育部培养目标、国家卫生计生委用人要求,医教协同,由国家卫生计生委领导、指导和支持,教材评审委员会规划、论证和评审,知名院士、专家、教授指导、审定和把关,各大院校积极参与支持,专家教授组织编写,人民卫生出版社出版的全方位教材建设体系,开启融合教材修订工作。

本轮教材修订具有以下特点:

1. 本轮教材经过了全国范围的调研,累计共有全国25个省市自治区,27所院校的90名专家教授进行了申报,最终建立了来自15个省市自治区,25个院校,由52名主编、副主编组成的编写团队,代表了目前我国眼视光专业发展的水平和方向,也代表了我国眼视光教育最先进的教学思想、教学模式和教学理念。

2. 课程设置上,由第二轮教材"13+3"到本轮教材"13+5"的转变,从教师、学生的需要出发,以问题为导向,新增《低视力学实训指导》及《眼视光学习题集》。

3. 对各本教材中交叉重复的内容进行了整体规划,通过调整教材大纲,加强各本教材主编之间的交流,力图从不同角度和侧重点进行诠释,避免知识点的简单重复。

4. 构建纸质+数字生态圈,完成"互联网+"立体化纸数融合教材的编写。除了纸质部分,新增二维码扫码阅读数字资源,数字资源包括:习题、视频、动画、彩图、PPT课件、知识拓展等。

5. 依然严格遵守"三基"、"五性"、"三特定"的教材编写原则。

6. 较上一版教材从习题类型、数量上进行完善，每章增加选择题。选择题和问答题的数量均大幅增加，目的是帮助学生课后及时、有效地巩固课堂知识点。每道习题配有答案和解析，学生可进行自我练习。自我练习由学生借助手机或平板电脑终端完成，操作简便，激发学习兴趣。

本套教材为2017年秋季教材，供眼视光学专业本科院校使用。

第三轮教材（融合教材）目录

获取融合教材配套数字资源的步骤说明

① 扫描封底红标二维码，获取图书"使用说明"。

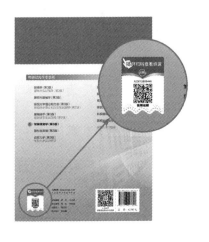

② 揭开红标，扫描绿标激活码，注册/登录人卫账号获取数字资源。

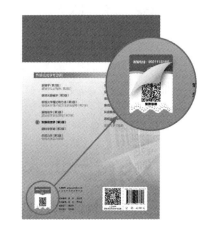

③ 扫描书内二维码或封底绿标激活码随时查看数字资源。

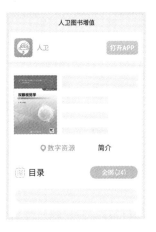

④ 登录 zengzhi.ipmph.com 或下载应用体验更多功能和服务。

扫描下载应用

客户服务热线 400-111-8166

关注人卫眼科公众号
新书介绍　最新书目

第三届全国高等学校眼视光学专业教材（融合教材）评审委员会名单

主 任 委 员

瞿 佳 温州医科大学

副主任委员

赵堪兴 天津医科大学

赵家良 北京协和医学院

吕 帆 温州医科大学

委 员（以姓氏笔画为序）

王云创	滨州医学院	赵堪兴	天津医科大学
王保君	新乡医学院	胡 琦	哈尔滨医科大学
兰长骏	川北医学院	袁援生	昆明医科大学
毕宏生	山东中医药大学	徐国兴	福建医科大学
吕 帆	温州医科大学	郭 锐	南京中医药大学
刘陇黔	四川大学	蒋 沁	南京医科大学
刘祖国	厦门大学	曾骏文	中山大学
李筱荣	天津医科大学	廖洪斐	南昌大学
何 伟	辽宁何氏医学院	瞿 佳	温州医科大学
赵家良	北京协和医学院		

秘 书 长

刘红霞 人民卫生出版社

秘 书

姜思宇 温州医科大学

李海凌 人民卫生出版社

前　言

在医学科学高度发展的今天，人们对健康有了更高的期望和追求，眼睛是人体最重要的器官之一，格外受到重视。眼视光学作为融合了眼科学和视光学的新兴特色专业，正顺势发展，以满足人们对眼健康和眼病诊治的需求。

到目前为止，全国已经有 11 所医科大学开设了 5 年制眼视光医学本科教育，22 所大学开设 4 年制视光学本科教育。《眼视光学理论和方法》作为该专业系列课程中的核心课程，基于临床科学思维，阐述了临床诊疗过程中的检测技术和方法，并理论联系实际，是学生从课堂跨入临床的必经"桥梁"。"十一五"期间，本团队编写本书第 1 版正是基于这样的立意，对教材内容进行了精心策划和设计；"十二五"期间，在第 1 版的基础上，对其进行了修订和调整。本教材前两版均由人民卫生出版社出版，作为视光学专业的教材和参考用书，受到了广大眼视光学生和医师的欢迎，成为本系列教材中发行和使用最多的教材之一。

"十三五"期间，第 3 版教材也会继续将"全面、全程眼睛保健医疗"的概念作为一条主线贯穿始终，在编写思路上将基础理论和临床技术紧密结合，在编写结构上以系统、科学、全程、全面的临床眼部检测和分析安排布局。每一章节均以理论阐述结合相关检测技术的介绍为特点，充分利用示意图、流程图、总结式表格等方式，提炼临床经验和思维，力图使理论和机制的阐述深入浅出、浅显易懂。配备的《眼视光学理论和方法实训指导》以技术和流程为导向，更加详细地介绍了各种眼视光检查的步骤方法和相互联系。主教材新增数字资源，包括习题、扩展阅读、视频、动画等多种素材。多维度训练学生如何做，并怎样做好，从"纸上谈兵"至"模拟战场"，为将来的实际临床工作奠定坚实基础。

在本版教材修订前，编委们充分听取了各大高校和临床机构的反馈意见和建议。第 3 版更加强调"功能性眼病"这一概念在眼健康中的重要性，并在第 2 版基础上进行了知识更新和内容调整。如：第二章增加了初始检查的项目介绍，与《眼视光学理论和方法实训指导》的结合更加紧密；第三章更加系统介绍了视力表的发展，增加了对 EDTRS 视力表的介绍；将第 2 版中第四章有关眼部健康的检测和分析的内容调整到视觉功能检查之后，成为第十一章；对第 2 版中第五章有关屈光和屈光不正的内容进行修订，使结构更加清晰，并更新了近视发生的机制……

本书的撰写、修订和出版得到了各编写单位的支持。本书编写秘书邓如芝及其秘书组成员林娜、林蒙、林艳艳、陈国富等在收集资料、整理文稿等方面做了大量的工作，并参与了数字资源的编写工作，温州医科大学毛欣杰、徐菁菁、朱德喜、侯方等老师以及张嘉幡、胡炯炯同学参与了内容和文字的校对等工作。谨在本书再版发行之际，在此一并表示诚挚的谢意！

瞿　佳

2018 年 2 月

目　录

融合教材数字资源目录

第一章
概　述

本章学习要点

- 掌握：眼视光学的内涵、临床规范和流程。
- 熟悉：眼视光学常用检查及结果的英文缩写。
- 了解：常见眼部疾病的流行病学特征。

关键词　眼视光学

　　无论是器质性还是功能性眼病，其发现、诊断和处理都需通过一系列的步骤来完成，包括医师和病人的交流、各种检查和检测、科学的诊断思维、恰当的处理方式或方案等。

　　眼视光学（ophthalmology & optometry）是在传统眼科基础上，主要关注与视觉相关的器质性和功能性问题。简单地讲，眼视光学是以眼睛为工作对象，以光学为特长，同时综合手术和药物等医学手段，以改善视觉质量为工作目标的一门临床学科。"眼视光学理论和方法"中的"理论"，是指各种常见眼疾的病因、发生发展、诊断治疗以及诊疗技术的机制；"方法"是指临床规范诊疗流程中的基本手段与技术；"理论"和"方法"的关系是：临床技术和科学思维的相互影响、相互作用和相互交融，共同完成科学诊断和处理。

　　眼视光学理论和方法作为一门基础课程，强调在眼保健和眼科疾病诊疗临床工作中建立科学的临床工作流程和逻辑思维，即掌握诊断过程中每一个基本步骤的检测技术和方法，以及该技术或方法所包含的理论基础或机制；要求能针对检测结果开展诊断性思辨，准确有效地做出合理、合适的矫治方案。

一、"理论"和"方法"的基本构成和相互关联

　　"方法"是每一种临床检测和治疗技术的基本内容，"理论"是与技术、方法相关的机制。实际上，临床诊疗工作是一项复杂并且复合的思维过程，有众多检测数据或指标作为临床思辨的依据（图 1-1），可以这样认为：①临床检测技术的构成和次序先后有科学关联；②任何一项观察或检测都有其理论依据，均基于人眼生理和眼球的光学特性；③诊断及处理需经过一系列的观察、检测和思考；④理论不仅是建立检测方法的基础，也是选择诊疗方案的依据；⑤科学诊疗思维建立在对理论和方法的充分理解之上。

二、眼睛的双重属性

　　从生物学角度看，眼睛是人身体的一部分，其他人体器官所发生的疾病也可能在眼睛中发生，同时眼部疾病也可能是全身疾病的反映；从视觉科学角度看，人类获得视觉信息的首要前提是将外界物体反射的光线经过眼屈光系统后在视网膜上清晰成像。这也就决定了眼睛不同于其他人体器官，而具有其特殊的双重属性：它既具有其他人体器官共有的生物

笔记

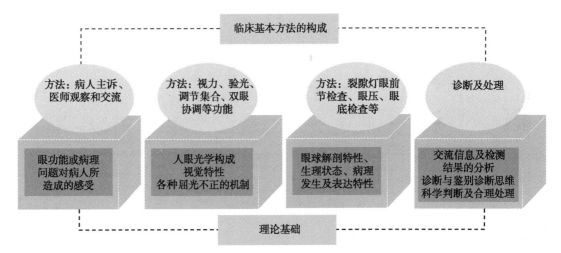

图 1-1　理论和方法的构成及其关系

属性,同时又具有能将光作为适宜刺激的光学属性。

　　眼睛生物属性的体现:一方面眼球从外到内,即从角膜到眼底,视网膜至视皮质,由纤维、血管、神经、肌肉等组织构成,均可能发生损伤、感染、炎症等问题;另一方面人眼又是机体不可分割的一部分,各大系统的疾病都可能在眼部有所表现,有些甚至以眼部表现为首发症状。由于眼球解剖结构特殊,位置表浅,易于观察,是一些全身性疾病诊断、治疗和预后判定的重要突破口。例如,视网膜血管是全身唯一可以直接动态观察的活体血管,高血压、糖尿病、肾炎等疾病均会引起视网膜血管病变;甲亢病人可首先表现为突眼。再如眼球组织与神经系统联系紧密,尤其是管理视觉的视神经属于中枢 12 对脑神经之一,第Ⅲ,Ⅳ,Ⅵ对脑神经与眼球运动相关,第Ⅴ,Ⅶ对脑神经与眼球感觉相关,神经系统的许多疾病也可直接影响眼睛。人眼的发育也是机体发育不可分割的一部分,许多全身发育性疾病也伴有眼部发育异常。

　　光学属性的体现:眼球从泪膜、角膜、前房、晶状体、玻璃体到视网膜,每一截面都是该复合光学系统的组成部分,类似于光学镜头。角膜的折射力约为 +43D,占了眼球总屈光力的 70% 以上;晶状体形如双凸透镜,通过改变其形状来调节眼睛的屈光度;视网膜相当于光学仪器的感光成像系统,并起着信息的传导及分析整合作用。人眼将信息传递至视皮质,并对外界信息进行加工和分析,形成视觉,达到人对外物认知的高级境界,并经历着复杂的心理物理学过程。眼的光学特性、神经传递、信息处理等系统过程中的任何问题不仅影响视力,还有色觉、立体觉、甚至心理问题等。例如,当角膜的折射力过强时,会引起近视,导致视物模糊。

　　眼睛的生物属性和光学属性两者相互关联。当眼睛的生物属性被破坏时,其光学属性也可能出现问题。例如,角膜瘢痕、晶状体混浊、黄斑变性等各种影响光学信号传导的疾病都可能造成视力、视野等视觉功能障碍。同时,当光学属性不尽完美时,如高度散光、高度远视等也可能造成流泪、眼痛、视疲劳等不适症状,甚至在发育期眼球不能正常接收光信号时,还可能影响眼球的发育。正是由于眼球独特的双重属性,临床工作者必须同时考虑到既要解决眼的生理病理问题,也要解决光学性能问题。例如最常见的白内障摘除及人工晶状体植入手术,既要保证手术的安全性,又要考虑人工晶状体的不同光学设计,来最终保证病人的眼睛拥有完美的光学质量。

三、眼视光流行病学资料对临床诊疗思维的作用

　　流行病学统计资料为疾病诊断提供了非常重要的参考信息,如年龄、性别、种族与各种

笔记

眼疾患病率的关系（表1-1）。屈光状态和眼部疾病的分布常常随年龄变化而变化。同样是"双眼逐渐无痛性视远模糊1年"的主诉，对于14岁孩子来说，近视可能性居多，而对75岁的老人则更像是白内障或年龄相关性黄斑病变的提示。

临床上，青少年就诊最常见的原因是近视，并且在过去的几十年中，近视患病率以及近视程度都显著增加。在美国国际健康及营养组织调查中，1971—1972年和1999—2004年间12～54岁人群近视的患病率从25%上升到41.6%。粗略估算美国、西欧以及澳大利亚总人群的近视患病率分别为25.4%、26.6%、及16.4%。相比之下，东亚地区近视的患病率更让人担忧。中国台湾省和新加坡城市地区的初中生近视患病率已经高达80%。中国香港8岁儿童近视患病率为37.5%，而大于11岁儿童的近视患病率为53.1%。中国广州城市地区15岁中学生，近视患病率也达到78.4%。即使在中国南方农村地区，近视的患病率也并不低，15岁时患病率已达43.0%。由于近视，特别是高度近视是许多眼部疾病的危险因素，包括视网膜脱离、巩膜葡萄肿、青光眼、白内障以及黄斑变性等等。大多数西方国家，高度近视的患病率通常低于3%，而亚洲人群高度近视的患病率则达到10%。这不得不引起人们的注意，近视存在着明显的种族差异。在所有种族中，中国人的近视患病率位居首位。尽管众多的研究中，研究人群、地域、年龄等不一致，但普遍认为亚洲人群的近视患病率高于欧洲人群；城市人群近视患病率高于农村人群。

表1-1　常见眼病患病率

疾病	患病率
近视	
中国	
5岁	5.7%
15岁	78.4%
亚裔	
>40岁	26.2%～38.7%
美国	
>40岁	16.8%
英国	
44岁	49%
斜视	
黄种人	3.55%
白种人	3.24%
中国	2.24%～4.19%
弱视	
欧美国家	1.3%～3.9%
中国	2.8%
白内障（中国）	5.99%
<40岁	0.02%
40～50岁	0.4%
50～60岁	6.83%
60～70岁	25.79%
70～80岁	59.95%
>80岁	83.02%
先天性白内障（美国）	0.63～9.74∶10 000

续表

疾病	患病率
青光眼	
白种人	0.7%～4.0%
黑种人	4.2%～8.8%
黄种人	2.2%～4.7%
中国	0.21%～1.64%
糖尿病性视网膜病变	
中国	
1 型糖尿病	
起病后 5～9 年	10%
起病后 15 年	50%
起病后 25 年	80%～90%
2 型糖尿病	25% 左右
欧美	
1 型糖尿病	45.7%～86%
2 型糖尿病	25.3%～40.3%
年龄相关性黄斑变性	
中国	6%～17%
欧美国家	6.4%～11.4%
视网膜色素变性	1∶30 000～1∶50 000

数据资料来自李凤鸣等(2014)，王宁利等(2009)，张士元(1999)，Mckean-Cowdin R 等(2013)，Gunton KB 等(2015)，Sheeladevi S 等(2016)，Pan CW 等(2012)。

临床上，年轻人有临床意义的显性远视较近视的患病率要少得多。虽然对远视还没有报道显示有性别上的区别，但是在种族上有区别，比如在非洲和北美人中患病率更高一些。有临床意义的显性远视患病率在 40 岁以后会增加，远视处方的变化也最为常见。

大约 38% 的成年人有 0.5D 或以上的散光，35～75 岁人群中散光患病率约为 32%，在大于 40 岁的人群中约为 58%。大多数年轻人是顺规散光，随着年龄的增长发生变化，年长者大多数是逆规散光。这种变化很慢，每 10 年才有大约 0.25D 的变化，因此，由散光变化导致戴镜者的不适症状较少出现，大范围的散光变化多提示病理性变化，如圆锥角膜和白内障。

老视(presbyopia)，定义为由于调节不足，导致在没有近附加的情况下近视力不满意，常在 42～48 岁出现。有些病人老视出现比其他人早，像一些工作距离很近的人(经常是一些手臂较短的人)，或者有大量近距离精细作业的人。很多研究显示，有些种族的人群，包括亚洲人和非洲人，有老视略早发生的趋势，大概在 30 岁末 40 岁初。

在非屈光性的眼部其他问题上，不同的性别和年龄也存在差异。比如白内障和年龄相关性黄斑变性与发病年龄有关，比如 50 岁人群的白内障患病率约为 6.83%，而 80 岁人群的白内障患病率就升高至 83.02%。

上述疾患的流行病学信息在脑海中"储存"，在临床思考时候快速过滤，非常有利于临床做出快速判断，并有助于提升临床诊断和处理的准确性。

四、临床规范和流程及其重要性

临床中强调规范和流程，但不是机械性的人为规定，而是在逐步认知疾患发生发展以及转归中积累经验后总结的结果。

笔记

（一）临床基本检查的构成

医师对病人的就诊是以"问病史"作为开端，即通过病人"症状"来引导出一系列相关检测和分析依据，然后针对所列的每条问题和相关检测结果进行关联和综合分析，得出解决问题的方案。

可以用四个工作模块来描绘对病人诊断的完整内容：①主观（subjective）：病人的主观感受，以病人主诉及病史为主要内容；②客观（objective）：各种客观检查，包括视觉功能和眼球生理的检查；③评估（assessment）：针对病史和检查结果的综合分析，提出疾患的诊断和鉴别诊断；④方案（plan）：针对评估所作出的相应治疗或进一步的深入检测和随访。

为记忆方便，用四个模块英文的首字母，就是"SOAP"表示，不仅代表了完整的诊断过程，也规范了诊断记录的完整性，提供了眼科检查有条理的框架步骤（图1-2）。

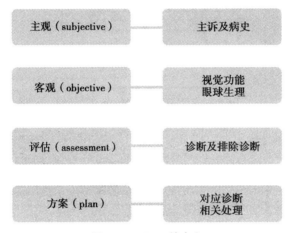

图 1-2　SOAP 的含义

病人的主诉非常重要，它直接指导医师下一步要重点检查的内容，但这并不意味着检测的项目仅仅针对主诉所直接关联的内容而进行。例如，病人主诉视物模糊时，仅检查视力和验光是不够的，因为还可能存在一些威胁视力的其他状况，但病人却没有相应的主诉和症状，这必须通过完整的基础检测才能发现。有些病人也许有症状，但不主动告知，如他们不理解头痛可能和眼睛相关，或者他们认为轻微的视物模糊、头痛可能是年龄增长的正常反应。

因此，设立完整的、基础性的、综合的视觉功能及其眼健康检查流程非常必要。

（二）完整检测的具体内容

完整、基础的检测内容和流程并不会消耗医师太多的诊断时间，相反其可以提高诊治效率。从视觉到生理，从功能到眼组织病理，从眼表到眼底，完整的规范检测流程是一个由表及里、由功能及生理病理的科学流程，流程之间步步衔接和关联，严谨、缜密、流畅、连贯，其最终目的是减少漏诊和误诊，帮助我们快速准确地做出诊断和处理（图1-3）。

（三）检测后的归类思考

基本规范流程中有很多检查项目和内容，如何根据检测结果判断病人的问题所在，这些检查结果是否能够明确诊断还是需要进一步更加深入的检测。我们可以采取"归类思考"的方法。根据眼部疾患的特点，临床上可以将眼科疾病基本归为眼病和眼功能性问题。由于眼睛的视觉功能特性，可以将功能部分的问题再细分为屈光问题、视知觉问题和眼球运动问题。这样，临床上就可以根据主诉和检查过程中的不断发现，及时判断出问题大致所在，归类集中。将这四大部分各自所需要检查的内容总结见下表（表1-2），完整的系统检查可以归类为四大部分：验光、视觉功能、眼球运动、眼部健康状况。

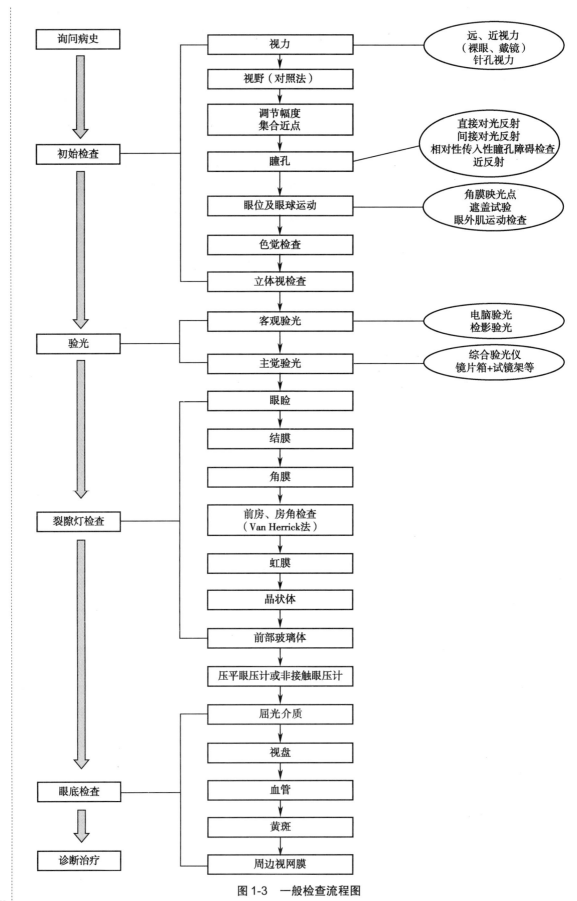

图1-3　一般检查流程图

表 1-2 四大部分的系统检查

验光	视觉功能	眼球运动	眼部健康状况
病史	病史	病史	病史
电脑验光	视力	遮盖试验	裂隙灯检查
视力检查	立体视	追踪	瞳孔反应
角膜曲率计	色觉	扫视	眼压计
检影验光	对比敏感度	集合	房角镜
主觉验光	视野	调节	直接检眼镜
		瞳孔反应	双目间接检眼镜

临床上为了方便起见，书写病历或记录检查结果时常使用一些英文缩写，这些缩写成为国际性通用标志，这里对这些临床上通用缩写进行了总结，详见表 1-3。

表 1-3 眼视光常用检查及结果的英文缩写总结

英文缩写	英文全称	中文
OD	oculus dexter	右眼
OS	oculus sinister	左眼
OU	oculus uterque	双眼
VA	visual acuity	视力
MAR	minimum angle resolution	最小分辨角
Cc	cum correctore	矫正视力
Sc	sine correctore	裸眼视力
PH	pinhole	针孔视力
PHNI	no improvement with the pinhole	针孔视力无改善
D	distance	远距
N	near	近距
CF	counting finger	指数
HM	hand motion	手动
LP	light perception	光感
NLP	no light perception	无光感
PD	pupil distance	瞳距
JCC	Jackson cross cylinder	Jackson 交叉柱镜
FCC	fused cross cylinder	融合性交叉柱镜
MPMVA	maximum plus to maximum visual acuity	最正之最佳视力
AMP	amplitude	调节幅度
NPC	near point of convergence	集合近点
PRA	positive relative accommodation	正相对调节
NRA	negative relative accommodation	负相对调节
CT	cover test	遮盖试验
exo	exotropia	外斜
eso	esotropia	内斜
hypo	hypotropia	下斜
hyper	hypertropia	上斜
BI	base in	底朝内
BO	base out	底朝外
BU	base up	底朝上

笔记

续表

英文缩写	英文全称	中文
BD	base down	底朝下
DLP	distance lateral phoria	远距水平隐斜
DVP	distance vertical phoria	远距垂直隐斜
NLP	near lateral phoria	近距水平隐斜
NVP	near vertical phoria	近距垂直隐斜
AC/A	accommodation convergence/accommodation	调节性集合与调节的比值
CBB	ciliary body band	睫状体带
SS	scleral spur	巩膜突
TM	trabecular meshwork	小梁网
SL	Schwalbe's line	Schwalbe 线
C/D	cup/disc ratio	杯盘比
CS	contrast sensitivity	对比敏感度

二维码 1-1
扫一扫,测一
测

我们提倡临床规范的诊断标准和检查流程,规范的流程能够帮助临床工作者减少误差,提升效率,但并非一成不变,工作者必须始终保持思辨状态,及时判断疾病核心所在,逐步集中到核心检查方法中。

（瞿 佳）

参 考 文 献

1. 李凤鸣,谢立信. 中华眼科学. 第3版. 北京:人民卫生出版社,2014.

2. 王宁利,王涛,唐炘,等. 青光眼教科书. 第5版. 北京:人民卫生出版社,2009.

3. 张士元. 我国白内障的流行病学调查资料分析. 中华眼科杂志,1999,35(5):336-340.

4. Pan CW,Ramamurthy D,Saw SM. Worldwide prevalence and risk factors for myopia. Ophthalmic & physiological optics. the Journal of the British College of Ophthalmic Opticians,2012,32(1):3-16.

5. Sheeladevi S,Lawrenson JG,Fielder AR,et al. Global prevalence of childhood cataract:a systematic review. Eye,2016,30(9):1160-1169.

6. Gunton KB,Wasserman BN,Debenedictis C. Strabismus. Primary Care Clinics in Office Practice,2015,42(3):393-407.

7. Mckean-Cowdin R,Cotter SA,Tarczy-Hornoch K,et al. Prevalence of amblyopia or strabismus in Asian and non-hispanic white preschool children:multi-ethnic pediatric eye disease study. Ophthalmology,2013,120(10):2117-2124.

笔记

第 二 章

病史分析与初始检查

本章学习要点

- 掌握：询问病史的步骤与内容；初始检查的内容。
- 熟悉：与病人交流中应注意的词汇。
- 了解：全身用药对眼部的副作用及处理。

关键词 病史采集 病史分析 初始检查

病史采集（history taking）即问病史，是临床诊治工作的第一步，它是临床检查和诊断中最重要的内容之一。对眼视光临床工作人员来说，它是检查流程中的首要部分，我们不仅要在学生阶段学习它、了解它和掌握它的内容实质和重视它的价值，还要在今后的职业生涯中不断学习新的知识，从而提高病史采集的能力。

病史采集需要知识、技能及恰当的解释技巧，它也是一个临床经验积累的过程。通过检查具有各种不同问题的病人，以及反复比较病史所提供的信息与随后的体格检查结果之后，病史采集工作才能被充分地发展和掌握。要做好病史采集还需要我们掌握大量眼科疾病的最新动态，包括它们的症状和体征。

作为学生或者初涉临床的工作者，要避免走两个极端。一是低估病史采集的价值，认为其很简单，认为眼科检查可以提供病人问题及解决办法的所有相关信息，没有必要这么深入详尽地询问病人病史；二是认为病史采集和分析很困难，尤其在刚刚进入实习阶段时，上级医师在学生检查完一位病人以后往往还要再补充问一些问题。鉴于这些原因，掌握病史采集技能是很有必要的。

第一节 与病人的交流

当面对病人时，应该报以热情的态度，和病人建立和谐的关系，获取病人的信任和配合对顺利开展诊治工作非常重要。

一、观察病人

当病人进入诊室后，应迅速观察他们的身材、行动能力及全身状况。例如，一个有眼球突出，同时伴有消瘦和焦躁的病人，可能患有甲状腺功能亢进；我们还需要关注任何头位的倾斜或面容、眼睑等眼部的明显异常，如面部不对称、痤疮、眼睑损伤、溢泪、睑内翻、睑外翻、红眼、斜视等。

二、与病人交流

要一直记得，我们所面对的病人是一个人而不是一个"工作对象"，避免冷漠，避免产生

笔记

9

单凭专业技术就可以解决问题的偏颇认识，并需要在与病人的交流中获得良好的医患沟通。需要重视的是，医患沟通并非通常意义的交流，沟通的对象也绝非仅限于病人本人。需要适当地引导病人充分表达其视觉和眼部问题及全身状态。与病人的交流要尽可能通俗易懂，避免使用过于专业的术语。表 2-1 列出临床交流时一些专业词汇与日常用语的转换示例，用病人能理解的话语来与其交流会更顺畅，信息会更准确。同样，也要避免使用一些可能会引起病人情绪波动和恐惧的词汇，如表 2-2。

表 2-1 与病人交流时一些应该避免的专业词汇及推荐使用的转换用语

避免	推荐
视野	周边视力，对看到物体的范围的检查
双眼视	同时使用双眼一起看
异物	灰尘或者玻璃碎片等
集合	双眼往内转动
融合	把两个眼睛看到的图像变成一个图像
复视	一个物体看成两个或多个

表 2-2 交流时应避免可能引起病人情绪变化及恐惧的专业词汇及推荐使用的转换用语

避免	建议
异常	不在平均值范围
萎缩	变小
色觉缺陷	对颜色识别有障碍
歇斯底里	情绪混乱
瘫痪	身体不能正常地移动
肿瘤，增殖	新长出来的组织

第二节 病史与问题初步分析

临床检查的第一步就是引出病人的问题，而最重要的是主诉。开始问病史时，通过开放式的提问方式来得到主诉，例如，"李先生今天为什么来看医生啊？""钟某某，今天来的原因是什么啊？"暂时不要问一系列关于视物模糊、头痛、复视的具体问题，因为这种问话方式具有诱导性，导致不能全面获取病人的主要症状及次要症状。

一、主诉及现病史

主诉是指促使病人就诊的主要症状（或体征）及持续时间。主诉多于一项则按发生的先后次序列出，并记录每个症状的持续时间。

现病史是指病人本次疾病的发生、演变、诊疗等方面的详细情况，应该围绕主诉展开更多的提问，主要内容包括：①发病情况：发病的时间、地点、起病缓急、前驱症状、可能的原因或诱因。如视物模糊发生的时间，是突然发生的还是逐渐发生的，发生之前有没有诱发因素等；②主要症状及其发展变化：按发生的先后顺序了解主要症状的部位、性质、持续时间、程度、缓解或加重因素以及发展情况，如视物模糊是单眼发生还是双眼发生，是否影响生活，有没有时好时坏或逐渐加重等情况；③伴随症状：是否有伴随症状，以及与主要症

笔记

状之间的关系,如视物模糊是否有眼睛疼痛、头痛等伴随症状;④发病以来诊治经过及结果:如视物模糊有没有去医院看过,有没有用药治疗或者手术治疗,如果治疗了,效果如何等;⑤发病以来一般情况:病人发病以来的精神状态、睡眠、食欲、大小便、体重等。

二、初步判断分析

了解了病人的主要症状之后,医师心里就已经列出病人最可能的数个初步诊断的"清单",在获悉病人的症状、年龄、性别及种族后,这一清单的排列应该从最常见的疾病开始。例如,一个12岁的仅有视远模糊没有其他症状的病人最可能的诊断是近视(有低度散光的可能),可能性较小的包括癔症、假性近视、糖尿病及眼部病理性变化。

再如一个35岁单眼突然间无痛性视力下降的病人,可能的初步诊断是单眼的屈光不正(单眼处方发生变化,突然间发现而不是突然发生)、中心性浆液性脉络膜视网膜病变、视神经炎、中心性渗出性脉络膜视网膜病变(可能是眼部组织胞浆菌病综合征)、视网膜脉络膜炎(包括弓形虫病)、视网膜脱离(高度近视、外伤)、视网膜分支静脉阻塞、HIV 感染等。如果病人是女性,视神经炎比中心性浆液性脉络膜视网膜病变可能性要大,因为在女性,视神经炎的发病率要比中心性浆液性脉络膜视网膜病变高。鉴于此,可以开始询问用于鉴别诊断的补充问题。询问一些和中心性浆液性脉络膜视网膜病变(视物变形、畸变、后像时间的延长)、视神经炎(伴随大幅度眼球运动的眼痛、过热或者是在温暖天气、桑拿、洗澡时视力改变)相关的其他症状、近期是否有头部外伤史及病人的成长环境。随着询问病史的深入,信息获得的增多,心里的初步诊断清单所涉及的范围就会一一缩减。另外需要重视的是,由于正常两眼视力具备一定的相互代偿作用,其发现单眼视力下降的时间与真正的发病时间不一定完全一致,更多更全面的病史询问,有助于作出正确的诊断。

三、其他重要症状

病人陈述主诉的时候一般已经包括了其他症状,或许是和主诉相关的,如主诉是视远物模糊,与之相关的次要症状可能是斜着看黑板上的字或前额痛;有时候次要症状和主诉不相关,如病人主诉视近模糊,又担心他(她)最近刚注意到的轻微的飞蚊症。交流时,可以通过询问另一个开放式问题,给予病人机会来描述他(她)的次要症状,如:"你的眼睛或视力还有其他问题吗?"

在问诊中,病人可能不会全盘表达他们所有的症状,他们有时候会认为头痛和眼睛或视力没有关系,或者认为他们的症状是无可避免的,是年龄增长引起的正常结果。所以询问病人关于视力等一些特定的内容很重要,主要应该包含:

(一)视力下降

依据病人具体情况,来询问视力情况,如对学生,在问其看远距离物体是否清楚这样的一般性问题时,可以先问是否看得见投影仪或者是黑板。对老视者,在询问一般性问题确认近视力之前可以先问:"阅读报纸容易吗?能看清电话号码吗?药瓶上的说明能否看得清呢?"。

视远模糊的症状提示近视的可能。近视通常在10~18岁(迟发型)逐渐起病。对于典型的近视,青少年会因看不见黑板而就诊,成人则可能是驾驶有困难,特别在晚上感觉尤其明显;伴随低度散光(0.50~1.00D)者,在近距离作业的时候,可能会有视疲劳的症状;而伴有糖尿病的年轻近视病人的屈光度数则经常暂时性波动;抱怨视远模糊的老人(大于60岁)可能是因为晶状体核的硬化导致的近视进展。

隐性远视通常和阅读时视疲劳和头痛相关,视近模糊很少见,与隐性远视相关的视近模糊常常是间歇性的,而且多是在接近老视年龄时出现。

笔记

老视病人通常会抱怨视近模糊,比如他们会说在阅读小字的时候感觉模糊;或说感觉最近电话本上的数字变小了;或说需要把阅读材料拿得远一些(我的手臂变短了);或说需要更亮的光线(我白天会看的好一些)。

(二)头痛

眼部多种疾患会发生头痛,即使头痛不是病人就诊的原因也应该引起检查者的重视。当病人说"这和眼睛没关系"或者"是由于压力引起"的时候,也不要放弃询问关于头痛的相关问题。即使头痛和视力或眼睛没有关系,也有可能对眼部造成一定的影响(血管性头痛或头部损伤引起的头痛)。

如果头痛在特定用眼时发生,如阅读教室里的投影仪或者高强度阅读印刷材料之后很快出现,那么头痛由视觉性问题导致的可能性就很大,例如屈光不正(多数是没矫正的远视)、调节失能或者是双眼视问题。同样头痛在工作日发生的多而周末发生少,或者在一天的中午开始发生并逐渐加重的症状,与视觉相关的可能性也比较大。视觉相关性头痛通常被这样描述:轻微或中等而不是很严重,钝痛而不是锐痛,非搏动性,位于眼睛的上面或后面。偶尔头痛也会位于枕后或颞侧但较少发生于头顶。屈光参差引起的头痛经常是一侧眼重于另一侧眼。

与头痛相关的其他常见原因有:精神压力、肌肉紧张、焦虑、压抑、过量工作、失眠、疲劳、便秘、体力不支、各种偏头痛、高血压、口腔或鼻窦的感染、轻微外伤、治疗或药物的副作用、毒素影响等。

(三)眼部不适(ocular discomfort)

眼部不适是一种模糊的说法,但病人常常如实描述,眼部不适涵盖了钝痛、疼痛、视疲劳、眼睛沉重及眼跳等各种症状。病人对不舒适的描述,因人而异,检查者需加以观察、分析和判断。这些不适症状可能是由屈光不正(通常是未矫正的远视)、调节失能、双眼视异常导致的。若眼部不舒适在高强度阅读之后很快发生、休息后缓解,则这种眼部不适很有可能是由视觉问题产生的。

(四)烧灼感(burning sensation)和干眼(dry eye)

一些老年病人抱怨眼睛干、有烧灼感。在这种情况下有必要检查眼部感染的迹象。对有干眼症状的病人,其症状有可能是由水液或者黏蛋白产生不足导致,也有可能是特发性的、各种药物的副作用引起的(如口服抗高血压药者),也有可能和全身性疾病相关联(如动脉炎和关节炎)。

(五)复视(diplopia)

首先要询问是否分别盖住一只眼后复视消失,如果是,则复视是由双眼视问题导致的;如果盖住一个眼后复视还存在,则很有可能是屈光性的问题,例如白内障或者不规则的角膜散光。单眼复视也有可能与多发性硬化性疾病有关。病理性或者外伤导致的复视多是突然起病,更多情况下是垂直性的而不是水平性的,且随着注视方向不同而不同,病人还可能有头位的异常。因隐斜视或者过大的集合近点导致的复视通常是间歇性的、水平的,与持续的视觉活动有关。

(六)其他

还有一些症状,如光晕、闪光感、飞蚊症等,这些症状若存在时,通常能引起病人警觉,病人会因这些症状前来就诊。要询问它的发生、频率、类型、严重程度、位置、持续时间、对病人的影响、自然发展病程和治疗效果。

(七)现有的验光处方(prescription)

要询问现有眼镜处方信息的问题,如果是初诊病人,并戴着眼镜,需要问病人第一次戴眼镜的年龄,验配地点,对现有眼镜的满意度,对青少年病人还需要了解是否散瞳验光以及

笔记

具体散瞳的方式等。这对此次诊疗后的处理，如是否需要验配眼镜很有参考价值，若新处方变化很小，要决定是否换眼镜的时候，医师要依赖病人对现有眼镜的满意度。

如果一个初诊病人是接触镜（隐形眼镜）配戴者，则需要有更多的信息：镜片材料、镜片类型、由何人验配、护理液及清洁方式、配戴年数、现有接触镜已配戴多久、平均配戴时间、最长配戴时间、是否有过夜配戴、就诊当天已配戴此镜片多长时间、何时同时配戴框架眼镜和接触镜并询问配戴这两种形式的眼镜是否存在问题。

四、眼部病史

询问眼部病史（ocular history）是指询问病人过去眼部的问题和处理情况，还要询问病人是否有眼部外伤史、是否有眼部疾病、治疗或手术史。这些信息的获得不仅可以节省一些不必要的补充检查的时间，同时对诊断和下一步治疗有指导作用。

（一）家庭成员眼部病史

对有遗传倾向的疾病要注意，通过对家族史的了解，可以把握这一点。若发现某个亲系家庭成员患病或者家族很多成员都患类似疾病（表2-3），要针对这一情况更深入地询问相关病史、做相关检查。例如青光眼的家族史是从什么时候开始的，应该询问父母青光眼的发病情况。

表2-3　常见眼部遗传病的患病率、家族史对其发病率增加的提示

疾病	患病率	遗传性
色觉异常	8%	X-性连锁
斜视	3%	无父母患病（1%）、2个兄弟姐妹患病（20%）、单亲患病（10%～20%）、双亲患病（30%～40%）
原发性开角型青光眼	>40岁1%	一级亲属（10%～20%）
原发性闭角型青光眼	>40岁0.1%	一级亲属（2%～5%）
视网膜色素变性	1:3500	依类型而定（25%～45%）
视网膜母细胞瘤	1:20 000	一级亲属（双侧5%～40%，单侧5%）

（二）治疗史（medical history）

有关治疗方面的问询需要一些技巧，因为有病人认为一些在正常临界或在用药控制的系统性疾病并无大碍，最好是给出一些例子来说明你想问的是什么，例如"你有糖尿病或高血压吗？"；另外一种问询形式是问病人是否在做治疗或者有其他的什么问题。另外，即使病人说自己全身状况很好，也要询问病人是否有在服用药物，因为有些病人认为某些药物不是治疗疾病的药物，如女性用的避孕药物，虽然它不是治疗药物，但里面的成分会对眼睛产生副作用。对药物、用药成分、食物等过敏或者是超敏反应也应该问到。

要了解全身状况和治疗史，全身疾病及其治疗对眼部的影响，最常见的一些情况包括糖尿病、高血压、动脉炎和软组织和结缔组织疾病、甲状腺功能紊乱、栓塞性疾病及获得性免疫缺陷综合征（acquired immunodeficiency syndrome，AIDS）。某些诊断或治疗药物的使用在一些全身病中是禁忌的，例如去氧肾上腺素（新福林）是常用的诊断性用药，但在有心脏疾病的情况下是禁忌的；例如青光眼治疗药物β-受体阻滞剂对有支气管哮喘或有支气管哮喘病史、慢性非阻塞性肺病、窦性心动过缓、二级或三级冠脉阻塞、明显的心功能衰竭、心

笔记

源性休克及对产品的任何成分过敏的病人是禁用的。

同样很多全身用药会影响视力或对眼睛和视觉系统产生副作用,表 2-4 列出了常见的对眼部有影响的药物,同时还要考虑药物间的交互作用。

表 2-4 在眼视光门诊中常见的全身用药对眼部的副作用及处理建议

药物	副作用
胺碘酮(用于严重的、威胁生命的心律失常)	螺纹样的上皮沉着物,有时表现为角膜上皮病变。服用几周后,所有病人都可能发生。还有可能发生视盘(视乳头)水肿
抗癌药	刺激及严重的干眼,常规不含防腐剂的人工泪液对这些症状有效。抗癌药也会导致视神经病变
抗组胺药(特别是对Ⅱ型过敏反应使用者)	可致泪膜的缺陷
抗结核药(如乙胺丁醇、异烟肼、利福平)	可能有中心或旁中心暗点,通常发生在大剂量使用 6 个月以上者,特别是饮酒和糖尿病病人
阿托品类药物(如山莨菪碱、后马托品、阿托品)	瞳孔散大(轻微的视力下降、眩光)、调节功能下降(阅读困难、聚焦改变)、干眼。因为瞳孔放大效应,存在急性闭角型青光眼发生的可能
控制血压类药物	25%～50% 的病人泪膜会有影响,导致刺激、干眼等类似症状 降低眼内压,这种降压效应在高眼压者比正常眼压者要明显;正常眼压者大概降低 2～3mmHg,高血压病人和高眼压病人最多能够降低约 15mmHg
皮质类固醇激素(治疗动脉炎或者肠道或呼吸道的感染)	有用药时间和剂量依赖性。通常副作用大多数情况发生在大剂量长时间的口服之后,特别是老年人 全身用药:后囊下白内障、相关的视力和眩光问题。一个比较少见的副作用是升高眼内压,而且在幼儿更常见 局部用药:青光眼。激素升高眼内压的效应已经基本确定。副作用大概几周内就会产生
洋地黄(治疗充血性心衰)	副作用通常在治疗后 2～3 周产生,一般发生在大量使用者。一般是暂时性的、可逆的。最常见的是闪光感、眩光、耀眼的小光点,色觉改变(特别是黄视)。比较少见的是双侧中心暗点。也会导致轻微的眼内压的下降
羟基氯喹、氯喹(治疗结缔组织病,例如类风湿性动脉炎、光化性皮炎、系统性红斑狼疮)	副作用在使用 2～3 年后发生(每日用量 250～500mg) 副作用包括双眼角膜后沉着物。开始表现为点状的黄色上皮间沉着物,并逐渐进展为比较大的螺纹状沉淀物。还可以发现黄斑反光消失和细微的黄斑色素点,但是这些变化和正常的年龄增加引起的变化很难鉴别。在后期黄斑出现"靶心"样改变和视力丧失,再后来视网膜萎缩变薄、动脉变细、视盘萎缩

(三)职业(occupation)和爱好(hobby)

通过询问职业和爱好,可以明确病人的用眼方式,特别对老视病人。主要阅读乐谱和使用电脑工作的病人的处方和主要爱好是编织和缝纫的病人的处方很不相同。一位其职业涉及大量阅读工作的病人较一位仅仅需要阅读报纸的病人,他们之间所需要的老视附加度数量也是不同的。

对不同病人,因各种运动等爱好需求,可以作出不同的处理方案。针对各种体育活动如台球、射击、滑雪、篮球,有各种特殊设计的眼镜,接触镜对年轻的爱好足球、橄榄球、网球的屈光不正病人有极大的优点。即使是不需要屈光矫正,一些运动如羽毛球、壁球也需要对眼睛采取保护性措施。

基本病史采集是在临床检查开始前完成的,但问话和交流并没有到此结束,检查过程中不断联系检查结果和疾病本身,从而引发思考,得到病人相关症状的验证,所以,交流有可能一直贯穿在整个检查过程中。

笔记

第三节　初　始　检　查

初始检查也称为入门检查(entrance test),包括视力、视野、调节幅度、集合近点、眼位及眼球运动(角膜映光、遮盖试验、眼肌运动)、瞳孔、色觉和立体视觉共10项检查项目。临床上,眼视光门诊标准的诊疗流程即是在询问病人病史之后,开始进行初始检查。由于初始检查的目的主要是让临床视光医生全面快速对病人的视觉功能状态有所了解,从而有针对性地进行病史的补充询问以及指导确定下一步检查方案,最大限度避免误诊漏诊,因此初始检查通常具有明显的指向性、全面性,并且具有简单快速的特点。通常每项检查时间少则数秒,最长也不超过2分钟;所利用的工具也较为简单,包括合适的视标、笔灯、直尺、色觉检查本等。尽管初始检查的结果相对来说并不是十分精确,但同样要求检查者深刻理解不同检查项目所代表的含义;不同检查环境、视标选择等因素对检查结果有什么影响;不同检查项目之间,检查结果与临床症状的相互关联性,做到把握全局和整体判断。因此这些视觉功能的检查将陆续在第三、六、八章进行详尽的介绍,本节将概述性地讲解初始检查所包括的内容及其相应的提示。

一、视力

视力(visual acuity),即视觉分辨力,是眼睛所能够分辨的外界两个物点间最小距离的能力。视力检查是眼科最基本的检查,视力的好坏也是反映病人眼部情况最重要的信息之一。当病人视力低于正常水平时,原因可以是光学质量问题,可以是眼睛任何一层面的组织或神经问题,也可以是视觉中枢的问题。在初始检查中,既要测量病人的裸眼视力,若其有眼镜,也要测量其矫正视力;既要测量远视力也要测量其近视力。远、近视力的不同可以给检查者不同的信息。例如,病人的远视力正常,近视力下降可能与调节功能下降有关;而近视力正常,远视力下降,则有可能是近视;若远、近视力均下降,则可能存在某种眼部病理性改变。

二、视野

当一眼注视空间某一点,它不仅能看清该点,同时还能看见注视点周围一定范围的物体。眼固视时所能看见的空间范围称为视野(visual field)。视网膜感光细胞接受到光线刺激后,将信号经过复杂的视路传递到视觉皮层。当这个通路任何一个位置出现问题都会造成其对应的视野损伤。在初始检查中,临床上通常采用对照法来检查病人的视野。它是以检查者的正常视野与受检者的视野作比较,来确定其是否正常。此方法相对较为粗略,能够初步测定视野周边的界限,获得初步印象。若相对法已经发现病人视野有所变化,则需要通过视野计来进一步精确。同时,对于一些无法配合视野计检查的病人,如低视力病人、智障儿童、卧床病人等,此方法仍然可能是最有效的方法。

三、调节幅度

当人眼看近距离物体时,眼球通过改变晶状体的曲率半径而使得光线仍然汇聚在视网膜上的过程称之为调节(accommodation)。但是人眼不能无极限地改变晶状体的曲率半径。调节幅度(amplitude of accommodation, AMP)就是眼睛能产生的最大调节力。调节幅度的测量方法有好几种。在初始检查中,往往采用移近法。将视标逐渐移近被检查者直至其报告视标持续模糊,记录这时视标与人眼角膜平面的距离(若戴镜,则记录视标到眼镜平面的距离)。距离越近,则调节幅度越大,调节力越强。由于近距离工作离不开调节功能的正

笔记

常，当调节力下降时，就会表现为近距离视物模糊或容易疲劳，甚至出现头晕头痛等症状。老视病人最显著的特点就是调节力下降。

四、集合近点

正常情况下，人眼前的物体分别成像在左右两眼，大脑将两眼的像整合成一个清晰的像。为了维持双眼单像，当近距离视物时，眼球也会随之向内会聚。当视标移向眼前，双眼尽最大努力向内会聚也无法维持双眼单像（出现重影或大脑抑制一眼的像）时，此时视标的位置即为集合近点（near point of convergence，NPC），通常记录视标离眼球转动中心的距离。近距离工作除了需要良好的调节功能，同样还需要良好的集合功能。调节和集合之间还存在复杂的联动关系。对于外斜视或外隐斜病人，常常容易表现为集合近点的增大。

通过集合近点与调节近点的初始检查，可以大致判断被检者的双眼视能力，尤其对于近距离工作障碍病因的确定有着较好指向性。有时为了进一步明确，则可能需要测量调节灵活度、正负相对调节、融像功能等参数，更加精细地评估双眼视功能。

五、瞳孔

瞳孔（pupil）检查是视光学初始检查中不可缺少的项目。瞳孔是眼睛虹膜中央的小孔，其大小受到光线的影响。当光照增强，瞳孔缩小，光照减弱，瞳孔增大。瞳孔随着光线强弱变化而发生变化的反应称为瞳孔对光反射。当光线直接照射一眼，其缩小称为直接对光反射；当光线照另一眼，未照射的眼也出现瞳孔缩小，称为间接对光反射。正常情况下，双侧瞳孔表现为等大等圆，对光反射存在（pupil equal round responsive to light，PERRL）。当瞳孔对光反射出现异常时，往往提示视神经及视路的传导障碍。

六、眼位及眼球运动

眼位及眼球运动主要是针对斜视的筛查，包括了三个检查。Hirschberg 检查是利用笔灯照向病人的角膜，通过观察角膜反光点是否对称来判断眼球的相对位置，可以发现较为明显的斜视；遮盖试验主要用于区分存在隐斜视还是显斜视以及斜视的方向；而眼外肌运动主要判断眼外肌协同运动的能力，可以鉴别共同性斜视和非共同性斜视。初始检查中，往往只是定性检查斜视。若病人存在显斜视或存在与斜视相关症状时，则需要利用三棱镜等方法更加精确地定量分析。

七、色觉

色觉（color vision）是人眼分辨颜色的能力。初始检查中，通常利用色盲本的一组或多组图片、数字来判断病人是否存在色觉异常。大多数色觉异常为先天性遗传性疾病，双眼均存在色觉障碍。到目前为止，尚没有较好的办法能够治疗色觉异常。另外还有一小部分人则可能是由于后天某些视神经、视网膜疾病及全身疾病所引起的，可能存在单眼色觉障碍。

八、立体视觉

立体视觉（stereopsis）是双眼感知深度的功能，是双眼视觉中最高级的功能。也是判断病人是否具有良好双眼视觉的终极指标。立体视觉和日常生活的方方面面都有着密切关系。当病人在发育期内（主要指 6 岁以前）存在斜视、高度屈光不正、先天性白内障等眼病时，则可能会影响立体视觉的建立。而成年以后，即使解除了这些疾病因素，也很难再形成良好的立体视觉。

笔记

二维码 2-1
扫一扫,测一测

　　初始检查涵盖了对病人眼健康和视功能方面的基础评估,是临床上快捷、方便并能辅助医生迅速作出病情诊断的有用方法,是每一位眼视光学专业的学生都应该掌握的内容,并能在临床上进行灵活应用。

(蒋　沁)

参 考 文 献

1. 李凤鸣,谢立信. 中华眼科学. 第 3 版. 北京:人民卫生出版社,2014.
2. 万学红,卢雪峰. 诊断学. 第 8 版. 北京:人民卫生出版社,2014.

第 三 章

视力和视力检查

二维码3-1
视频 视力
检查过程

> **本章学习要点**
>
> - 掌握：视力的概念；不同视力表的设计原理；影响视力检查的因素。
> - 熟悉：视觉的发育特点；视觉分辨力的极限理论；近用阅读视力表。
> - 了解：视力表的发展史。
>
> **关键词** 视力 视力表

视觉（vision）是生物体"看"的过程，包括外界的物理刺激进入眼球和大脑后并对其进行心理认知的过程。不同物种的生物体对视觉信息量的需求不同，视觉系统也因此发生适应和进化。视觉需求简单的比如蚯蚓，只需要光感，因此上皮存在光感细胞就足够了；单细胞水族生物，只需要鉴别入射光的方向，因此光感区周边的色素点会对光产生阴影，从而提示它朝一定方向游去；昆虫的复合眼有一系列的小眼，各个小眼将光聚焦在各个接受细胞，各独立单位看到空间的有限部分，因此各单位附近接受的视觉信息有一些重叠，由此获得比较多的细节信息；脊椎动物采用了单眼系统，将外界物体成单像在感受器上。

婴儿出生后，在学会协调肌肉活动的同时，视力也逐渐发育，黄斑中心凹的解剖发育在出生后几个月内才成熟，在出生后 12 个月内光感知能力达到成人水平。出生一个月以内，婴儿的视力只有光感；3 个月时，视力可以发育到 0.02 左右；6 个月时，视力可以发育到 0.04 至 0.08；1 周岁时，视力可以发育到 0.2 左右；3 周岁时，视力可以发育到 0.6 左右；4 周岁时，视力可以发育到 0.8 左右；到了 6 周岁，视力可以发展到 1.2。同样，婴幼儿的屈光度也在逐渐变化。婴儿在出生后 6～8 个月时，平均屈光状态为 +2.00D±2.00D，呈正态分布；1 周岁时为 +1.00D±1.10D，屈光度呈正视化。2 周岁前是发育的关键期，4～6 周岁时基本达到成人正视水平。由于婴幼儿表达和理解能力有限，其所表达的视力常常低于实际视力。视力的发展不仅取决于视网膜上的图像质量，也取决于神经系统对图像处理的能力。因此，在视觉发育期内，任何影响上述两个因素的原因都可能造成视力发育不良。

第一节 视角和视力

外界物体通过眼睛引起的大小感觉，取决于外物在视网膜上所成物像的大小。根据几何光学原理：

$$视网膜像大小 = \frac{物体大小}{物体至第一节点距离} \times 视网膜至第二节点距离$$

光学系统中角放大率等于 +1 的一对共轭点称为节点，分为第一节点（物方节点）和第二节点（像方节点），光线通过一对节点的方向不变。由于视网膜至第二节点的距离对某一

笔记

18

特定眼睛来说是个常数,所以外界物体引起主观上的大小感觉决定于 $\dfrac{物体大小}{物体至第一节点距离}$ 这个比值,即物体两端与眼第一节点所成的夹角(视角)的正切值。一般视力表的视标在眼前所成的夹角都很小,其正切值约等于角度(以弧度为单位),因此感觉上的外物大小就取决于外物所对应的视角大小(图 3-1)。

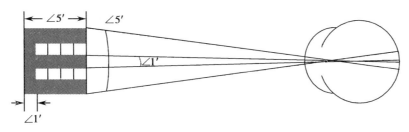

图 3-1 视角的理解

视力(visual acuity),即视觉分辨力,就是眼睛在一定距离所能够分辨的外界两个物点间最小距离的能力,通常以视角来衡量。视角越小,视力越好,所以常常用视角的倒数来表达视力。

一、视角和基本视标设计

因为感知到的视标大小不仅与物理大小有关,还与注视的距离有关,所以将"视角"(视标两端对应眼睛所形成的张角)作为视标设计的基础和单位。视标设计的基本单位为"1 分视角"(1 分:1 minute of arc),1 分(′)=1/60 度(°)。

基本视标(basic target)是笔画宽度为 1 分视角的视标,高度一般为 1′ 视角所需高度的 5 倍,对眼形成 5′ 张角。基本视标是用 Snellen 在 1862 年设计的字母视力表的设计原理,视标笔画宽度为 $\dfrac{1}{5}$ 字母高度。理论上远视力的检查距离应为无限远(optical infinity),但是实际中一定是使用有限的检查距离。常规把标准检查距离定为 5m(在美国定为 20 英尺,在欧洲的一些国家则定为 6m 等)(图 3-2)。

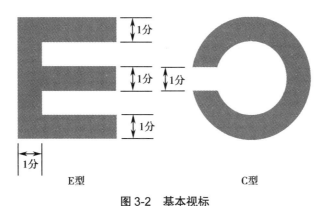

图 3-2 基本视标

基本视标大小的计算如图 3-3 所示,当检查距离为 5m,视标对眼形成的张角为 5′,则视标的高度 h' 为:

$$\frac{h'}{5000} = tg5' = tg(5 \times \frac{1}{60})。$$

$$h' = tg(\frac{5}{60})° \times 5000 = 7.27mm$$

笔记

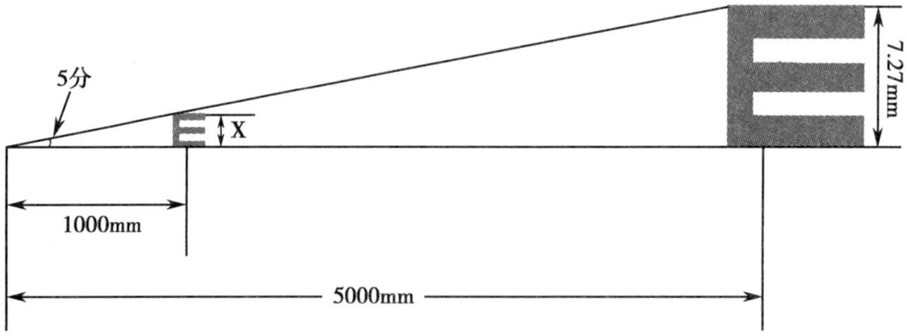

图 3-3   基本视标实际大小的计算

以此类推可以计算各种视角大小的视标高度，近距视标的大小计算也同理，如上图的视标，若视标距离眼睛 1000mm，则视标（1′视角）的笔画宽度应为 $X = \text{tg}(\frac{1}{60})^\circ \times 1000 = 0.29\text{mm}$，高度 $h' = \text{tg}(\frac{5}{60})^\circ \times 1000 = 1.45\text{mm}$。

二、常见视标类型

供视力测量用的视标种类有很多，常见的有 Landolt 环、字母视标、翻滚 E、图形、数字及文字视标等（表 3-1）。

（一）Landolt 环

Landolt 环视标是一个带缺口的环。环的外直径是画粗的五倍，内直径是画粗的三倍，缺口为一个画粗宽度，即 1′视角。大部分的 Landolt 环视力检查中，缺口呈现于四个方位——上、下、左、右，有时也会有八个方位的缺口（四个主要方向，四个斜向）。被检者的任务是辨别出每个 Landolt 环缺口所对的方位。

（二）字母视标

视力表中的大部分字母是以格子数的方式设计的，字母高 5 个单位，宽 4 个、5 个或 6 个单位。字母画粗通常是 $\frac{1}{5}$ 高度，邻近两画的空缺处与画粗等宽，这由 Snellen 于 1862 年设计，该视标的笔画宽度为 $\frac{1}{5}$ 字母高度，并加上衬线（衬线就是加在字母笔画末端的小短线）。现代的许多视力表用的是非衬线（或者是无衬线）字母。现在运用较广泛的两种非衬线字母是 10 个 Sloan 字母（Sloan，1959）和 10 个英式字母（British Standard 4274，1968），前者是基于 5×5 格子设计的，后者是基于 5×4 格子设计的。Sloan 字母为：C、D、H、K、N、O、R、S、V、Z；英式字母为：D、E、F、N、H、P、R、U、V、Z。

（三）翻滚 E

翻滚 E 又称文盲 E，是基于 5×5 格子设计的，每个 E 含有等长等粗的三划。E 可以出现在各个朝向上，病人只需辨认出其开口的朝向。常用的是四个方位：上、下、左、右。当被检者为儿童或不会认读字母的病人时，也不影响翻滚 E 的使用。

（四）数字和图形

主要用于儿童和文盲人群的视力检测（Fern & Manny，1986）。

（五）文字视标

文字视标是指采用日常读物的文字作为视力表的视标，如日文、汉字等。文字视标能更好地评估被检者辨认最小文字的能力，能真实反映被检者日常阅读的情况。

笔记

表 3-1　常见视标类型

视标	名称	视角	用途
C	Landolt 环	画粗 1′ 视角，高度为 5′ 视角	用于视力检查及科研
S	字母视标	画粗 1′ 视角，高度为 5′ 视角	用于视力检查
E	翻滚 E，又称文盲 E	画粗 1′ 视角，高度为 5′ 视角	用于 3 岁及以上儿童、青少年和成人的视力检查
⌂	Lea 图形视标	高度近似 5′ 视角，图形的平均高度是 C 高度的 1.32 倍	用于低龄儿童的视力检查
8	数字	高度 5′ 视角	3 岁及以上儿童、青少年和成人的视力检查
よ	日文视标	高度 5′ 视角	用于评估被检者辨认最小文字的能力
万	汉字视标	高度 5′ 视角	用于评估被检者辨认最小文字的能力

三、视力的记录或表达

视力是被检者在一定距离能辨认最小视角的能力，临床上根据不同的视力表设计会有一些不同的表达方式，但它们的意义是可以相通的（表 3-2）。

表 3-2　各种视力表达的相互关系

Snellen 分数	小数	最小分辨角(′)	最小分辨角的对数表达	5 分表达
20/2000	0.01	100	2.0	3.0
20/1667	0.012	79.43	1.9	3.1
20/1333	0.015	63.10	1.8	3.2
20/1000	0.02	50.12	1.7	3.3
20/80	0.025	39.81	1.6	3.4
20/667	0.03	31.62	1.5	3.5
20/500	0.04	25.12	1.4	3.6
20/400	0.05	19.95	1.3	3.7
20/333	0.06	15.85	1.2	3.8
20/250	0.08	12.59	1.1	3.9
20/200	0.1	10.00	1.0	4.0
20/160	0.125	8.00	0.9	4.1
20/125	0.15	6.67	0.8	4.2
20/100	0.2	5.00	0.7	4.3
20/80	0.25	4.00	0.6	4.4
20/63	0.3	3.33	0.5	4.5
20/50	0.4	2.50	0.4	4.6
20/40	0.5	2.00	0.3	4.7
20/32	0.6	1.67	0.2	4.8
20/25	0.8	1.43	0.1	4.9
20/20	1.0	1.00	0	5.0
20/16	1.2	0.79	−0.1	5.1
20/12.5	1.5	0.63	−0.2	5.2
20/10	2.0	0.50	−0.3	5.3

（一）分数记录

分数表达以 Snellen 为代表，有时亦称之为"Snellen 分数"，以检查距离和设计距离来表示视力，其实质也是以视角的倒数表达视力。在 Snellen 分数中，分母表示的是该视标的设计距离,分子是实际测量距离。设计距离是指该视标高度对应的视角为 5′ 时的距离。

$$视力 = \frac{检查距离}{设计距离}$$

$\frac{20}{200}$ 的视力表示:检查距离为 20 英尺(6.069m),设计距离为 200 英尺(60.69m)。在美国,距离以英尺为单位,绝大部分临床医师以 20 英尺(6.069m)作为检查距离,因此将 20 英尺(6.069m)作为 Snellen 分数视力的分子。而在其他绝大部分米制单位的国家里,最常用的是以 6m 作为检查距离,因此将 6m 则作为 Snellen 分数视力的分子。所以,$\frac{20}{20}$ 等同于 $\frac{6}{6}$,$\frac{20}{25}$ 等同于 $\frac{6}{7.5}$,$\frac{20}{40}$ 等同于 $\frac{6}{12}$,$\frac{20}{100}$ 等同于 $\frac{6}{30}$,$\frac{20}{200}$ 等同于 $\frac{6}{60}$,以此类推。

（二）小数记录

以视角的倒数表达视力($VA = \frac{1}{\alpha}$),视角单位为 ′。数值上等同于 Snellen 分数,即将 Snellen 分数转变为小数形式并用小数记录。如 $\frac{20}{20}$($\frac{6}{6}$)即 1.0,$\frac{20}{200}$($\frac{6}{60}$)即 0.1,$\frac{20}{40}$($\frac{6}{12}$)即 0.5 等。小数形式在欧洲运用最广。

（三）logMAR 记录

称为最小分辨角的对数表达,是一种对数记录,以最小分辨角(minimum angle resolution,MAR)的对数表达视力,最小分辨角以 ′ 为单位,logMAR 是对 MAR 取常用对数。视力是 $\frac{20}{20}$($\frac{6}{6}$)时,MAR=1′,则 $logMAR = \log_{10}(1.0) = 0.0$;视力是 $\frac{20}{40}$($\frac{6}{12}$)时,MAR=2′,则 $logMAR = \log_{10}(2.0) = 0.30$;视力是 $\frac{20}{200}$($\frac{6}{60}$)时,MAR=10′,则 $logMAR = \log_{10}(10.0) = 1.0$。当视力好于 $\frac{20}{20}$($\frac{6}{6}$,1.0)时,logMAR 值为负。比如:视力为 $\frac{20}{16}$($\frac{6}{4.8}$),MAR=0.8′,$\log_{10}(0.8) = -0.10$。该视力表中,视标增率为 0.1log 单位,每行五个字母,每个字母可以赋值为 0.02log 单位。

值得注意的是,logMAR 记录方法与传统的理念相反,数字越小,视力越好。如最小可辨视角为 1′ 视角时,则视力记录为 0;小于 1′ 视角时,则记录为负值;而最小可辨视角为 10′ 视角时,则视力记录为 1。

（四）5 分记录

是另一种对数记录,以 5 减去视角的对数值表达视力,公式表达为:

$$VA = 5 - logMAR$$

该视力表达方式避免了直接用 logMAR 表达中视力越好,数字越小,甚至为负值的问题。在临床工作中我们常用的记录标准视力的方式有小数记录法及 5 分记录法,例如 1.0(5.0)。

第二节　视力表设计

一、Snellen 视力表

Snellen 视力表由荷兰眼科医生 Snellen Herman(图 3-4)首创,于 1862 年在法国巴黎举行的第二届国际眼科大会上公开报告。Snellen 视力表根据 1′ 视角的最小分辨角设计,

笔记

Snellen 视力测试是一种测量"最小阅读力"形式的视力检测方法，Snellen 分数表达法为最小分辨角的倒数。

Snellen 分数表达是根据以下公式来计算的（见表 3-2）：

$$\frac{检查距离}{设计距离}（设计距离：视标高度对应的视角为 5' 时的距离）$$

Snellen 原始视力表视标有七个不同的尺寸，最大尺寸视标只有一个字母，其他尺寸的视标数目逐渐递增至最小尺寸的八个（七个字母和一个数字）。视标设计距离换算成英尺为：200，100，70，50，40，30，20（换算成米制单位则为：60，30，21，15，12，9，6）。之后学者又对 Snellen 原始视力表设计作了较多的修改，尽管与 Snellen 原始视力表设计存在较大的偏差（如字母设计和选择、增率、间距关系以及各个尺寸水平的视标数目），但现在仍把顶部仅单个字母、往下字母变小、字母数目逐渐增多的视力表称为"Snellen 视力表"或者"Snellen 经典视力表"（图 3-5）。

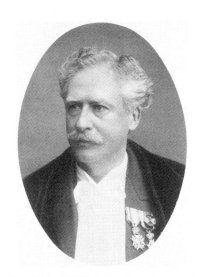

图 3-4 Snellen 视力表发明人 Snellen Herman（1834—1908）　　图 3-5 Snellen 视力表

二、对数视力表

Weber（1834）提出了一个感觉生理定律，即感觉的增减与刺激强度的增减有一定的比率关系。如最初的刺激为 I_1，当刺激增加到 I_2 时，感觉上的差异为 ΔS，则：

$$\Delta S = \frac{I_2 - I_1}{I_2} = \frac{\Delta I}{I} = K（K 为常数，因感觉的种类而不同）$$

Fechner（1860）将 Weber 定律推演为：

$$S = K \log I + K'（K 和 K' 为常数，因感觉的种类而不同）$$

即刺激强度与感觉之间的关系是，刺激强度按等比级数增加时，感觉按等差级数相应地增加，亦即感觉与刺激强度的对数成比率。

Weber-Fechner 定律是对数视力表设计的理论基础，由此衍生出视标大小按照对数级数增减这一概念。该概念最早由 1868 年美国视光学家 John Green 首次提出，认为视标的增率可为 $\sqrt[3]{2} = 1.2599$。1959 年，美国视光学家 Lousie L Sloan 提出视标的增率可为 $\sqrt[10]{10} = 1.258\,925\,4$，并分别将 Sloan 字母和 Landolt 环作为视标设计了 Sloan 远用视力表

（图 3-6）和近用视力表（图 3-7）。由于视标增率不变，视力表可以远近移动而不影响测量值，这是对数视力表突出的优点之一，便于临床应用和研究时的统计分析，也是其科学性的体现。

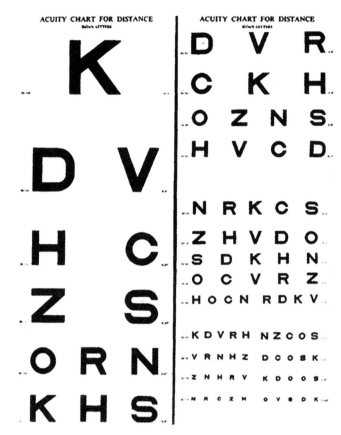

图 3-6　Sloan 远用视力表

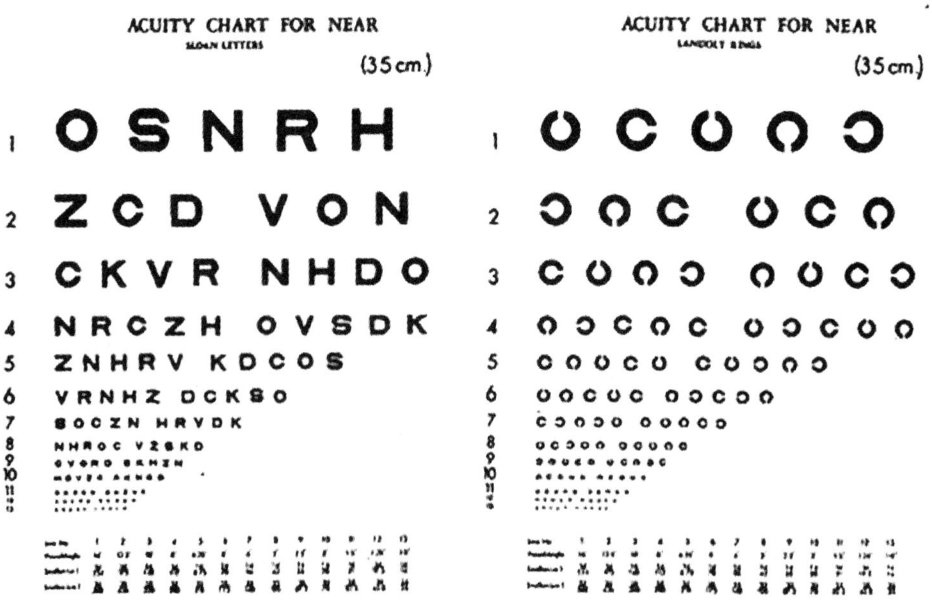

图 3-7　Sloan 近用视力表

三、标准对数视力表

1959年，我国眼视光学的鼻祖缪天荣教授（图3-8）最早根据Weber-Fechner定律设计了对数视力表，其特点是视标大小按几何级数增减，而视力记录按算术级数增减。缪教授设计的对数视力表经过30余年的不断改进和完善，1990年被定为国家标准（GB11533-89），命名为《标准对数视力表》（图3-9）。

标准对数视力表

温州医学院缪天荣教授创制

距离	5分记录（小数记录）
50米	4.0 (0.1)
39.72	4.1 (0.12)
31.55	4.2 (0.15)
25.06	4.3 (0.2)
19.91	4.4 (0.25)
15.81	4.5 (0.3)
12.56	4.6 (0.4)
9.98	4.7 (0.5)
7.93	4.8 (0.6)
6.30	4.9 (0.8)
5米	5.0 (1.0)
3.97	5.1 (1.2)
3.15	5.2 (1.5)
2.51	5.3 (2.0)

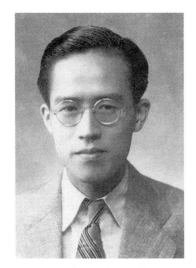

图3-8　对数视力表发明人缪天荣（1914—2005）

图3-9　标准对数视力表

标准对数视力表的视标采用E形视标，视标的增率为$\sqrt[10]{10}=1.2589254$（视标从小到大，每行增1.2589倍），确定1′视角为正常视力的标准。

在视力记录方面，缪天荣教授设计了5分记录法，其5分记录与视角的关系公式：

$$L=5-\log MAR=5+\lg V（L为5分记录，V为小数记录）$$

若最小可辨认视角为1′，视力记录则为：

$$L=5-\lg 1=5+\lg\frac{1}{1}=5+0=5$$

若最小可辨认视角为10′，

笔记

$$L = 5 - \lg 10 = 5 + \lg \frac{1}{10} = 5 - 1 = 4$$

5 分记录表达可以与其他表达相互换算（见表 3-2）。

四、Bailey-Lovie 视力表

视光学医师 Ian L Bailey 和 Jan E Lovie 在 1976 年设计了 Bailey-Lovie 视力表，这也是基于对数视力表设计原理的视力表，其核心符合对数视力表的设计（图 3-10）。该视力表设计的基本元素如下：①视角确定 1′ 视角为正常视力的标准；②视标采用 10 个英式字母，共 14 行，每一行的字母个数均为 5 个，具有相同（或相似）的可视性；字母间距与行间距同字母大小成比例；③标准检查距离为 6m，可变距使用；④视标增率各行视标增率为 $\sqrt[10]{10}$；⑤视力记录采用 logMAR 视力记录。

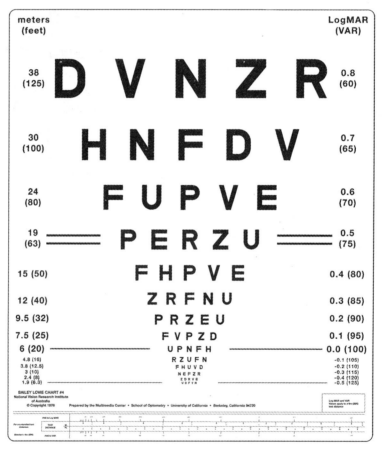

图 3-10　Bailey-Lovie 视力表

五、ETDRS 视力表

早期糖尿病视网膜病变治疗研究（early treatment diabetic retinopathy study，ETDRS，1982）视力表是美国科学家 Ferris 和他的团队在 Bailley-Lovie 视力表基础上发展起来，也是基于对数视力表设计原理的视力表，主要用于临床试验和研究。ETDRS 视力表由 3 张视力表组成，分别为表 R、表 1 和表 2，3 张表字母排列顺序不同。表 R 用于验光，表 1 和表 2 分别用于检测右眼和左眼的最佳矫正视力。

笔记

ETDRS 视力表（图 3-11）设计的基本元素如下：①视角确定 1′视角为正常视力的标准；②视标形状采用 10 个 Sloan 字母，具有相同（或相似）的可视性；每一行的字母个数均为 5 个，共 14 行；字母间距与行间距同字母大小成比例；③标准检查距离为 6m，可变距使用；④视标增率各行视标增率为 $\sqrt[10]{10}$；⑤视力记录采用视力评分值和 logMAR 视力记录。

流程检查完成后，算出被检者在所有测试距离正确读出的字母总数 N，N 即为视力评分。检查结果中的视力评分 N 和 logMAR 视力结果可以互相转换。

ETDRS 视力表检查结果精确，可重复性好，对正常视力和低视力具有相同的精确度，即使是极低视力，如指数视力，都能通过变换 ETDRS 表的测试距离对其进行量化。由于 ETDRS 表视力检查使用的是强迫选择方法，要求被检者按从上到下，从左到右的顺序读出每个表中每一行的字母。因此，ETDRS 表视力检查较耗时，这是该方法在临床上推广和使用的最大障碍，Camparini 等提出的快速检查法（ETDRS-Fast）在保持其可重复性的同时，有效减少 30%ETDRS 视力表检查所需时间。

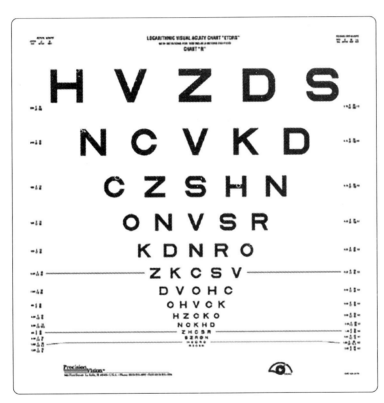

图 3-11　ETDRS 视力表中的表 R

六、视力表形式

视力表可以制成印刷版面形式、投影幻灯片形式或视频呈现形式。印刷的、投影的、视频的视力表均可直接用于视力检查，如果检查室不够大，不能直接获得标准检查距离，则可以安放一面镜子来加长视力表到被检者的光学距离。

（一）印刷视力表

印刷视力表有各种不同的形式。有些印刷在卡片或塑料片上，通过环境提供直接照明；一些印刷在透明材料上，并置于灯箱内，通过后照法提供照明。视力表上印刷体的尺寸大

笔记

小以对应视角为 5′ 的米（或英尺）距离标识。

（二）投影视力表

投影视力表视标设计通常以角度度量。大部分美国视力表以 Snellen 分数记录，而欧洲的投影视力表则以小数记录。如果把标准检查距离定在 20 英尺（或 6m），投影机也置于距离屏幕 20 英尺（或 6m）的地方，就可以直接以记录的 Snellen 分数作为视力值。若病人与屏幕的光学路径为其他距离，投影字母的大小就要做相应的改变。比如，以 18 英尺（5.4m）作为检查距离，就要把投影系统的行标为 "$\dfrac{20}{200}$" 的那行分母调整为该行视标的设计距离，其余所有的分母也相应变动。如果该行是被检者所能辨认的最小视标，那么严格来说，以 Snellen 分数记录的视力应为 $\dfrac{18}{180}$（$\dfrac{5.4}{54}$），但一般仍会记为 $\dfrac{20}{200}$（$\dfrac{6}{60}$），两者是相等的。投影视力表系统中病人与屏幕的距离通常是固定的。

大部分投影视力表上最大视角的视标是 $\dfrac{20}{400}$（$\dfrac{6}{120}$），并且每次只能显示一个视标。只有 $\dfrac{20}{63}$ 或更小的视标才能每行显示五个。而标准 35mm 幻灯投影机的显示面积较大，允许 $\dfrac{20}{200}$（$\dfrac{6}{60}$）的视标每行显示五个。

（三）视频视力表

以计算机设计的视力表还没有在临床上广泛应用，但它显然具有其独特的优点。它可以提供很多模式，如选择不同的视标，改变字母顺序，改变一些诸如对比度、间距、显示时间等刺激参数。在电脑界面还可以有更详尽的视力反应记录和分析。计算机控制的测试视标可以通过自由或半自由重设字母来方便地进行重复测试，这样就可以避免病人的一些视标记忆问题，而用印刷或投影视力表经常不能避免这个问题。因此，对于需要多次检测视力的研究，用计算机视力表就大有优势。但是，就现在的视频技术而言，这种视力表仍有其不足之处：如照明通常少于 $100cd/m^2$；显示器像素限制了最小字母的尺寸；屏幕大小会限制单行或单个显示最大字母的尺寸。

七、视力表亮度或照明

对大部分视力检查目的而言，视力检查应在中等光亮度下进行，检查室的光线应较暗为宜。如采用后照法（视力表灯箱、投影或视频视力表），建议标准视力表亮度为 80～320cd/m²。Sheedy 及其合作者（1984）发现，在该亮度范围内，亮度改变一倍，视力值改变约为 0.02log 单位，即相应线性距离的 1/5，MAR 的 5%。因此，一种折中的视力表亮度——160cd/m² 正在作为使用标准而广泛应用。因为在各种不同的投影机、灯箱和视频显示系统中很难得到一个确定的亮度，所以临床上以 80～320cd/m² 作为检测视力表的亮度可能是比较合理和实用的。如果想要在特定的临床环境中或临床研究地点之间获得很好的检测一致性，所选择的亮度应该局限于 15% 的上下幅度内。如采用直接照明法（印刷视力表），建议照度为 200～700lx。当照亮视力表时，检查者应该注意避免眩光光源出现在被检查者的视野内。

大多数视力表采用高对比度的白底黑字视标。印刷视力表的明暗亮度比通常是 3：100 或 5：100。而投影或视频视力表则不太容易获得如此高的对比度，一般其亮度比更多的是 10：100 或 20：100。

八、视力表的选择

视力表的种类有很多，在不同的情况下可以选择不同的视力表。

对不同人群而言，图形视标用于低龄儿童的视力检查，**E**、数字、**C**等多用于学龄儿童和文盲人群的视力检查，Feinbloom 视力表常用于低视力病人的视力检查，ETDRS 视力表用于临床研究和试验。

临床工作中常用的记录视力方式有小数记录法及 5 分记录法，例如 1.0（5.0）。由于小数记录在表达上并未使用算数级数排列，所以不能直接用于视力统计，需要将小数记录转换为 logMAR 或 5 分记录才可以进行统计。如果用小数记录会出现以下错误：视力 0.2 下降到 0.1，或从 1.0 到 0.9，同样都下降 0.1（两者都下降了 1 行），实际前者视角增大了 100%，后者只增大 11%，两者变化相差的不一致同样对应于 logMAR 记录。小数记录 0.2 等于 logMAR 记录 0.7，0.1 对应于 logMAR 记录 1.0，logMAR 记录两者相差 0.3；小数记录 1.0 等于 logMAR 记录 0，0.9 约等于 logMAR 记录 0.05，logMAR 记录两者相差 0.05。如果不明白小数记录的缺陷，很容易将其视力的差值直接用来统计，从而导致错误的结论。因此，在科研数据统计中，视力往往使用对数记录或 5 分记录。

由于视标形状、视标增率、视力表记录方式和照明等都会对视力检查结果造成影响，因此在临床和科研工作中要求在标准环境下使用同一种视力表和记录方式，以获得准确的结果。

第三节　视觉分辨力极限理论

视力或视觉分辨力（即眼睛所能够分辨的外界两个物点间最小距离的能力）通常用视角（即物体两端与眼第一节点所成夹角）来表达，视角越小表明视力越好。视觉分辨力极限理论指出在正常情况下，人眼对外界物体的分辨力是有一定限度的，主要有感受器理论（receptor theory of resolution）和光的波动理论（wave theory of resolution）两大理论。

一、感受器理论

感受器理论认为，只有当相隔一个未受刺激视锥细胞的两个视锥细胞受到视觉刺激时，人眼才能区别开两个物点。也就是说，由于受到视网膜感光细胞层内视锥细胞直径的限制，所以人眼的分辨能力有限。一般来说，在黄斑中心凹的视网膜感光细胞层内，一个视锥细胞的直径约为 1.5μm，两个视锥细胞的间距为 0.5μm，所以两个细胞中心之间的距离约为 2μm，那么中间相隔一个视锥细胞的相邻两个视锥细胞中心的距离约为 4μm（图 3-12）。如果眼节点离视网膜中心凹的距离为 $16\frac{2}{3}$ mm，则相隔一个未受刺激视锥细胞的这两个细胞中心对应节点的夹角为：

$$\alpha = \frac{4 \times 10^{-3}}{16.67} \times \frac{180}{\pi} \times 3600 = 49''$$

因此，感受器理论的视觉分辨力理论极限约为 49″。由于个体间视锥细胞的直径不同，视觉分辨力极限也存在个体差异。

最小视角的大小由视网膜上单位面积所包含的光感受器的数量决定。光感受器的体积越小，或细胞排列的密度越大，则细胞之间的距离越小，所测得的最小视角也越小。如上描述，黄斑中心凹处的视力最好，偏离黄斑中心凹视力明显下降，如偏离中央 0.25°，视力大约降低一半，愈向周边愈降低，到中心凹的边缘 5° 时，视力只有 0.3。

笔记

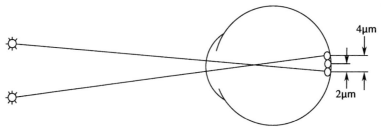

图 3-12　感受器理论

二、光的波动理论

光的衍射现象表明，即使一个完美无缺的光学系统，点光源经过该系统形成的像也不是一个点像，而是一个衍射斑，称之为 Airy 斑（艾里斑），Airy 斑的直径对眼节点所成的夹角为

$$\omega = \frac{2.44\lambda}{g}（其中 \lambda 为光的波长，g 为瞳孔的直径）$$

所以，当 λ=555nm，g=3mm 时，则：

$$\omega = \frac{2.44 \times 555 \times 10^{-9} \times 60''}{3 \times 10^{-3} \times 0.000\,291} = 93''$$

图 3-13 表明两个 Airy 斑之间的重叠情况，Rayleigh 认为当第一个斑的波峰与第二个斑的边缘重叠后，两个斑的峰间凹陷处的照度是峰值照度的 74% 左右，这是人眼可分辨的最小距离，它相当于 Airy 斑直径的一半。这个理论标准称为 Rayleigh 标准。

根据标准，人眼最小分辨角 $\theta = \frac{\omega}{2}$，即 $\theta = \frac{1.22\lambda}{g}$。设 λ=555nm，g=3mm，则 θ=47″。

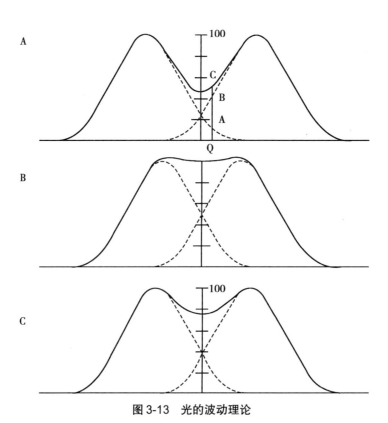

图 3-13　光的波动理论

光的波动理论分析视觉分辨力理论极限时不涉及受视觉刺激的两个视锥细胞之间要有一个未受刺激的视锥细胞的问题。

第四节　近视力和阅读视力表

在近视力检查中，通常将40cm作为标准检查距离。如果近视力表的设计和照明等条件与远视力表相当，且眼球能正常调节或已屈光矫正使得视网膜像清晰聚焦，那么近视力应该与远视力相等。但也有例外，比如有前囊膜下白内障的病人，由于视近时瞳孔缩小，白内障几乎完全充满瞳孔区，从而近视力明显低于远视力。

一、近视力的表达

近视力的记录通常包括检查距离和能辨认的最小印刷字体尺寸。在说明近视力表上的印刷字体尺寸时，有以下几种表达方式（表3-3）。

表3-3　近视力的几种表达

记录	原理	相互关系	用途
M单位	1.0M单位表示对应5弧分视角的距离为1m	1M相应的视标高度为1.45mm	印刷排版尺寸单位。普通报纸印刷字体一般为1.0M单位
pt（point）	8点的英文小写字母相当于1.0M单位	1pt=0.3514mm	印刷排版尺寸单位
N标识	采用现代罗马字体作为近视力检查的标准字体	N后紧跟的数字为点数，如N8，即近视力为8pt	
等价Snellen表示法	以等价Snellen表示印刷体高度，在数学上就是等于近视力值		直接与远视力表对应
Jaeger表示法	以字母J后跟一个数字来表示印刷字体尺寸	大小设计没有标准化	

（一）M单位

M单位是由Sloan和Habel（1956）提出的一种印刷字体尺寸。它以某一米制距离表示视标尺寸，印刷字体高度在该距离上对应5′的视角。印刷体为1.0M单位，表示对应1m距离的5′视角的视标高度为1.45mm。普通的报纸印刷字体一般是1.0M单位。近视力也可以Snellen分数记录，即把米制的检查距离作为分子，在该距离上所能辨认的最小字体的M单位作为分母。如病人在40cm处能读出1.0M字体时的视力记录为：0.40/1.0M。Jose和Atcherson（1977）指出，只要测出最小印刷字体的高度（以mm为单位），再乘以0.7就可以很容易地估算出其M单位值。

（二）点数

点数（point system）是一种在印刷业中用来表示印刷排版尺寸的单位，在报纸文章中用得最普遍。1点等于1英寸的1/72。一个印刷样本的点制尺寸表示从下行字母（如字母g，j，p，q，y）的底部到上行字母（b，d，f，i，j，k，l，t）的顶部之间的印刷区域大小。再小一点的小写字母（a，c，e，m，n，o，r，s，u，v，w，x，z）采用总高度的一半。报纸印刷体一般是8点，故小写字母x的高度是4点。由于4/72英寸=1.41mm，因此，8点印刷体的小写字母以M制表示就约为1.0M。因为，这种铅字格式同一般的新闻纸差不多，所以要估算小写字母的

M 值只需将点制尺寸除以 8 即可。大写字母和数字比小写字母更高一点（一般高 1.5 倍），对于这种较大字体，8 点 =1.5M，而不是 1.0M。

$$1.0M=1.45mm≈8 点（小写字母，报纸字体）≈典型报纸印刷体$$

（三）N 标识

为了将近视力检查标准化，英国眼科学院（Law，1952）采用现代罗马字体作为近视力检查的标准字体，建议印刷体尺寸以点阵表示。标识"N8"表示：近视力检查采用标准字体，其大小为 8 点。近视力值以病人能辨认的最小字体记录（以 N 标识记录），并注明检查距离（如：N8，40cm）。

（四）等价 Snellen 表示法

通常把近视力标准检查距离定在 40cm，在 40cm 处能读出 1.0M 大小的印刷样本，其等价 Snellen 视力值为 20/50；在 20cm 处能读出 1.0M 大小的印刷样本，其等价 Snellen 视力值则为 20/100。尽管等价 Snellen 表示法用得很广，但在近视力检查中用来表示字体尺寸是不合适的，原因有以下两点：第一，以角度度量（Snellen 分数）来表示字母高度是不合适的；第二，该术语没有提到近视力检查距离和印刷体尺寸。

（五）Jaeger 表示法

Jaeger 表示法以字母 J 加一个数字来表示印刷字体尺寸。近视力值应同时记录字体大小和检查距离（如 J3，40cm）。但 Jaeger 的字体尺寸没有标准化，其表示字体尺寸的数字也没有固定确切的含义。J1 代表视标较小，J8 代表视标更大。因此，Jaeger 表示法不适用于视力检测。

二、近视力表和阅读视力表

近视力表的视标与远视力表一样，有文盲**E**及文字等。在许多以英语为第一语言的国家，英式字母、Sloan 字母和数字较为通用，在设计上同远视力表（图 3-6）。国内目前在用的视力表有以文盲**E**为视标的近视力表（图 3-14）。

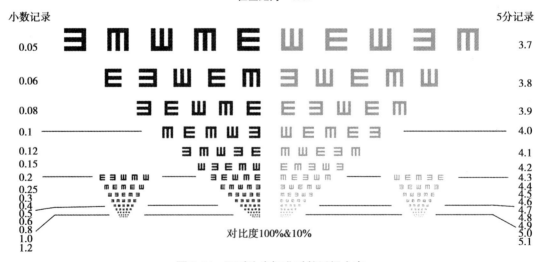

图 3-14 两对比度标准对数近视力表

在实际应用中，近视力检查不仅仅局限于检测视觉分辨力，检测目的和需求相对复杂，更多的时候是测定被检者视觉状态能否胜任特定的注视需求或阅读需求。典型的例子有：屈光矫正后的近附加检测，其中关键的一步就是找到适合被检者最需要的阅读状态的近附

笔记

加,如读报纸、看账单;各种手术治疗前,尤其是白内障人工晶状体植入治疗,必须准确计算病人术后的阅读需求,根据需求选择人工晶状体度数和矫正量。这些测量常常在模拟符合病人阅读习惯的条件下测定。

　　基于以上的阅读需求,出现各种以文字为视标的视力表。1979 年,Bailey-Lovie 设计的单词阅读视力卡由简单英文单词组成,字体为 Times New Roman,以 N 单位表示,字体大小包含 N80 至 N2 范围,共 17 行,曾经被用于评估被检者的阅读视力。1985 年,Woo 和 Lo 用"汉字"设计的汉字视力表,为了能将汉字与"视角和分别率"对应起来,该视力表将汉字的笔画加粗,使每一笔画占据 $\frac{1}{5}$ 汉字高度,由于理想的视标应该具备横向、垂直、斜向及弧形的笔画,因此该汉字视标包含了撇和捺结构,比文盲 **E** 多了斜向笔画。这种经过加工后的汉字视标,从分辨力角度而言更严谨些,但是这些加工后的"汉字"完全不同于日常读物中的汉字。1996 年,Alabi 参考 Woo 等的设计理念,设计了以阿拉伯文字为视标的近视力表,同样将阿拉伯文字制作成为 5×5 格子设计,笔画宽度占据文字高度的 $\frac{1}{5}$(图 3-15)。

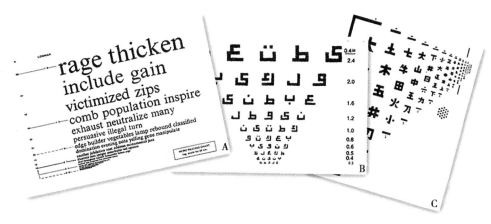

图 3-15　各种文字为视标的视力表
A. Bailey-Lovie 单词阅读视力卡　B. 阿拉伯文近视力表　C. Woo 和 Lo 设计的"汉字"视力表

　　2005 年,Alan Johnson 制作了一张包含高、低两种对比度的 logMAR 中文单字阅读卡(图 3-16A、B),以汉字的高度对应 5′ 作为标准,设计汉字视标的大小。在选择汉字时,为了均衡不同笔画数的影响,在该视力表的每一行中都分别包括少笔画字、中笔画字和多笔画字,故该中文单字阅读卡中汉字之间没有相似的可视性。

　　作为同一张视力表的视标之间具有相似的可视性是视力表设计中的重要原则之一。在以往出现的汉字视力表中,在所选的视标之间缺乏相似性的可视性。王晨晓等分别于 2008 年和 2010 年基于傅里叶频谱分析设计了两对比度汉字近视力表(图 3-16C、D)和汉字视力表(50cm)。由于汉字属于表意文字,具有文字和图像双重特性,因此该系列视力表在视标选择上不仅关注笔画数、字频、字形等文字特征的认知作用,同时充分考虑了汉字图形属性(如空间频率)的影响,以确保所选择的汉字视标之间具有相似的可视性。汉字视力表均由两组汉字组成:10 个少笔画汉字(斤、长、文、尺、万、月、又、不、才、卫)和 10 个中笔画汉字(孩、郑、怪、构、肾、择、染、秋、软、祝)。

　　上述的视力表是以"单词"或"字"为视标的视力表。由于日常的阅读并不是读字,而是读词、句子和段落。当以句子呈现时,前后的文字相互促进对句子的理解,从而提高对单个字的识别。这种以连续文本为视标的阅读视力表更像一种真正的阅读,能够用于精确测量

笔记

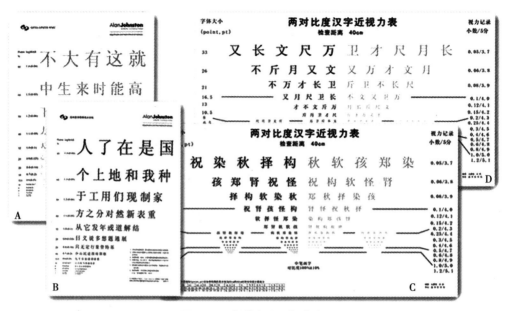

图 3-16　各种中文近视力表
A. Alan 中文单字阅读卡（低对比度）　B. Alan 中文单字阅读卡（高对比度）
C. 两对比度汉字近视力表（中笔画）　D. 两对比度汉字近视力表（少笔画）

阅读视力，真实反映日常阅读时的视力状态。为了更全面地评估视功能，1989 年，明尼苏达州低视力研究所研发的 MNREAD 视力表，其视标是由持续的文本组成的，每个字体大小包含一个句子，其中句子分为三行，以便增加行间的拥挤效应，同时每行视标的字间距均小于行间距，接近日常报纸杂志的排版格式，增加了字母间的拥挤效应。每组句子的阅读难易度都相当于小学三年级的水平，共有 19 句，字体大小范围 −0.5LogMAR～1.3LogMAR。目前已经出现了英文、德文、日文、西班牙语和意大利文等多个版本（图 3-17A、B）。

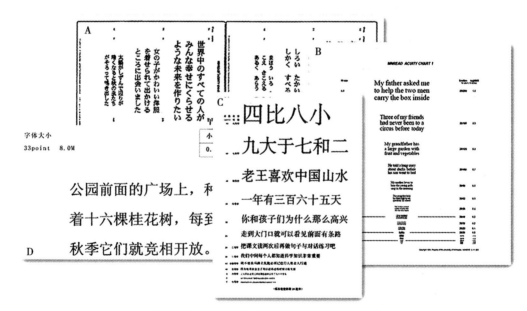

图 3-17　MNREAD 视力表和汉字阅读视力表
A. 日文版本的 MNREAD 视力表　B. 英文版本的 MNREAD 视力表
C. 汉字阅读力表　D. 中文阅读视力表（2011）中的一个页面

笔记

1993 年，我国瞿佳等设计了汉字阅读视力表（图 3-17C），该表将视标大小各行之间基本呈几何增率设计，每隔三行，视标大小相差一倍，以便于研究时视力统计和测定助视器的放大率。该阅读视力表的基本原理与许多英文阅读视力表的原理基本相似。在选择汉字时主要是基于字频，视力记录采用常用号数和点数，字体为宋体。

2011 年，王晨晓等设计的中文阅读视力表同样采用连续文本的形式，该视力表总共选用三组视标，用于多次测量时可以避免记忆效应。该视力表每种字体大小的视标均单独分页，每种大小的句子长度均包含 27 个汉字和 3 个标点符号（图 3-17D）；每组视标均有 13 种字体大小：0.1LogMAR～1.3LogMAR。视标之间的增率采用 0.1 对数单位；视标字体为最常用的宋体。

第五节 视力检测分析

一、视力的检查方法

视力检查分为远视力检查和近视力检查，又有裸眼视力和矫正视力，单眼视力和双眼视力之分。

（一）远距视力测量步骤

1. 检查室半暗照明，根据需要，被检者配戴或取下矫正镜片，遮盖板遮盖一眼。一般检查顺序：先右眼后左眼，最后双眼。

2. 告知被检者不要眯眼、偷看，鼓励被检者尽可能往下读更小的视标，直至一行中有半数的视标读错，该行的上一行就是被检者的视力。例如，4.9 这一行认错一个视标，5.0 这一行只能认出两个视标，则记为 4.9^{+2}。

3. 如果被检者不能辨认最大的视标，令其逐步走近视力表或将视力表移近被检者，直至可被辨认，记录下最远可辨认的距离，换算成远视力。

4. 指数辨认（finger counting） 如果被检者在 1m 处仍不能辨认最大视标，则采取指数辨认评估其视力：背光照明下，被检者伸出不同数目的手指在被检者眼前约 40cm 处作为视标，令其辨认手指数目。如果能准确地辨认，则逐渐增加测试距离，记录下被检者能辨认出指数的最大距离。若在 40cm 处不能准确地说出指数，则改手动检查。

5. 手动（hand motion） 被检者迎光照明下，测试者用晃动的手作为视标，置于被检者眼前 40cm 处，问其是否能感知到手动。如果能准确地感知手动，则逐渐增加测试距离，记录下被检者能辨认手动的最远距离。

6. 若被检者不能识别指数、手动的情况下，可通过以下 2 个方法评估其残余视觉功能：

（1）光定位（light projection）：检查室半暗照明，遮盖未测眼，将笔灯或测试光源分别置于被检者被检眼前约 40～50cm 处的九个视野位置，问其灯光的位置，记录被检者能感知光源所在位置的视野区域。

（2）光感知（light perception）：检查室半暗照明，遮盖未测眼，将笔灯或光源置于被检者眼前 10～20cm 处，问其是否能感知到亮光的存在。

（二）近距视力测量步骤

1. 检查室充足照明 照明光源可从被检者头顶后上方投射于近距阅读视力表（卡）。

2. 被检者手持近距阅读视力表（卡）于常用阅读或工作距离，通常为 30～40cm 左右。

3. 遮盖一眼，先测量右眼视力，然后测量左眼视力，最后测量双眼视力。

4. 告知被检者不要眯眼、偷看，鼓励被检者尽可能往下读更小的视标，直至被检者答错半数以上视标的最小一行，按规定方法记录视力。

笔记

（三）针孔视力检查步骤

当被检眼矫正视力低于正常值时，可通过针孔视力鉴别是否由屈光不正引起：

1. 遮盖未测眼，针孔片置于被检眼前2～3cm处。

2. 指导被检者通过针孔片阅读远处视标，按照测量远距视力的方法鼓励被检者尽可能往下读更小的视标，直至被检者答错半数以上视标的最小一行。

二、正常视力和针孔镜的应用

8岁以上儿童及成年人正常视力：单眼均不低于1.0（小数记录），即5.0（5分记录），双眼矫正视力差别不超过一行。当被检者的矫正视力低于0.6（4.8）时，原因可能是光学的、也可能是眼任何一层面的组织或神经出现问题。为了判断被检者视力低于正常是否是由屈光不正所引起的，可在被检者的眼前添加针孔镜片来辨认视标，这样会增加焦深和减少视网膜模糊斑大小（图3-18），从而提高视力。当被检者的视力低于正常是由于屈光不正没有矫正引起的（视网膜与视路都正常），针孔镜可以通过减少屈光状态的影响提高被检者的视力。

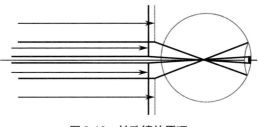

图3-18　针孔镜的原理

当被检者的视力低于正常不是由于光学原因引起，而是由于视网膜、视路甚至是视觉中枢异常引起时，通过针孔检查可能会出现视力没有提高或反而有所下降。

三、年龄相关性视力问题

由于年龄变化，正常人的视力也有一些变化。人不是出生时就具有1.0（5.0）的视力，但是正常的眼睛在出生后会快速发育获得正常视力。婴幼儿的眼早期处于远视状态，逐步正视化（图3-19）。同时，视力的表达除了视觉功能发育和眼屈光状态，还与被检者的理解力、动机、语言等因素有关，因此，婴幼儿检查视力尚未达到正常值时，需要考虑与视力有关的生理与心理因素。

同样，即使对眼部健康的人群而言，视力也会随着年龄的增大有所下降（图3-20）。随着年龄的增加，低对比度视力亦会随之下降。

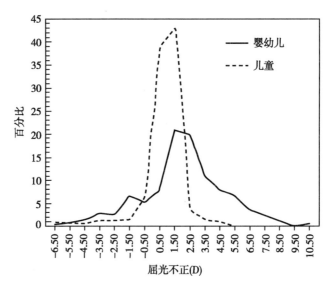

图3-19　婴幼儿眼屈光状态

笔记

年龄相关性眼部疾病：年龄相关性白内障、年龄相关性黄斑变性等病人的对比度视力可能出现异常，如年龄相关性黄斑变性的病人与同龄正常眼相比，所有对比度视力均下降，中低对比度视力下降更明显；早期的白内障主要表现为在低对比度视力下降较大。因此，可以用对比度视力表来筛查、监测和辅助诊断某些疾病。临床使用中，若被检者高、低对比度视力的差值明显大于 2 行时，提示其可能存在损伤视功能的眼部疾病，建议进行进一步的眼科检查。

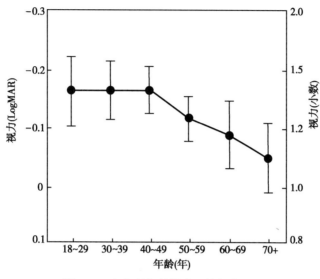

图 3-20　与年龄相关的生理性视力下降

四、影响视力测量的因素

（一）解剖的限制
视网膜上光感受器细胞的数量、位置和分布决定了个体最小分辨角。

（二）瞳孔大小
小瞳孔可以减少像差，增加焦深，从而提高视力。但瞳孔若小于 2mm，则会产生衍射现象而使视力下降，而且瞳孔太小还会减少视网膜照明而使视力下降。

（三）照明
视力表和视力检测环境有标准统一的照明系统，照明可以影响视力，如亮度太强，瞳孔缩小，可因瞳孔小焦深增加而提高视力，也可以因为瞳孔缩小减少光亮降低视力，引起视力检测不一。同时，不同方向照明也会影响视力表的对比度或引起人眼的眩光感而使视力检测不准确。

（四）像差
该像差包括眼镜片像差、角膜接触镜像差、晶状体像差，主要为球差和色差。

（五）对比度
对比度可以直接影响视力检测结果。对比度是视标本身颜色深度和视标背景颜色深度的关系，受年龄、眼病等因素影响，如白内障早期、青光眼早期、斜视弱视等，但它没有诊断疾病的特异性。

（六）拥挤现象
拥挤现象是指由于周围轮廓的作用使得视力下降，所有的眼睛均有该现象，但在弱视和严重黄斑病变病人中特别明显。大部分视力表的设计没有考虑拥挤现象，因此，对弱视病人进行视力测量时，应该采用特殊设计的、将拥挤现象考虑在内的视力表。

笔记

（七）模糊适应

临床上经常有近视病人主诉其未戴镜之前的裸眼视力比戴镜一段时间后，再取下眼镜时的裸眼视力要好，或是其戴镜后取下眼镜时的裸眼视力经过一段时间的不戴镜会有所提高，以上都是模糊适应的体现。模糊适应是指眼睛处于模糊环境一段时间后视觉分辨能力的提高，且不伴有屈光状态的变化，其机制尚不明确，可能与神经系统的代偿相关。这一类被检者在视力检查时往往需要更多的时间来识别视标，可能裸眼视力有所提高，但屈光度不会下降。

（八）时间

有些病人（特别是弱视病人）的反应较慢，只有提供足够的时间让病人做出适当反应，其视力检测结果才基本正确。

（九）视标的难易度

不同视力表的视标难易度不同，有些相对容易被辨认，有些则不易被辨认。若让一位不懂英文字母的人使用 Snellen 字母视力表，则会影响视力检测结果的准确性。如用不同的视力表测量儿童的视力，测量的结果之间也会存在偏差。

（十）心理因素

癔症性视力下降多为强烈精神刺激下，大脑皮质视觉投射区出现局部性抑制所致，属于神经官能症，多发于情感脆弱、易生闷气的性格内向病人。各种不愉快的心境、愤怒、委屈等强烈刺激均可导致癔症发生。装病者是故意看不见，两者并不等同。两者的鉴别可通过变距使用视力表测量视力，癔症者可能获得一致的结果，装病者结果可能不一致。结合病史，在排除器质性病变的情况下，可通过视网膜电图（ERG）、视觉诱发电位（VEP）等客观的检查进一步判断。

（十一）其他

如视疲劳，干眼引起的泪膜不稳定等。

（瞿　佳）

二维码 3-2
扫一扫，测一测

参 考 文 献

1. Bennett AG. Ophthalmic test types. A review of previous work and discussions on some controversial questions. British Journal of Physiological Optics，1965，22（4），238–271.

2. Lousie L Sloan. New test charts for the measurement of visual acuity at far and near distances. San Francisco：American Journal of Ophthalmology，1959，48，807–813.

3. 缪天荣. 对数视力表. 温州医科大学学报，1959，1（1）：140.

4. Bailey IL，Lovie JE. New design principles for visual acuity letter charts. American Journal of Optometry and Physiological Optics，l976，53（11）：740-745.

5. Ferris FLⅢ，Kassof A，Bresnick GH，et al. New visual acuity charts for clinical research. San Francisco：American Journal of Ophthalmology，1982，94（1）：91-96.

笔记

第 四 章

屈光和屈光不正

本章学习要点

- 掌握：各种屈光不正的分类、诊断和处理原则。
- 熟悉：眼球的光学特点；各类屈光不正的光学基础。
- 了解：模型眼的特点和发展。

关键词 正视 屈光不正 近视 远视 散光 屈光参差

外界物体经眼的屈光系统成像在视网膜黄斑中心凹上，并经神经系统处理而被感知，即人们常说的"视觉"。在这个过程中，眼球的光学特性和屈光状态发挥着重要的作用，决定了外界物体至视网膜的成像特点以及清晰程度，并直接影响神经系统对成像的获取和处理。本章介绍人眼的屈光特性，阐述屈光不正的基本概念和临床问题，分析相关处理原则和方法。

第一节 眼球光学

一、眼和成像

眼睛作为一个光学系统，与照相机有很多相似点，以至于人们认为照相机是根据人眼复制而来的。但值得注意的是，人眼几乎在每一个方面都优于照相机，如它具有很高的精密性，其分辨能力接近于理论极限等。虽然，就像 Helmholtz 指出的，作为光学系统，人眼不可避免地存在像差，但是作为高度进化的生物，人眼即使与最高级的照相机相比，仍有其不可比拟的优越性。

眼屈光系统成像从总体上说是凸透镜成像，光线经过屈光介质一系列的折射和反射作用，最终成像于视网膜上，物距与眼内像距成反比。对于正视眼，看远时，入眼光线是平行光，通过眼球的屈光系统后恰好成像于视网膜上而被看清，此时晶状体不发生调节；看近时，物距变小，入射眼的光线呈发散状态汇聚于视网膜后方，为了看清物体，睫状肌随即发生反射性收缩，使晶状体曲率增大，屈光力增强，同时双眼集合，瞳孔收缩，这一系列的联动，生理学上称同步性近反射调节，简称近反应。通过这一系列的反射不仅能在视网膜上形成清晰的物像，而且还可以使物体成像到两眼视网膜的对称位置上，即双眼视网膜的对应点上，经视网膜的感光细胞感受后由视神经传到大脑形成双眼视觉。

二、眼的光学特征

眼睛作为身体组成部分之一，是参与视觉形成的主要器官，也就是说，眼作为光学系

笔记

统,其特征在视觉形成过程中起到了举足轻重的作用。

(一)眼球的光学结构

1. 角膜(cornea)   眼球最前面的光学结构是角膜。角膜是高度透明的弯月形切面结构,直径大约 12mm,其中垂直径略小于水平径。角膜中央区的厚度约为 0.5~0.6mm。正常人的角膜表面覆盖了一层泪膜,由于泪膜非常薄,它对眼的主要屈光力(power)组成影响较小,因而可以被忽略。角膜前后表面可以被近似地认为是球面,用单折射球面屈光力公式可以分别计算角膜前后表面的屈光力以及角膜的总屈光力(F,单位:D)。

单折射球面屈光力公式:$F=\dfrac{n'-n}{r}$其中 r 为球面曲率半径(单位:m),n' 和 n 分别代表像、物空间的折射率(图 4-1)。根据上述公式,角膜前后表面的屈光力 F_1 和 F_2 分别为:

$$F_1=\frac{n_2-n_1}{r_1}=\frac{1000\times(1.376-1)}{7.7}=+48.83(D)$$

$$F_2=\frac{n_3-n_2}{r_2}=\frac{1000\times(1.336-1.376)}{6.8}=-5.88(D)$$

其中 n_1 代表与角膜接触的大气折射率,通常取 1;n_2 代表角膜实质层的折射率,通常取 1.376;n_3 代表与角膜后表面接触的房水折射率,通常取 1.336。r_1 代表角膜前表面的曲率半径约为 7.7mm;r_2 代表角膜后表面的曲率半径约为 6.8mm。

因此,角膜的整体屈光力为 F_1 与 F_2 之和,大约为 +43D,占眼球光学系统总屈光力的 2/3 以上。需要指

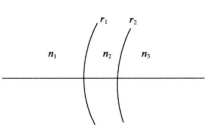

图 4-1   角膜剖面和屈光力

出的是,角膜前表面的泪膜虽然不参与眼屈光力的构成,但它仍是非常重要的成分,当泪膜不稳定时,视网膜的像就变得相对模糊。

2. 前房(anterior chamber)   角膜后表面与虹膜,晶状体之间的空腔称为前房,前房内充满无色的液体,即房水(aqueous humor),其成分中 98% 是水分。前房深度应是在光轴方向上从角膜后顶点至晶状体前表面之间的距离,平均大约为 3.0mm。据文献报道中国人的前房深度为 2.75mm±0.03mm。

从光学观点出发,前房表示角膜和晶状体这两种屈光组织的相对间隔,因此它会影响眼光学系统的总体屈光力。前房变浅将会使总屈光力增加,而相反方向的移位会得到相反的结果。例如,假设其他因素不变,前房深度每减少 1mm(假如晶状体前移),眼的总屈光力约增加 1.4D。另外,在植入人工晶状体时的度数计算中,前房深度的影响也尤为重要。

3. 虹膜(iris)**和瞳孔**(pupil)   虹膜的环形开口为瞳孔,它能调节进入眼内的光通量。正常情况下,瞳孔反应包括:直接对光反射,间接对光反射,伴随瞳孔收缩的近反射。瞳孔直径对人眼的像差有着重要的影响,一般来说,人眼的像差(主要是高阶像差)随着瞳孔直径的增加而增大。

4. 晶状体(crystalline lens)**和玻璃体**(vitreous)   晶状体作为屈光系统组成的重要结构,不仅能够平衡眼屈光力,而且具有对不同距离物体的聚焦作用,这种聚焦的改变能力称为调节(accommodation)。

从解剖学和光学角度看,晶状体是一个高度复杂的组织结构,由放射状的纤维层构成,由于排列规则,可以形成对称的衍射光晕。在人的一生中,晶状体纤维不断增加,形成晶状体皮质层,旧纤维被挤向中央,形成晶状体核,而外部则有不断生长的新纤维,晶状体的体积由此不断增加。伴随正常的衰老过程,晶状体的各种老化改变必然会影响其弹性和透明

度,而且中央厚度的随之增加会使其曲率半径增大。

晶状体实质部分包裹在一个弹性囊袋中,即晶状体囊(capsule)。晶状体悬韧带(Zinn韧带)从囊袋的周边延伸到睫状体,支撑晶状体位于正常位置,并通过睫状肌的作用产生睫状小带张力的变化,从而改变晶状体表面的曲率进而看清楚远近不同距离的物体。

晶状体的直径约 9mm,呈双凸状,其前表面的曲率半径是后表面曲率半径的 1.7 倍。在静止状态(即非调节状态)下,年轻的成年人其晶状体中央厚度约 3.6mm,而在调节状态下,晶状体的前后表面,特别是前表面变凸,中央厚度随之增加,晶状体前顶点向前移动,前房深度减少。典型的调节前后晶状体的形状如图 4-2 所示,而该图同时表明了在调节过程中,晶状体前后表面曲率中心的位置范围。

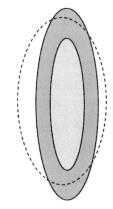

图 4-2　晶状体调节和非调节的结构变化

由于晶状体类似洋葱样的结构,外层纤维对内层纤维的挤压作用,使得晶状的折射率并不均匀,裂隙灯下观察的晶状体光学切面显示出几条断带,其中央双凸部分称为核(nucleus),包绕核周围的成分称皮质(cortex)。核中心的折射率达到最大值,为 1.40～1.41,离开中心越远折射率越小,前后皮质为 1.375。

根据上述的晶状体曲率半径以及核厚度,假设单一晶状体的折射率为 1.42,可得出晶状体屈光力,大约为 +21D。在模型眼的研究中,为了方便,一般假设晶状体的前后表面均为球面。实际上,晶状体周边部明显地变平坦,特别是在调节状态下晶状体前表面的变化尤为明显。正因为如此,结合角膜周边部也同样变平坦的情况,人眼的球面像差才能保持在合理的范围内。

晶状体后表面与玻璃体接触。玻璃体是一种透明的凝胶,充满眼球的玻璃体腔。玻璃体的化学组成与房水十分相近,其折射率是 1.336。

5. 视网膜(retina)　作为大脑的延续,视网膜是一层菲薄而又高度复杂的结构,其功能远比人们最初推测的要广。它贴附于眼球的后壁,功能部分延伸至锯齿缘(ora serrata)。传递来自视网膜感受器冲动的神经纤维跨越视网膜的表面,经由视神经主干传出至大脑。视网膜的血管可以在检眼镜下清晰地看到,这也是在活体唯一能被看到的血管。虽然血管的存在会在一定程度上阻碍光线的接收,但眼光学系统并没有受到很大的影响。在特殊情况下,人眼可以由于内视现象见到其视网膜血管阴影。

从整体上说,视网膜的分辨力是不均匀的,其中黄斑区具有最强的分辨能力。黄斑区是一个直径约为 1.5mm 的圆形区域,中央有一小凹,称为中心凹(fovea)。中心凹全部由视锥细胞所占据,所以才使人眼能够达到其最大的分辨能力。当物体引起视觉注意时,双眼会自然地转动使物体成像于中心凹。

从光学角度出发,视网膜可以被认为是眼光学系统的成像屏幕,它是一个凹形的球面,其曲率半径约为 −12mm。对于照相机和其他一些光学仪器来说,将像成于平面比较方便,然而,视网膜的这种凹形弯曲有两个优点:①由于存在场曲像差,人眼光学系统成像的清晰像面本身就是曲面,而弯曲的视网膜作为像屏正好符合这一点;②弯曲的视网膜能接收更广阔的视野内的信号。

(二)人眼的调节

调节(accommodation)是人眼为了对不同物距的目标均能清晰成像在视网膜上而改变其屈光力的过程,主要是通过改变晶状体曲率和厚度来实现,其中晶状体前表面曲率改变在屈光力变化中起到最重要的作用。而晶状体曲率的改变又是通过睫状肌收缩和舒张作用引起。睫状肌完全松弛而无任何张力时，晶状体悬韧带收缩，使得晶状体曲面处于最平坦的形态，这时视网膜与物空间的远点发生共轭关系（即物像恰好落在视网膜上），眼的这种状态称为非调节状态，也称静息状态；当睫状肌收缩时，晶状体悬韧带逐渐松弛，晶状体凸度逐渐增加，此时人眼的视网膜与物空间的非远点平面相共轭，即发生了眼的调节；当睫状肌极度收缩时，晶状体达到最大凸度，此时视网膜与物空间的近点共轭。

从眼的静息状态到眼充分调节所具有的调节能力称为调节幅度或调节力（amplitude of accomodation，AMP）。对于正视和近视者而言，当动用最大调节时，视网膜可与眼前有限距离的一点的物体发生共轭（即调节近点），故可看清此位置的物体。对于远视者而言，能否看清眼前某一距离的物体，则要根据其远视度数和调节力而定。若远视度数小于调节能力，则在动用调节时，视网膜可与眼前某一点的物体发生共轭，同样可看清此位置的物体。若远视度数大于调节能力，即使动用最大调节，眼前任何位置的物体皆成像于视网膜之后，无法与其发生共轭，故远近物体都看不清。

三、模型眼

模型眼的设计目的是建立一个适用于进行眼球光学系统理论研究且模拟人眼的光学结构。在模型眼的设计中会忽略很多非重点的复杂部分，由于光学系统研究领域的差异，简略的部分有所不同，但模型眼中最基本的结构我们必须掌握。

（一）模型眼的历史

早在 1851 年，Listing 就提出了模型眼（schematic eye）的数据。1921 年，Swain 还描述了较为精确的模型眼，并列出了详细的数据对比图表。然而，他们设计的模型眼的等效屈光力均大于 +64.5D，匀质晶状体的折射率被设为一个较高的值。

1909 年，Gullstrand 设计了三种具有权威性的模型眼：①Ⅰ号模型眼（No.1 schematic eye），又称 Gullstrand 精密模型眼，共有六个面（角膜两个面，晶状体四个面），在非调节状态下其等效屈光力为 +58.64D，调节状态下为 +70.57D，为高度近视；②Ⅱ号模型眼（No.2 schematic eye）则包括了单一面的角膜和一个薄晶状体，共三个面；③简化模型眼，为假三面，忽略了晶状体的厚度，实际上仅有一个折射面，在非调节状态下其等效屈光力为 +60D。前两种模型眼的眼轴均为 24mm。

Emsley（1936）后来改良了 GullstrandⅠ号模型眼，假设晶状体皮质和晶状体核的折射率相同，假设其成为两面晶状体，又用 GullstrandⅡ号模型眼的角膜（单面），称为 Gullstrand-Emsley 模型眼，在非调节状态下也是正视。

（二）模型眼的基本结构

需要指出的是，两个面以上的模型眼相关数据的计算都是采用厚透镜等效屈光力及相关的基点公式。将相邻两折射面合成为一个等效折射面，再与其他折射面合成，以此类推，直到最后一个折射面为止。各面的屈光力仍按单球面公式计算。以下是 Gullstrand 简易模型眼参数的计算（表 4-1，图 4-3）。

已知参数值（晶状体处于非调节状态下）：

角膜曲率半径 r_1=7.80mm

晶状体前表面曲率半径 r_2=10mm

晶状体后表面曲率半径 r_3= −6mm

前房深度 d_1=3.60mm

晶状体厚度 d_2=3.60mm

空气折射率 n_1=1

笔记

房水折射率 n_2=1.3333

晶状体折射率 n_3=1.4160

玻璃体折射率 n_4=1.3333

表4-1 Gullstrand模型眼的基本参数

		Gullstrand精密模型眼（非调节状态）	Gullstrand简易模型眼
折射率	角膜	1.376	—
	房水	1.336	1.333
	晶状体皮质	1.386	—
	晶状体核	1.406	1.416
	玻璃体	1.336	1.333
位置	角膜前顶点	0	0
	角膜后顶点	0.5mm	—
	晶状体前顶点	3.6mm	3.6mm
	晶状体后顶点	7.2mm	7.2mm
曲率半径	角膜前表面	7.7mm	7.8mm
	角膜后表面	6.8mm	—
	晶状体前表面	10.0mm	10.0mm
	晶状体后表面	−6.0mm	−6.0mm
屈光力	角膜	43.05D	42.74D
	晶状体	19.11D	21.76D
	总屈光力	58.64D	60.48D
焦距	前焦距	−15.70mm	−14.99mm
	后焦距	24.38mm	23.90mm
眼轴		24.00mm	23.90mm

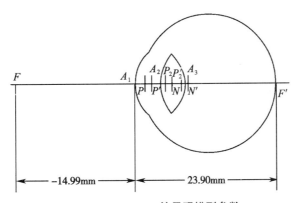

图4-3 Gullstrand简易眼模型参数

1. 根据单折射球面公式，等效屈光力公式及主点公式作如下计算：

$$角膜屈光力 F_c = \frac{(n_2 - n_1)}{r_1} = \frac{1000 \times (1.3333 - 1)}{7.8} = 42.735\,(\text{D})$$

$$晶状体前面屈光力 F_2 = \frac{(n_3 - n_2)}{r_2} = \frac{1000 \times (1.416 - 1.3333)}{10} = 8.270\,(\text{D})$$

$$晶状体后面屈光力 F_3 = \frac{(n_4 - n_3)}{r_3} = \frac{1000 \times (1.3333 - 1.416)}{(-6)} = 13.783\,(\text{D})$$

笔记

2. 求取晶状体系统有关参数:

晶状体等效屈光力

$$F_1 = F_2 + F_3 - \frac{d_2 \times F_2 F_3}{n_3} = 8.270 + 13.783 - \frac{0.0036 \times 8.270 \times 13.783}{1.4160} = 21.763 (\text{D})$$

晶状体前主点位置

$$e_2 = A_2 P_2 = d_2 \times \frac{n_2}{n_3} \times \frac{F_3}{F_1} = \frac{0.0036 \times 1.3333}{1.4160} \times \frac{13.783}{21.763} \times 10^3 = 2.147 (\text{mm})$$

晶状体后主点位置

$$e_2' = A_3 P_2' = (-d_2) \times \frac{n_4}{n_3} \times \frac{F_2}{F_1} = (-0.0036) \times \frac{1.3333}{1.416} \times \frac{8.270 \times 10^3}{21.763} = -1.288 (\text{mm})$$

3. 将角膜与晶状体系统结合求取有关参数:

$$总屈光力 F = F_c + F_1 - \frac{(d_1 + e_2) \times F_c F_1}{n_2} = 60.486 (\text{D})$$

$$前主点位置 e = A_1 P = (d_1 + e_2) \times \frac{n_1}{n_2} \times \frac{F_1}{F} = 1.551 (\text{mm})$$

$$后主点位置 e' = P_2' P' = -(d_1 + e_2) \times \frac{n_4}{n_2} \times \frac{F_c}{F} = -4.060 (\text{mm})$$

后主点离角膜顶点距离

$$A_1 P' = A_1 A_2 + A_2 A_3 + A_3 P_2' + P_2' P' = 3.6 + 3.6 - 1.288 - 4.06 = 1.852 (\text{mm})$$

两主点间距离 $PP' = 1.852 - 1.551 = 0.301 (\text{mm})$

眼的等效焦距为:

$$前焦距 f = -\frac{1000 \times n_1}{F} = -\frac{1000 \times 1}{60.486} = -16.333 (\text{mm})$$

$$后焦距 f' = \frac{1000 \times n_4}{F} = \frac{1000 \times 1.3333}{60.486} = 22.043 (\text{mm})$$

（三）简略眼

简略眼（reduced eye）是指将眼的光学系统简略为仅有一个单球折射面的光学结构，比较常用的是 Emsley 简略眼，其总屈光力为 +60D，折射率为 4/3，球面顶点在简略眼角膜后 1.66mm 处（该点也是简化眼的主点 P），屈光面球心是简化眼的节点 N（图 4-4）。

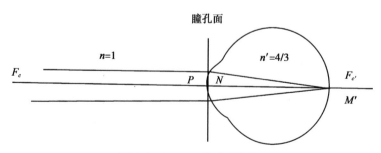

瞳孔面

$n=1$　　　　$n'=4/3$

F_c　　　P　N　　　F_c'　M'

图 4-4　Emsley 简略眼参数

由于节点位于单一折射面的曲率中心，故视网膜像的大小可以很容易计算出来。某一物体发出的一束射向节点的光线可以不改变方向直接到达视网膜，因此，物像形成角一致。像高可以通过从节点到视网膜的距离乘以物发出来的通过节点的光线与光轴的夹角的正切值（相对的弧度值）而获得。

笔记

四、视网膜像

视网膜像最初是 17 世纪由 Kepler 提出的,后来被 Scheiner 所证明。

(一)物理概念

首先,我们必须明确光学像和视网膜像的区别。光学像指的是不考虑视网膜的位置,物体经过光学系统所成的清晰像。而视网膜像可以是清晰,也可以是模糊的,这与成像条件、视网膜的位置等有关。例如当光学像在视网膜后,则此光学像不能被发现,视网膜像则为模糊存在。

(二)简略眼的成像

根据公式和提供的必要数据(如物体的大小和物体离主点的距离),我们可以很容易算出像的位置和大小。

举例如下:对于一个标准简略眼,高 50mm 的物体被放置在距主点 250mm 处,如何来计算像的位置和大小呢(图 4-5)?

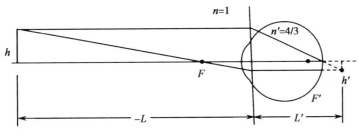

图 4-5　简略眼的近物成像

根据光学系统的高斯成像公式, $\dfrac{n'}{L'} - \dfrac{n}{L} = \dfrac{n}{f}$,其中 L 为物距, L' 为像距, n 是物方折射率, n' 是像方折射率, f' 为简略眼焦距。

从题意可得 $L=-0.25m$, $\dfrac{1}{f}=60D$, $n=1$, $n'=4/3$,可得

$$\frac{4/3}{L'} - \frac{1}{-0.25} = 1 \times 60$$

则该光学像的位置 $L'=+23.81mm$

$$像高 h' = -\frac{f}{-L-f} \times h = -\frac{16.67}{250-16.67} \times 50 = -3.57mm(负号表示像是倒像)。$$

由上可知,像距(23.81mm)大于轴长(22.27mm),成像在视网膜后面,此时在视网膜上的像是模糊的。

(三)无穷远物体成像

如图 4-6,无穷远轴外物点 Q 发出光线,与光轴夹角为 u ,成像于像方焦平面上一点 Q' ,像方光线与光轴夹角 u' 。经过节点 N 的光线不改变方向。根据折射法则, $n'(\sin u') = n(\sin u)$ 。在该图中, $n=1$;由于角度 u , u' 很小,故 $n'(\sin u') \approx n'u'$, $n(\sin u) \approx nu=u$,

所以 $u' = \dfrac{u}{n'}$ 。又因为 $u' = -\dfrac{h'}{f'_e}$,因此,

$$h' = -u'(f'_e) = -\frac{u}{n}(f'_e) = -\frac{u}{F_e}$$ (h' 以米为单位, u 以弧度为单位)。

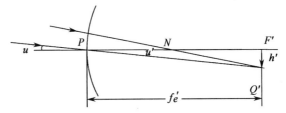

图 4-6　简略眼的无穷远成像

笔记

第二节 正视与屈光不正

一、人眼屈光状态的发育和临床分布

人从出生到青春期的视觉发育过程呈尖峰态分布,其分布主要集中在正视,并逐渐向近视方向移位。屈光不正分布在出生时呈正态分布,并向远视方向倾斜;到学龄前,屈光度分布逐渐向正视方向移位,并向近视方向倾斜。这个平均屈光度向正视方向移位,整个屈光度的分布趋于稳定的过程称为"正视化",一般认为6~8岁时完成眼屈光状态的正视化。

在正视化过程中,婴儿和儿童的屈光不正分布范围缩窄,其峰值接近正视。影响屈光不正分布的因素很多,有年龄、性别、人种、饮食以及遗传和工作环境等等,其中年龄在屈光不正的临床分布中起着重要的作用。

二、正视和正视眼的临床标准

当眼处于非调节状态(静息状态)时,外界的平行光线(一般认为来自5m以外)经眼的屈光系统后恰好在视网膜黄斑中心凹聚焦,这种屈光状态称为正视(emmetropia)(图4-7)。

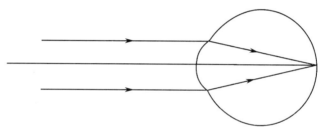

图4-7 正视眼

根据屈光不正的正态分布可以了解,人眼的正视状态是有一个屈光的生理值范围的,虽然有多种报告值,但基本上一致,认为正视眼的临床标准为 -0.25~+0.50D。

三、屈光不正

当眼处于非调节状态(静息状态)时,外界的平行光线经眼的屈光系统后,不能在视网膜黄斑中心凹聚焦,故不能产生清晰像,这种屈光状态称为非正视(ametropia)或屈光不正(refractive error),包括近视、远视和散光。

屈光不正是光学和解剖因素的交互结果,并受遗传和环境因素的影响。只有在充分了解屈光不正的发生率、症状表现和病理生理的基础上,才能对其进行合理的处理。

四、远点

眼处于非调节状态(静息状态)时,与视网膜黄斑中心凹发生共轭关系的物空间物点的位置,称为远点(far point)。近视的远点在眼前与无穷远之间的一定距离上,而远视的远点则在眼后某距离上。远点与眼主点之间的距离,称为远点距离(far point distance)。

第三节 近 视

近视(myopia)是人眼屈光力相对于眼轴长度过大的一种屈光不正,即在调节静止状态下,外界平行光线进入眼内后聚焦于视网膜感光细胞层之前,即远点移近的一种屈光状态。

笔记

一、近视的光学基础

近视眼在非调节状态下,可将来自远点的散开光束聚焦于视网膜上,即近视眼的远点在眼前有限距离处,近视度数越高,远点到眼主点的距离越短(图4-8)。

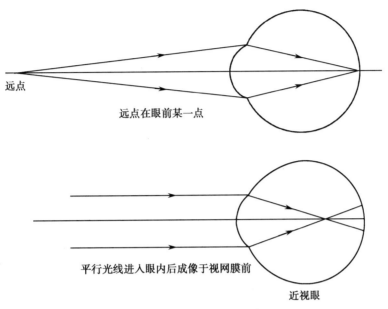

远点

远点在眼前某一点

平行光线进入眼内后成像于视网膜前

近视眼

图4-8　近视眼屈光状态示意图

无穷远的平行光线通过近视眼眼球,由于其眼轴过长或眼屈光力过强,则聚焦于视网膜之前,成为近视的屈光状态。负透镜起散开光线的作用,因此,将一定度数的负透镜置于近视眼球前面,光线通过镜片以及眼球屈光折射后,聚焦于视网膜上,即达到矫正近视的目的,即近视的矫正原理(图4-9)。

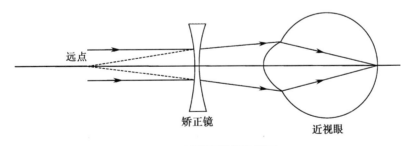

远点

矫正镜

近视眼

图4-9　近视眼的镜片矫正

如图4-10所示,给予近视病人镜片处方时,负镜片的像方焦点应该与近视眼的远点相一致,这样远处物体恰可成像于视网膜上,此时与正视眼一样,近视眼的视网膜与无穷远处互为共轭关系(conjugate relation)。如果要保持远点不变,镜片距离眼球越近,则它的像方焦距应越大,屈光力应越小。因此,近视眼矫正的镜片度数应该由镜片到眼睛的距离和近视眼实际矫正度数(镜眼距离为零时)二者共同决定。

二、近视的发病机制

随着人类生活环境与生活方式的改变,近视患病率不断攀升,其已成为全球不可忽视的公共卫生问题。但到目前为止,近视发生发展的机制仍然不清。通常认为近视是一个多因素作用的结果,与环境和遗传等因素有关。

笔记

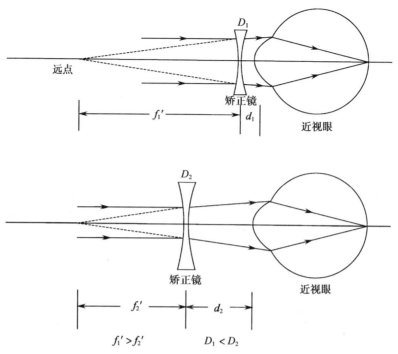

图 4-10   近视矫正的有效球镜度和镜眼距的关系示意

（一）环境因素与近视

环境因素对近视发生发展有着非常显著的作用，但环境如何影响近视，目前还没有一种学说能够完全解释。主要有以下一些理论。

1. 近距离工作与近视   近距离工作是引起近视重要的环境因素之一，近距离阅读、作业较多的人群近视患病率显著高于近距离用眼少的人群。一方面可能和近距离用眼时，人眼调节滞后量大，容易造成远视离焦，从而促进近视发展；另一方面，也有学者认为持续性近距离工作，看远时调节不能完全放松，远点移近导致暂时性近视，最终由于巩膜的机械性拉伸导致永久性近视；此外，近距离工作时一些视觉功能的异常，如高 AC/A，也容易导致近视。

2. 户外活动与近视   当儿童青少年户外时间减少时，近视的患病率随之增加。这可能和视网膜接受光照减少情况下，多巴胺释放量下降有关。光照减弱时，多巴胺作用于眼内多巴胺受体抑制眼轴效应也减弱，所以近视进展加快；此外户外光照的强度、户外光的不同波长，以及户外瞳孔缩小，景深增加，成像质量提高等因素都可能扮演抑制近视发生发展的作用。

3. 视网膜周边屈光与近视   黄斑之外视网膜的屈光状态称为周边屈光。当轴外像落在视网膜之后时（远视离焦），眼球局部增长加速，使周边视网膜尽量与光学像相匹配，从而导致黄斑中心凹近视而周边正视。而周边视网膜的屈光状态由眼球的形状所决定，因此眼球形状及轴外像的远视离焦可能是引起近视的重要因素。

4. 成像质量与近视   波前像差（wavefront aberration）为实际波面与理想波面之间的差值。由于像差存在，视网膜上的成像质量下降。有关成像质量与近视的假说是建立在形觉剥夺理论基础之上，认为轴性像差产生视网膜的模糊像，从而导致近视，周边视野的轴外像差可能是近视发展的前驱力量。

5. 营养、饮食与近视   现代饮食习惯使得食物更易于吸收，摄食后血糖迅速升高，引起血液胰岛素增加而诱发近视眼。这与血糖浓度升高，晶状体内渗透压增加致其变凸，屈光力增大有关。有学者认为胰岛素引起近视，胰高血糖素和胰岛素生长因子（IGF）延缓近视发展，并非单纯通过调节血糖来影响屈光状态，而是与其受体结合，影响眼部组织发育导致

笔记

屈光状态变化。此外,饱和脂肪酸、胆固醇与眼轴增长有一定关系。血液中的维生素 D 以及一些微量元素(如锌),在防止近视眼眼轴增长方面也有一定作用。

6. 其他学说与近视 也有学者提出眼内肌、眼外肌压力过大,眼压升高以及眼球淤血等因素也可能和近视的发生发展有关。

(二)遗传基因与近视

通常认为高度近视遗传因素在其发病中起到主要作用,而中低度的近视,环境因素占主导作用。父母双方均患有近视,其子女的近视患病率也会更高;同卵双胞胎的屈光状态一致性也较异卵双胞胎高。近年来,研究也陆续发现和近视相关的许多基因位点,这些都说明高度近视和遗传有密切的关系。

但到目前为止,近视的发生机制仍然不能完全被解释,其可能是环境和遗传因素综合作用的结果。

(三)继发性近视

先天继发性近视往往是由于婴幼儿时期眼结构的形状、位置或各成分间相对关系异常,引起的近视性屈光状态。例如先天性白内障,眼睛失去接受正常视觉刺激的机会,产生形觉剥夺,除了造成形觉剥夺性弱视,同时还可能诱导近视加深。形觉剥夺诱导近视的理论在许多动物实验中也得到了证实。

后天继发性近视屈光变化和原发疾病的发展有着密切关系,可以是突然发生,也可能逐渐发展而来;往往具有以下一些特点:①有诱发性疾病,近视既可以在生长发育期内发生、发展,也可在成年后继续发展;②多属于轴性近视,程度上一般为高度近视,进行性加深,病理过程并不随发育结束而停止,并不可逆转;③主要伴有三大器质性病变:视网膜、脉络膜、玻璃体变性;巩膜异常;眼轴延长。其中各种原因造成的巩膜改变是形成近视的眼病基础。

对于继发性近视眼,不是简单地用镜片矫正,而是要查明病因,最后的处理要依据引起屈光改变的病因而定。

(四)并发性近视

并发性近视是指在某种内外因素作用下,引起眼调节功能障碍或屈光指数异常而出现的一种近视现象。这类近视均属症状性近视,本质上不是近视眼,引发此类近视的原因很多,可见于眼部或全身性疾病以及内源性或外源性、物理性或化学性原因,其特点为突发、短暂、低度或中度。发病机制主要有睫状体 - 晶状体参与的调节作用(如外伤、中毒、药物及特殊环境条件作用下所引起的调节功能异常);屈光介质密度增加(如老年人初发白内障时晶状体屈光指数增加及糖尿病病人因血糖浓度变化而引起眼内屈光成分性质改变等情况)。其发病特点,决定了并发性近视的可逆性和症状性,然而这种近视不会引发眼轴延长等原发近视器质性改变。表 4-2 将临床上常见的并发性近视进行了汇总。

表 4-2 临床常见的并发性近视

病因	临床表现	处理
角膜水肿	近视增加并观察到角膜水肿	找出导致角膜水肿的原因并处理,如停戴角膜接触镜等
膨胀期白内障	晶状体皮质肿胀,体积增大	等待手术,谨慎配镜
血糖升高或波动	近视增加合并高血糖病史	控制血糖,谨慎配镜
全身用药	长期或近期全身用药史	与病人沟通,谨慎配镜
外隐斜视	伴有调节性集合不足的张力性外隐斜视	通过训练增加正融像性集合储备
调节紊乱	调节不灵活,NRA/PRA 偏低常伴有内隐斜视	睫状肌麻痹验光并矫正屈光不正

笔记

三、近视的分类

临床上,根据近视眼的近视程度、眼底改变、超声波检查和临床症状来分类,主要有:

(一)按近视的程度分类

1.轻度为 -3.00D 及以内的近视

2.中度 -3.25D 至 -6.00D 的近视

3.高度 -6.25D 及以上的近视

(二)按屈光成分分类

1. 屈光性近视(refractive myopia)　眼轴正常多由于眼各屈光成分异常或各成分间组合异常导致眼球屈光力增强,而使平行光束入眼经折射后聚焦于视网膜前,这种近视称为屈光性近视,此类近视为一时性或为永久性的,主要见于以下几种情况:①曲率性近视(curvature myopia):由于角膜前面或晶状体表面弯曲度过强,曲率半径变短,而使平行光束入眼后聚焦于视网膜前。多见于圆锥角膜、巨大角膜或小角膜、角膜葡萄肿、角膜移植术后、球形晶状体及小晶状体等情况。②屈光指数性近视(index myopia):由于房水、晶状体屈光指数(即折射率)的增高,屈光力增加,而使平行光束入眼后聚焦于视网膜前。常见于急性虹睫炎、初发白内障、老年晶状体核硬化或浑浊(老年近视 myopresbytia)及糖尿病病人,多数呈一时性低度近视。③调节性近视(accommodative myopia):由于长时间近距离用眼,在不良环境及体力与心理条件影响下,调节一时不能放松,出现调节紧张或调节痉挛(accommodative spasm),分功能性与器质性两种。

2. 轴性近视(axial myopia)　眼各屈光成分基本正常,由于眼轴延长,使得平行光束进入眼内聚焦于视网膜之前。常见于病理性近视眼及大多数单纯性近视眼。

(三)按照病程进展和病理变化分类

1. 单纯性近视(simple myopia)　多指眼球在发育期发展的近视,随近视停止,近视也趋于稳定,屈光度通常在 -6.00D 之内。其中绝大多数眼是健康的,用适当的镜片即可将视力矫正至正常。

2. 病理性近视(pathological myopia)　多指发育停止后近视仍在发展,并伴有病理性变化者,也称为进行性近视眼。其特点是眼部组织合并发生一系列变性的病理变化:如病理性高度近视眼的角膜后弹力层很容易破裂;巩膜变薄十分明显;睫状体表现局限于环行纤维的萎缩;玻璃体由于变性、液化,正常网架样结构破坏,灰色纤维及空泡增加;脉络膜进行性萎缩与变薄,包括变性、色素细胞破坏及出现新生血管;由于眼球向后伸长,视盘周围脉络膜因受牵引,从视盘旁脱开,暴露出巩膜,形成白色弧形斑;视网膜则表现为退行性变化等。

(四)按照是否有动态屈光(即调节作用)参与的分类

1. "假性"近视(pseudomyopia)　指用睫状肌麻痹剂后检查屈光度,近视度数消失,呈现为正视或远视。一般该类情况往往是近视发生、发展的初期阶段,睫状肌麻痹后可恢复正常。但临床上有小部分病人由于持续性调节痉挛,可表现为高度近视,睫状肌麻痹效应消失时,又可能再次表现为高度近视状态。

2. 真性近视(true myopia)　即通常的近视眼,指用睫状肌麻痹剂后,近视屈光度未降低,或降低的度数小于 0.5D。

3. 混合性近视(mixed myopia)　指用睫状肌麻痹剂后,近视屈光度明显降低,但未恢复为正视。

(五)其他类型近视

人眼在多种内外因素作用下,常可引起远视力下降、近视力正常及屈光为近视的现象。或为一时性、或为永久性,多数近视屈光不正度数不高,主要如下:

1.外伤性近视(traumatic myopia)　眼外伤中主要是钝伤可诱发近视,一般历时约1~2

笔记

周，多在一个月内恢复，个别持续1～2年，甚有永久性者。屈光度多低于−6.00D，可能由于睫状体水肿、调节痉挛、晶状体悬韧带断裂、前脱位或角膜曲率增加等所致。

2. 中毒性近视　有毒物质，如有机磷农药等急、慢性中毒，可引起一种近视化反应，称为中毒性近视。

3. 药物性近视　多种药物，如磺胺类、利尿剂、四环素、促肾上腺皮质激素（ACTH）及避孕药等可诱发近视。局部用药如毛果芸香碱等引起调节痉挛，亦可表现为近视。

4. 糖尿病性近视（diabetic myopia）　不少糖尿病病人可能表现为近视，一般认为这是由于血糖升高时葡萄糖及其代谢产物积聚于晶状体中，致使晶状体渗透压升高，水分入内，导致晶状体容积、弯曲度及屈光力改变，而形成的一时性近视。

5. 器械性近视（instrument myopia）　由于长时间近距离操作仪器或设备而诱发的近视，如见于显微镜操作者等。

6. 空间近视（space myopia）　当人处于高空中、注视四周空虚的视野，由于缺乏正常环境中的视觉刺激，而引起的一种近视现象。

7. 夜间近视（night myopia）　人眼在光线减弱，处于暗环境情况下，所出现的一种近视状态，这是由于调节刺激缺乏或降低时，存在张力性调节，也可能与像差、晶状体位移及瞳孔散大等有关。

8. 其他早产儿近视、潜水性近视（submarine myopia）、癔症性近视（hysterical myopia），以及见于月经期、妊娠期及多种眼病与全身疾病时所出现的一时性近视。

四、近视的诊断和处理

因为眼轴延长可以导致近视眼（轴性近视）或屈光成分异常亦可导致近视眼（屈光性近视），所以大量的理论都是针对近视眼的病因学。无论何种原因，外界平行光线聚焦于视网膜前而产生的视觉效果是一样的，即视远模糊。

（一）近视诊断

1. **临床特点**　近视病人远视力下降，为看清远距物体时常眯眼，对近处某一特定距离有较好视力。近视初期常有远距视力波动，度数较高者，常伴有夜间视力差、飞蚊症、漂浮物、闪光感等症状，并可发生程度不等的眼底改变。由于能获得清晰的近距视力，所以很少发生弱视。

2. **检查**　睫状肌麻痹后验光屈光度数等于或高于−0.5D。

（二）近视矫治原理及方法

近视眼矫治的基本原理是经准确验光后确定近视度数，应用合适的凹透镜散开光线，使其进入眼屈光系统后聚焦在视网膜上。通过验光获取近视度数并确定处方时要考虑诸多因素。矫正的基本原则是保证最佳视力的同时要让病人感觉舒适和用眼持久。该矫正目标的实现受个体的多种因素影响，如屈光度大小、年龄、个体的用眼习惯和要求、敏感性的差异、过去使用的旧处方的情况等（参见本书第五章验光），同时与双眼的调节和集合状态有关（参见本系列教材《双眼视觉学》）。

近视眼矫治的常见方法如下：

1. 光学矫正框架眼镜是最常见的近视矫正方法，其次是角膜接触镜。两者矫正近视的光学原理相同，但由于顶点距离不同，在处方上存在差异。角膜接触镜分硬镜和软镜两类，由于材料和设计上的差异，矫正效果不同，在本系列教材《接触镜学》中详述。

2. 角膜塑形术使用特殊设计的高透氧硬镜（角膜塑型镜），通过机械压迫、镜片移动的按摩作用及泪液的液压作用达到压平角膜中央形状，暂时减低近视度数的作用（图4-11）。通过塑形镜只能改变一定限度的角膜形态，故一般只能暂时矫正−6.00D以内的近视度数。

笔记

一旦停止配戴镜片，由于角膜的可恢复性，原屈光不正度数将逐渐回复。此法验配较复杂，且使用不当易引起严重并发症，应严格规范使用，须在医疗机构中由专业医疗人员进行规范验配。

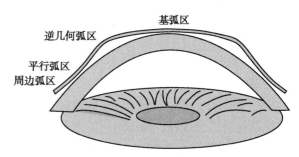

图4-11　角膜塑形镜矫治近视原理图

3．手术治疗　手术治疗分为两大类，一类是角膜屈光手术，该类手术主要是利用准分子激光对近视病人的角膜表明进行精确的中央区基质切削，使角膜变得平坦以降低角膜原有的屈光力从而改变全眼的屈光状态达到矫正近视的目的（图4-12）。另一类就是眼内屈光手术，该类手术是指在病人眼内增加一片人工晶状体或替换原先的晶状体，从而改变全眼的屈光状态，达到治疗近视的目的。主要包括透明晶状体摘除联合人工晶状体植入术及有晶状体眼人工晶状体植入术（图4-13），此法一般用于重度近视的矫治。

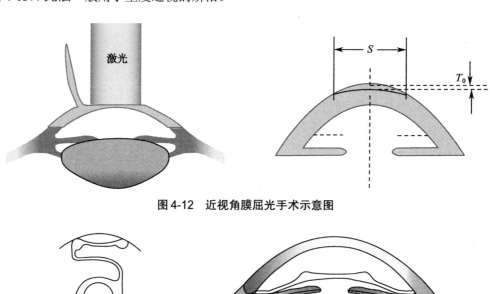

图4-12　近视角膜屈光手术示意图

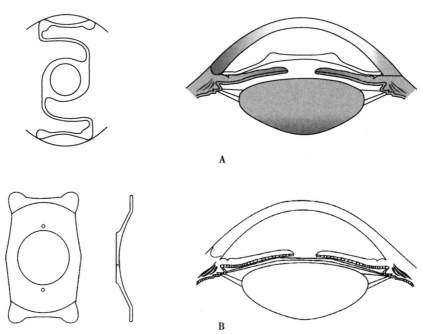

图4-13　有晶状体眼人工晶状体植入术示意图
A．前房型人工晶状体植入　　B．后房型人工晶状体植入

（三）近视矫正的基本原则

1．配镜原则　近视度数较低，远视力较好，且无视疲劳等症状的病人，可暂时不予配

笔记

镜。近视引起远视力下降,无法满足学习生活需求,或诉有视疲劳等症状的病人,一般建议配戴眼镜。

2. 睫状肌麻痹原则 通常对于成年人或年龄较大的青少年,通过光学雾视等物理方法即可放松调节,并不一定需要睫状肌麻痹。但对于首次进行屈光检查、年龄小于 10 岁的儿童或调节力较强、调节波动明显,以及有可疑调节痉挛的病人,建议进行睫状肌麻痹后验光。

3. 最终处方原则 通常处方取最正之最佳视力的度数,同时达到看得清晰、看得舒适、看得持久的要求。若病人试戴过程中出现不适,可在保证较好视力前提下适当降低近视度数。目前给予病人配镜处方全矫还是欠矫尚无定论。要根据病人的年龄、需求、眼位及心理等因素综合考虑。但一般不建议过矫。

五、近视的预防和干预

预防近视的发生:尽管近视的发病病因和机制尚不完全明确,但近年来研究发现增加户外活动时间对预防近视有着重要的作用,推荐儿童每天户外活动时间大于 2 小时。此外,减少近距离用眼时间、合理的饮食、适当的运动也对近视预防起到一定作用。定期对视力等视觉功能进行专业全面的检查,早发现,早诊断,早治疗十分必要。

干预近视的进展:目前有研究表明一些措施可延缓近视进展,比如 M 受体拮抗剂——阿托品、哌仑西平等,小样本研究发现 0.01% 阿托品滴眼液能降低近视增加的速度,但还需要大样本的研究来证实其控制作用,此外药物对眼部及全身其他器官的副作用还需要进一步研究。近年来,研究发现角膜塑形镜也具有控制近视进展的作用,可能是通过减少周边远视离焦而起到控制近视的作用。但角膜塑形镜直接配戴在角膜上,存在感染的风险,需要在专业人员的密切关注下验配和随访。对于伴有内隐斜、高调节滞后的病人,渐变镜或双光镜可能有效。此外,一些特殊设计的框架眼镜如控制周边屈光的镜片也可运用。但无论是上述哪一种方式,其控制近视的作用都需要大样本的临床研究来进一步证实。

预防近视的并发症:近视眼致盲的主要原因为并发症,如视网膜病变及青光眼等均需重点预防。除要求病人经常注意视力变化外,还应重视眼部出现的任何其他异常现象,如闪光感、飞蚊症、视野缺损、视力(尤以近视力)进行性或突发性下降,以及眼部酸胀、疼痛等症状。一眼已有并发症者应特别关注另一眼的情况,并定期检查包括眼压、视野、眼轴等变化情况,必要时进行其他眼部特殊检查,及早发现病变,有助于提高治疗效果。此外,还要避免各种诱发因素,减少对眼的不良刺激,尽量减少剧烈体力活动,必要时亦可试用药物与施行手术。

第四节 远 视

远视(hyperopia)是指在调节放松状态下,外界平行光线进入眼内后聚焦于视网膜感光细胞层之后的一种屈光状态。也可以说,当眼球的屈光力相对于其眼轴长度不足时就产生了远视。

对于远视眼看远时不清楚,看近时由于需要更大的调节力,会更看不清楚。但事实上许多低中度远视并不表现为视物模糊。这是由于远视眼不同于近视眼,特别是儿童或青少年,通常可以通过改变晶状体曲率的调节过程来使外界平行光聚焦至视网膜上,从而获得较清晰的远、近视力。但由于病人即使在看远状态下也需要付出调节,使得其容易产生视疲劳(asthenopia)症状。若存在不能代偿的远视时,则可出现视物模糊、近距离用眼不适、阅读能力下降、视觉认知技巧发展缓慢,甚至形成弱视等多种临床表现。随着年龄增加,人眼调节力逐渐下降,对于老年人,即使很小的远视度数也可引起不同程度的视觉疲劳,视物

笔记

不清,甚至可能伴有头晕头痛等全身症状。

一、远视的光学基础

远视眼的远点为一虚像点,其位置在视网膜之后,如图 4-14 所示。

远视眼的近点则随调节力的不同而变化,当调节力大于远视总量时,其近点为眼前空间内一点;而当调节力小于远视总量时,其近点为无穷远或视网膜之后。

如图 4-15 所示,给予远视病人镜片处方时,正镜片的像方焦点应该与远视眼的远点相一致,这样远处物体恰可成像于视网膜上,此时与正视眼一样,远视眼的视网膜与无穷远处互为共轭关系,即为远视矫正的原理。如果要保持与远点一致,镜片距离眼球越近,则它的像方焦距应越小,屈光力应越大。因此,远视眼矫正的镜片度数应该由镜片到眼睛的距离和远视眼实际矫正度数(镜眼距离为零时)二者共同决定。

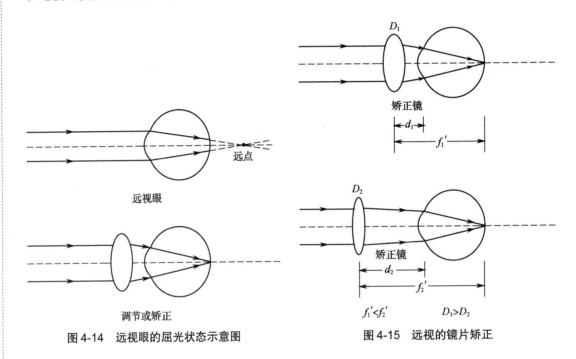

图 4-14 远视眼的屈光状态示意图   图 4-15 远视的镜片矫正

二、远视的病因

远视是由于各种病因导致眼球的眼轴相对较短或者眼球屈光成分的屈光力下降。其病因可以是生理性的,如婴幼儿的远视,也可以是病理性的,如一些疾病可以通过影响眼轴长度和眼球屈光力两个因素而导致远视:①影响眼轴长度:眼内肿瘤、眼眶肿块、球后新生物、球壁水肿、视网膜脱离等;②影响眼球屈光力:扁平角膜、糖尿病、无晶状体眼等。

三、远视的分类

(一)按解剖特点分类

1. 轴性远视(axial hyperopia) 指由于眼轴相对缩短所造成的远视,可以是生理性的原因,也可以是病理性的原因造成。

(1)生理性眼轴缩短:刚出生的婴儿眼轴平均长度为 16mm,而正常成人的眼轴平均长度为 24mm,从眼轴长短来看,婴幼儿几乎都为远视眼,但这种远视为生理性的。随着年龄的增长,眼轴逐渐变长,至 6~8 岁发展为正视或接近于正视。当眼轴发育过程中,由于内外的因素影响,眼轴停止发育,则表现为轴性远视。

笔记

（2）病理性眼轴缩短：眼的前后轴变短，亦可见于病理情况，如眼肿瘤或眼眶的炎性肿块，可使眼球后极部内陷并使之变平；球后新生物和球壁组织水肿均可使视网膜的黄斑区向前移；更严重的情况是由视网膜脱离所引起，这种脱离所引起的移位，甚至可使之触及晶状体的后面，其屈光度的改变较为明显。

2. 屈光性远视（refractive hyperopia） 指眼轴正常或基本在正常范围内，多由于眼各屈光成分异常或各成分间组合异常导致眼球屈光力减弱，而使平行光束入眼经折射后聚焦于视网膜之后，这种远视称为屈光性远视。

（1）屈光指数性远视（index hyperopia）：指的是一个或多个屈光介质成分的屈光指数下降所造成的远视。

（2）曲率性远视（curvature hyperopia）：指的是一个或多个屈光介质表面的曲率半径增大，从而造成整体眼球的屈光力下降所致的远视。

另外，解剖因素所造成的远视还应该包括屈光介质的缺如（如无晶状体眼）或屈光介质的替代置换（植入 IOL 后，若部分虹膜缺损，则缺损部位处于部分无晶状体眼的状态）。

（二）按远视度数分类

1. 低度远视 >0.00D 且 ≤+3.00D

2. 中度远视 > +3.00D 且 ≤+5.00D

3. 高度远视 >+5.00D

这种分类若不结合病人调节能力的情况则所提供的临床意义不大。

（三）按病理生理学分类

1. 生理性的远视（physiological hyperopia） 指的是没有病理变化情况下的远视，如婴幼儿的远视。

2. 病理性的远视（pathological hyperopia） 指的是存在改变屈光状态的病理性因素的远视，例如：眼轴缩短可以造成远视，其原因可为眼内占位性的病变（如肿瘤、出血、水肿等）或是病理性的角膜平坦、曲率下降（如扁平角膜）等。

（四）按调节状态分类

前已述及远视与调节的关系，二者联系紧密，调节状态对于远视病人相当重要。远视根据调节的状态可以划分为（图 4-16）：

1. 隐性远视（latent hyperopia） 指的是在无睫状肌麻痹验光过程（以下统称常规验光）中不会发现的远视，这部分远视是由于睫状肌紧张所致。随着年龄的增长，睫状肌紧张减弱，隐性远视逐渐会转变为显性远视。睫状肌麻痹剂的使用可以暴露这部分远视。

2. 显性远视（manifest hyperopia） 指的是在常规验光过程中可以表现出来的远视。显性远视就等于获得最佳矫正视力的最大正镜的度数。

3. 全远视（total hyperopia） 指的是总的远视量，即显性远视与隐性远视的总和，是睫状肌麻痹状态下所能接受的最大正镜的度数。

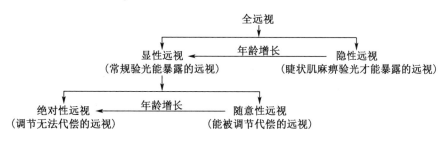

图 4-16 根据调节状态分类的各类远视之间的关系

4. 绝对性远视（absolute hyperopia）　指的是调节所无法代偿的远视，即超出调节幅度范围的远视，只能通过正镜片矫正。绝对性远视等于常规验光过程中获得最佳矫正视力的最小正镜的度数。

5. 随意性远视（facultative hyperopia）　指的是由自身调节所掩盖的远视，但在常规验光过程中可以被发现的远视，即显性远视与绝对远视之差值。随着年龄的增长，人眼调节能力的下降，随意性远视会逐渐转变为绝对性远视。

若远视病人调节能力强，其绝对性远视低，随意性远视相对高，通常会具有较好的远视力，相反如若病人绝对性远视高，其可出现远近均模糊的症状。由于远视病人通常处于过度调节的状态，其睫状肌过度紧张，常规验光的状态下，睫状肌难以放松，部分远视只有通过睫状肌麻痹后验光才能发现，这就区分了显性远视和隐形远视。随着年龄增长或戴镜适应一段时间，隐形远视也可能逐渐转化为显性远视。

现举例说明：一远视眼视力 0.4，小瞳验光发现为 +4.00D，但用 +1.50D 镜片其最佳矫正视力可达 1.0，将镜片度数增至 +4.00D，最佳矫正视力仍保持 1.0。睫状肌麻痹后验光用 +5.00D 矫正，其最佳矫正视力仍为 1.0。

在此例中，绝对性远视为 +1.50D；显性远视为 +4.00D；随意性远视为 +2.50D；全远视为 +5.00D；隐性远视为 +1.00D。

不难看出上述分类并非绝对，互相之间有交错，因此，不能把远视机械地定义为哪一种类型，应该全面地整体地看待。

四、远视的诊断与处理

（一）远视诊断

1. 临床特点

（1）远视与视物模糊：根据远视的程度以及个体调节力的差异，远视可有多种的表现。①远视程度低，调节力强的病人可无明显症状或仅表现出视疲劳症状，但却能保有良好的远视力和近视力；②随着远视程度加深，或病人调节力的减弱，由于调节力的相对不足，可首先出现近视力下降，而保有良好的远视力，这也成为了远视病人首诊的最常见主诉。因此，病人常片面地认为远视就是"看近不清楚，看远清楚"；③随着远视程度进一步加深，或调节力进一步减弱，病人会表现为视远不清楚，视近更不清楚。

（2）远视的其他临床表现：视物易疲劳，眼酸，眼痛等视疲劳症状，高度远视病人还可能伴有调节性内斜视。

2. 检查　睫状肌麻痹后验光屈光度数 $\geqslant$ +0.75D。

3. 远视的早期诊断：远视的早期诊断非常重要，婴幼儿若无法获取清晰的视觉刺激，则影响其视觉系统的发育，引发弱视。

远视的诊断通过验光确定，可以通过以下方式争取早期诊断：①开展婴幼儿常规性眼健康检查；②公众宣传，让婴幼儿监护人能关注孩子，发现有异样的注视行为、或有眼内斜时，尽早进行检查。

（二）远视矫治原理及方法

远视眼矫治的基本原理是经准确验光后确定远视度数，应用合适的凸透镜会聚光线，使其进入眼屈光系统后聚焦在视网膜上。远视与近视矫正的基本原则是类似的，仍然需要保证最佳视力同时让病人感觉舒适和用眼持久。

远视矫正的方法如下：

1. 框架眼镜　最常见的矫正方法，通过凸透镜使光线会聚，达到矫治目的。

2. 角膜接触镜　原理同框架镜，但需要注意镜眼距的屈光力换算；对相同的远视病人，

笔记

接触镜处方往往高于框架镜处方。

3. 屈光手术 随着近年科学技术的发展，屈光手术仪器不断更新，手术技术也越来越成熟，对于符合适应证并有意愿的病人可以考虑进行屈光手术治疗。其原理是利用准分子激光在远视眼角膜表面周边区基质进行切削（不切除角膜中央），使角膜表面变得比原来凸起一些，弯曲度增加、曲率半径减少，从而达到矫正远视的效果（图4-17）。

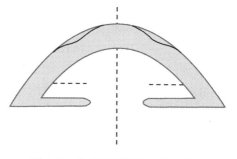

图4-17 远视角膜屈光手术示意图

（三）远视矫正的基本原则

1. 配镜原则 远视病人是否需要配镜往往要考虑其远视度数、视力情况、眼位、是否存在视觉疲劳，是否影响视觉功能的发育等因素。一般来说，对于低度远视，若病人调节系统能够很好地代偿，没有眼部疲劳、视物模糊等症状，且未表现出调节集合的异常，则可以不配镜，但要随访观察，如果病人一旦有临床症状，即使是很低的度数也需要矫正。由于调节功能在远视矫正与否中扮演很重要的角色，同时调节功能的大小和年龄密切相关，因此配镜与否可以参考不同年龄规律。需要指出的是对于不同的个体必须个性化确定矫正方案。

（1）刚出生到6岁，远视即使达+2.00D、+3.00D都不一定需要矫正，除非患儿表现出视力和双眼视功能的异常，并影响到日常生活或学习。

（2）6岁～20岁，如果存在症状，可给予正镜片矫正。由于年龄轻，调节相对较强，正镜度数可作适当地减量以利于适应。

（3）20岁～40岁的成人，屈光状态已经比较稳定。随年龄增长调节幅度逐渐下降，随意性远视逐渐转换为绝对性远视。如果出现症状，远距离可给予正镜片矫正，度数可做适度减量；近距离则需全矫。

（4）40岁后，病人逐渐开始老视，随着绝对性远视的增加，看近，看远都需要正镜片矫正。远距离可做少许减量，近距离应予以全矫。此年龄段可采用双光镜或渐变镜矫正。

（5）内斜视：建议全矫，有可能还需要近附加。

（6）外斜视：给予部分矫正。

2. 睫状肌麻痹原则 对于初诊的远视病人，判断给予多少比较合理的正镜片是一个相当复杂的问题。由于远视病人的睫状肌张力较强，特别是年轻人，普通的雾视法无法放松睫状肌，通常情况需要睫状肌麻痹验光（亦可称"散瞳验光"）。此外，对于配合有困难的儿童、智障病人、癔症病人等，也可能需要进行睫状肌麻痹。但需要指出的是，睫状肌麻痹作用消失后，再次验光同样重要。临床医生需要根据这个动态变化的过程综合考虑，给出合适的处方。

临床上，理想的睫状肌麻痹剂应该起效快，作用时间短并且残余调节量小，如环戊通和托吡卡胺。其他麻痹剂如阿托品、东莨菪碱和后马托品更常用于一些手术前（如斜视手术前）、严重的调节痉挛以及葡萄膜炎中防止虹膜粘连。但是，使用任何一种麻痹剂，都要进行残余调节量（resident accommodation）的测量，这样可以清楚药物作用的效果。一般残余调节量不超过1.00D时，我们认为达到了睫状肌麻痹的效果。残余调节量可以通过以下方法发现：

（1）当使用麻痹剂之后，作用达峰值时，全矫下让病人注视40cm处的标准视标，如果病人可以看清，说明残余的调节至少为2.50D，这时加负镜片直到视标完全模糊为止。所加的负镜片度数加上2.50D就是睫状肌麻痹剂没有完全麻痹的残余调节量。

例如：一个病人睫状肌麻痹验光结果是+3.00DS OU，配戴这个处方，他可以看清40cm处的1.0视标。当处方变为+2.00DS（加负镜片）后病人看不清40cm处1.0的视标了。40cm的调节刺激（2.50DS）加上所加的负镜片（-1.00DS）绝对值之和3.50DS即病人残余调节量，超过了1.00D的范围，说明该病人麻痹效果不好。

笔记

（2）如果病人不能看清楚 40cm 处的 1.0 的视标，说明残余调节的量小于 2.50D。这时加正镜片直到视标恰能看清为止。用 2.50D 减去所加正镜片的度数即残余调节量。

例如：一个病人睫状肌麻痹验光的结果是 +5.00DS OU，配戴这个处方，他不能看清 40cm 处的 1.0 视标。又加了 +2.00DS 的正镜片，他恰能看清。40cm 处视标的调节刺激是 2.50DS，因为有 +2.00DS 是通过附加的正镜片获得的，所以残余调节量为 +0.50D，在 1.00D 范围内，说明该病人麻痹效果较好。

3. 最终处方原则　睫状肌麻痹验光的结果提供了一个起始值，但并不一定需要全部矫正。根据不同情况对远视病人进行全矫或者欠矫，这里的全矫、欠矫都是以睫状肌麻痹验光的度数作为参考。

（1）全矫：当病人由于过度调节出现调节性内斜视时，即使会降低病人的视力，也应该予以全矫。通过镜片的矫正，调节性集合量降低，从而缓解病人内斜的状况，保证正常的双眼视功能。

（2）欠矫：年轻病人有较大的调节幅度，足够代偿高度数的远视。在未矫正状态下，睫状肌经常保持紧张状态而很难放松，从而不同程度地演变为隐性远视，这部分远视在非睫状肌麻痹验光过程中是无法获得的。如果这时使用睫状肌麻痹验光结果作为验配处方，待药物引起睫状肌麻痹作用消失时，病人由于较强的调节力又使得处方度数高于此时的显性远视，则可能出现视远模糊，而无法适应。对于眼位正常的病人，为了减少其适应问题，通常需要在睫状肌麻痹验光结果的基础上进行适当的减量，使病人保持一定量的习惯性调节，这样才能提供在无睫状肌麻痹状态下的清晰视力。

当病人没有斜视，且调节集合功能正常时，从容易适应及获得较好矫正视力的角度出发，睫状肌麻痹验光处方原则应从以下五个方面进行强调，即睫状肌张力、病人年龄、病史、显性屈光不正（非睫状肌麻痹验光结果）以及残余调节量（表 4-3）。根据以上原则进行经验性减量后，必须让病人进行试戴，并根据病人反馈不断调整，直到达到病人满意的状态。当舒适度和矫正视力无法兼顾时，应以病人试戴后的主观选择为准。对于部分轻中度远视，待睫状肌麻痹效果消失，再次验光后给予处方也是可行的。

表 4-3　睫状肌麻痹验光处方原则

处方考虑因素	处理
睫状肌张力	一般情况下，将睫状肌麻痹验光结果减掉 1.00DS
病人年龄	病人越年轻，睫状肌麻痹验光结果降低量应越大，年龄越大，降低量相对小一些
病史	如果是初诊，睫状肌麻痹验光结果根据适应情况做适当减少，有过镜片配戴史的，亦然
残余调节量	一般应小于 1.00D，说明睫状肌麻痹效果较好，否则要明确其量
非睫状肌麻痹验光	非睫状肌麻痹验光结果越接近于睫状肌麻痹验光结果，其结果越接近最终处方的度数

第五节　散　　光

散光（astigmatism）指的是平行光通过眼球折射后所成的像并非一个焦点，而是在空间不同位置形成两条焦线和焦线间的最小弥散圆，这种屈光状态就称之为散光。散光的差异透镜为一个球柱联合透镜。

严格意义上，即使正常生理状态，眼球各屈光成分每条径线上的屈光力也不尽相同，因此现实生活中很难找到一只完全没有散光的眼睛，但轻微的散光量对视力无明显影响，没

笔记

有临床意义，一般无需矫正。

一、散光的光学基础

（一）标准的眼科光学角度标记法

又称 TABO 标记法（technischer ausschuss für brillen optik，德国光学学会建议使用），标记应该始终从右侧开始，或者说从 3 点钟方向开始，当我们面对光学十字目标时，起点位于我们的右面。当我们面向病人，起点还是位于我们右面，位于病人的左面。病人右眼的起点位于病人鼻侧，左眼起始点位于病人颞侧（图 4-18）：

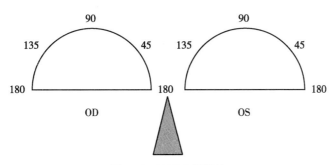

图 4-18　TABO 标记法

起始处为 0，然而一般不记为轴向"0"，因为会产生误解，认为没有轴向，如果轴向恰在水平方向，一般记为"×180"，记录的轴向是整条直径，所以轴向在 1°～180° 范围内，没有超过 180°。轴向记录时一般不加角度单位"°"，防止"10°"被理解为"100"。另外，要分清轴向与子午线的区别，他们的结果相差 90°（图 4-19）。

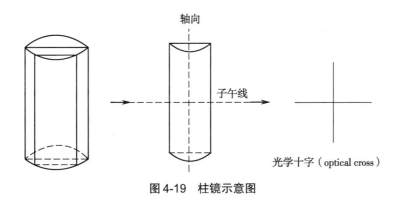

图 4-19　柱镜示意图

（二）垂直定律

散光的某一子午线所成的像为一垂直于其本身的直线。可通过图 4-20 来理解。

（三）散光中的几个基本概念

如图 4-21 所示为一规则散光眼，垂直子午线曲率高于水平子午线曲率。平行光线经过该光学系统结成两条相互垂直的焦线，称为前后焦线。由垂直定律可知，经垂直子午线成一水平焦线，因曲率高为前焦线；经水平子午线成一垂直焦线，因曲率低为后焦线。两焦线之间的间隙，称为 Sturm 间隙（interval of Sturm）。整个光束的形态像一圆锥，称为 Sturm 光锥（Sturm's conoid）。进行散光矫正的目的就是要把两条焦线的距离变短，最终成为一个焦点。前后焦线之间为一系列大小不等的椭圆形光学切面，其中最小的光学切面为一圆形，称为最小弥散圆（circle of least confusion）。当最小弥散圆恰位于视网膜上时，未矫正的散光眼视力最佳。

笔记

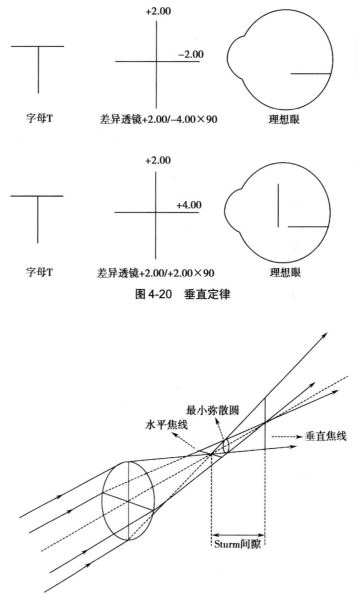

图4-20　垂直定律

图4-21　散光的光路和Sturm光锥

（四）球柱镜转换

　　矫正散光的柱镜或球柱镜处方中通常涉及一个球柱镜转换的问题，互相转换后的球柱镜形式不同但效果相同。球柱镜转换的方法可用"和球变号轴"五个字来表达，其具体转换步骤是：①将原式中的球镜度和柱镜度的代数和相加，结果作为新的球镜度；②将原式中的柱镜度变号转轴，即正号变负号或负号变正号，原轴向变为正交轴向，即原轴向小于或等于90，则加上90；原轴向大于90或等于180，则减去90。变号转轴后的柱镜作为新柱镜。举例如图4-22所示。

（五）等效球镜

　　包含柱镜的球柱处方的等效球镜度（spherical equivalent）实际就是整个透镜的一个平均屈光度。等效球镜度的大小决定了最小弥散圆的位置。等效球镜度可以通过以下两种方法计算，一般推荐使用第一种方法：

　　1. 将光学十字中两主子午线的屈光度相加，取平均值。

　　2. 将柱镜成分的一半与球镜成分相加，取代数和。

笔记

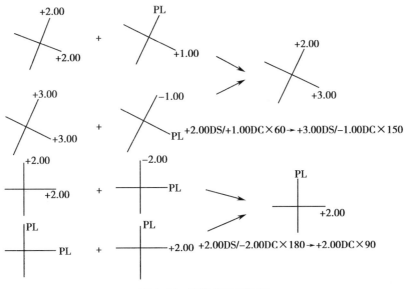

图 4-22 球柱转换示意图

如：+3.00/−1.00×180 等效球镜度为 +2.50

−2.00/−2.00×90 等效球镜度为 −3.00

+1.00/−2.00×155 等效球镜度为 pl。

二、散光的病因

散光的来源有角膜和晶状体曲率不对称，各屈光成分于视轴上的不对称排列，屈光指数的改变以及眼轴长度变化等等。低度的散光可能来源于不同解剖因素，高度的散光则主要来源于角膜曲率的异常。

1. 曲率原因 可能影响眼球各屈光成分曲率的因素就必然会影响到眼球的屈光状态，而当这种变化在眼球各子午线方向不等时，就会产生散光。可以分为生理性原因或病理性原因。生理性原因：正常人出生后一般表现为顺规散光，但角膜微量的顺规散光通常会被晶状体逆规散光所平衡。随着年龄的增长，由于眼睑的压力，顺规散光量逐渐增加，至老年时，眼睑松弛，逐渐变为逆规散光；病理性原因：凡是可以影响到角膜曲率的病变，都有可能诱发散光，如：圆锥角膜、睑板腺囊肿、肿瘤等。

2. 眼球各屈光成分偏斜 晶状体位置偏斜可引起散光（9°的倾斜大约产生 0.50D 的散光），晶状体脱位多半合并偏斜，大都引起散光；视网膜的倾斜，如高度近视形成的后葡萄肿如果其顶点不和中心凹相一致，使物像偏斜于后葡萄肿处，可引起高度近视散光；视网膜脱离后手术填压也可造成视网膜倾斜，引起散光。

3. 屈光指数的改变 白内障或糖尿病病人的晶状体通常在不同部位发生不规则的屈光指数的变化，从而引起散光。

4. 轴长变化 一般发生于手术、外伤之后。

三、散光的分类

散光的分类可以根据下面几个方面：

（一）按照散光的规则程度分类

1. 规则性散光（regular astigmatism） 最大屈光力与最小屈光力的子午线相差 90°。在规则性散光的病人，同一条子午线上的各点屈光力相等。

2. 不规则散光（irregular astigmatism） 最大屈光力与最小屈光力的子午线相差不等于

笔记

90°。通常是继发性的改变引起的,如角膜瘢痕、角膜钝挫伤、晶状体悬韧带的缺损、翼状胬肉、虹膜粘连、晶状体脱位、圆锥角膜或者白内障手术术后等。此类病人同一条子午线上的各点屈光力通常是不相等的。

（二）按照眼球屈光成分分类

1. 角膜前表面散光　散光最常见形成于角膜的前表面,因为角膜前表面的屈光力最高,角膜前表面曲率的变化将对整个眼球屈光力产生较大的影响。来自眼睑或是一些病变(如:睑板腺囊肿、肿瘤等)的额外压力可以造成角膜前表面散光。

2. 角膜后表面散光　通常认为角膜后表面产生的散光较小,对视力的影响很微小。

3. 晶状体散光　散光还可能来源于晶状体的前、后表面,但其量也很小,而且方向一般与角膜散光的方向相反。如若存在晶状体偏位或脱位,散光量可较大,并和角膜散光不相关。

4. 其他　如黄斑本身就不是正好位于视轴上的,其位置稍偏颞下,这本身就会产生微量的斜轴散光。

（三）顺规、逆规和斜轴的分类（图4-23）

1. 顺规散光（astigmatism with the rule,AWR）　指角膜高屈光力子午线位于垂直位(±30°),即60°～120°之间。用负柱镜处方表达时其轴向位于水平位(±30°),即180°～30°之间或150°～180°之间。

2. 逆规散光（astigmatism against the rule,AAR）　指角膜高屈光力子午线位于水平位(±30°),即180°～30°之间或150°～180°之间。用负柱镜处方表达时其轴向位于垂直位(±30°),即60°～120°之间。

3. 斜轴散光（oblique astigmatism）　指角膜高屈光力子午线位于30°～60°之间或是120°～150°之间。用负柱镜处方表达时其轴向位于与子午线方向垂直的120°～150°之间或是30°～60°之间。

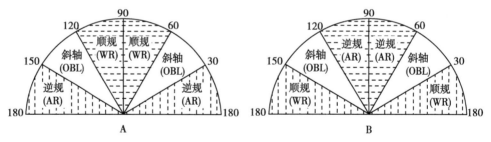

图4-23　顺规、逆规和斜轴的分类
A. 散光按子午线方向分类　B. 散光按轴向分类

举例:

处方为 −1.00DS/−2.50DC×180 的顺规散光,相当于 −1.00DC×90/−3.50DC×180,说明其高屈光力子午线位于垂直位,即 −3.50DC 在 90°的子午线上,其轴向位于水平位即180°。

处方为 −1.00D/−2.50DC×90 的逆规散光,相当于 −1.00DC×180/−3.50DC×90,说明其高屈光力子午线位于水平位,即 −3.50DC 在 180°的子午线上,其轴向位于垂直位即90°。

处方为 −1.00D/−2.50DC×50 的斜轴散光,相当于 −1.00DC×140/−3.50DC×50,说明其高屈光力子午线位于斜轴位,即 −3.50DC 在 140°的子午线上,其轴向位于与之垂直的50°斜轴方向上。

（四）按照屈光状态分类（图4-24）

1. 单纯近视性散光（simple myopia astigmatism,SMA）　一个子午线像位于视网膜上,

笔记

另一个子午线像位于视网膜前。

2. 单纯远视性散光（simple hyperopia astigmatism，SHA） 一个子午线像位于视网膜上，另一个子午线像位于视网膜后。

3. 复合近视性散光（compound myopia astigmatism，CMA） 两个子午线像都位于视网膜前。

4. 复合远视性散光（compound hyperopia astigmatism，CHA） 两个子午线像都位于视网膜后。

5. 混合散光（mixed astigmatism，MA） 一个子午线像位于视网膜前，另一个子午线像位于视网膜后。

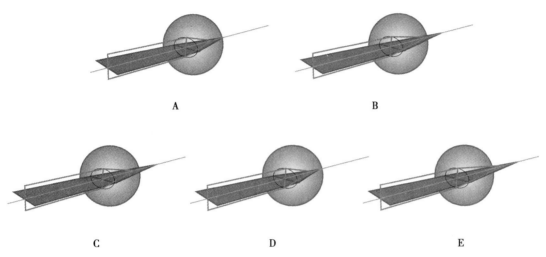

图 4-24 散光按屈光状态分类
A. 单纯近视性散光　B. 单纯远视性散光　C. 混合性散光　D. 复合近视性散光　E. 复合远视性散光

四、散光的诊断和处理

（一）诊断

1. 临床症状 散光病人主要有两大症状：视力降低和视物疲劳，有时还会出现视物变形、重影、头痛等。未矫正的散光病人由于不能清晰地将外界事物成像于视网膜上，必然造成视力的下降。视力下降的程度随散光度数的高低而不同。散光病人尽管不能通过调节消除散光，但仍可以通过调节将最小弥散圆成像于视网膜上，从而改善视力，持续的调节最终产生视疲劳。散光还可表现出一些近视病人的症状，如固定性的眯眼等。

2. 检查 通过验光获取确定散光状态，包括散光轴位和散光量，现有流行病学调查一般以散光量高于±0.50D作为纳入标准。

（二）散光矫正手段及原理

散光需要用柱镜来矫正。进行散光矫正的目的应该在不破坏双眼视功能的基础上提高视力，缓解症状。相对于近视、远视等球面屈光不正，散光的诊断及处理更具挑战性。

1. 规则性散光的矫正

（1）框架镜矫正：通过使用柱镜同时矫正散光的轴向与屈光度，使得两条焦线的距离变短，最终成为一个焦点。

（2）接触镜矫正：若病人符合接触镜配戴的适应证或要求配适，根据人眼散光来源可选择不同种类的角膜接触镜。如普通的软性角膜接触镜、球性硬性透氧性角膜接触镜（rigid gas permeable contact lens，RGP），环曲面 RGP 等等。

笔记

（3）手术矫正：对于符合适应证的病人，可以采用屈光手术治疗。LASIK术、PRK术等均可利用准分子激光在角膜表面的精确切削，以改变角膜表面的形态，来达到治疗目的。对于一些高晶状体散光的病人，往往可能合并其他疾病，晶状体手术可能减轻散光大小。

2. 不规则性散光的矫正　不规则散光的测量和矫正均比较困难，临床上一般由于眼外伤或眼部手术（如穿透性角膜移植术）造成。可以通过配戴RGP镜片，其产生的泪液镜可以弥补角膜表面的不规则形态，以重新获得光滑的屈光前表面。

对于一些严重的病理性散光，如圆锥角膜引起的不规则散光、接触镜无法矫正的不规则散光等，可行角膜移植术，效果较好，角膜移植术后依旧可以配戴RGP镜片，更进一步矫正不规则散光。对于符合适应证的病人，也可采用屈光手术治疗，如前所述，波前像差引导的准分子激光原位角膜切削术对于不规则散光的治疗可能会带来突破。

（三）散光的处理原则

由于不规则性散光个体差异较大，一般根据实际情况进行个性化治疗，故这里仅讨论规则性散光的一般处理原则。

球性屈光不正病人的矫正，尤其是高度的，往往表现出适应上的困难，主要是由于放大率以及相应的视网膜像大小的变化无法适应，散光病人也同样。

对于初诊病人或无柱镜配戴史的病人，矫正时往往会有明显的不适应，即使仅给部分柱镜量，虽然可以提高视力，但也可能会同时造成视物变形、行走不便、眩晕等症状。若是有过柱镜配戴史，需要进行处方调整时，则无论是在散光度还是在轴向上的重大变化，都会引起病人的不适应而出现症状。尽管调整处方可能会提高视力，也应慎重考虑。引起这种现象的原因主要是改变了子午线放大率，并产生斜向棱镜效应，引起视网膜像的形状改变，从而使病人在感觉上发生变化。

一般可以让病人于诊室内进行试戴，看是否会产生全身症状，如头晕、恶心、呕吐等，并要求其戴镜在平路和楼梯上走走，看是否有出现路面及楼梯倾斜、高低不平等等。然后根据适应状况看是否需要调整处方。如果病人比较紧张或是要求比较苛刻，柱镜量需要再降低，甚至在某些时候取消柱镜成分，以解决适应上的困难。逐渐适应后，可以一步步慢慢增加柱镜量，最终达到全矫。如果病人要求不高，反而相对容易接受全矫并较快适应。一般来说，病人年龄越轻，柱镜适应能力越强。定期随访，耐心引导，多数病人可以逐渐耐受，直至全矫。

下面对一些具体情况分类阐述（表4-4）：

（1）低度散光：低度散光在检影过程中通常不易被发现，这时可以使用一些主观的检查方法，如散光表法，裂隙片法。对于此类病人医生应在权衡症状、处方的可靠性和把握度以及病人的适应情况后开出最终的处方。

低度数的未矫正柱镜（如低于0.75DC）更容易产生视远和视近时的疲劳，而对视力的影响程度则较小。未矫正的逆规散光较顺规散光更影响视力。对于低度数散光病人，所成的Sturm光锥间距很小，最小弥散圆也较小，尽管病人不能通过调节消除散光，但相对较容易通过调节将最小弥散圆成像于视网膜上，从而改善视力，持续的调节易产生视疲劳。

（2）高度散光：高度数的散光（如大于0.75DC）除了会继发近距离的视疲劳外，还会引起远、近视力的下降。需要注意的是，高度数斜轴散光还应排除圆锥角膜的可能。有高度顺规散光的病人常常表现出一种固定性的眯眼和一种皱眉的表情，原因主要是病人试图通过减小睑裂高度来产生裂隙片的效应，从而提高视力。对于这类病人，因为他们已经产生一种很强的习惯性的眯眼，会对他们真实视力的判断造成困难。

笔记

表4-4 散光的处理

类型	视力	症状	屈光数据	处理	适应困难
低度散光	少量降低	近距离视物疲劳,长距离驾驶疲劳	正常的集合/调节比例	如果病人有症状,给予柱镜处方	较易适应
少量顺规散光	少量降低	近距离视物疲劳	正常的集合/调节比例	如果病人有症状,给予柱镜处方	较易适应
高度顺规散光	远近视力下降	视远近均模糊	降低的集合/调节比例	给予柱镜以提高视力	明确,尤其当发生度数或轴向改变
逆规散光	少量远近视力的下降	近距离视物疲劳,轻微视近模糊	正常的集合/调节比例	如果病人有症状,给予柱镜处方	有些困难,但最终可适应
斜轴散光	少量降低	近距离视物疲劳	正常的集合/调节比例	如果病人有症状,给予柱镜处方	有些困难,但最终可适应

如果高度散光有很长一段时间没有予以矫正,视力并非通过最小弥散圆的聚焦来获得,可能是一条子午线成像于视网膜上而另一条则一直成模糊像,子午线性的弱视就是发生于这种状态下。此类病人的矫正依赖于初始矫正的年龄,年龄越小,矫正效果越好,矫正视力提高越快。

高度数的未矫正或是欠矫的屈光不正会影响到其余部分的屈光状态,因为为了代偿未矫正的屈光不正,旧的视觉模式已经牢固建立。这类病人的主觉验光通常会失败,因为他们有强烈的旧的视网膜聚焦的意识。他们常主观上拒绝交叉柱镜 JCC(Jackson cross cylinder)检查。这时,可以通过谨慎的临床观察来决定病人是否需要高度数的柱镜进行矫正。

(3)逆规散光:一般来说,解剖因素所产生的逆规散光量较顺规散光量要小,但影响视力的程度要大些。即使小量逆规散光也会造成视力的下降,一般建议对其进行矫正。逆规散光的病人,往往会出现明显的远、近裸眼视力的下降。

在给予病人处方时同样要指导病人,告知可能存在适应的需要,数天或一周后根据需要进行配戴调整。

(4)斜轴散光:斜轴散光是最少见的散光类型,像逆规散光一样,一般为少量而且双眼轴向常表现出对称性。在不规则散光中可以发现较高度数的斜轴散光。这类病人的矫正和前面所讲的低度散光的矫正相似,也是根据病人症状和适应情况来决定。

如果病人表现出高度数的斜轴散光量,或者斜轴散光的量逐渐增加,要注意圆锥角膜的可能性。

(5)高度球镜联合低度散光:当高度近视(远视)合并相对低度数的散光时,需要确定散光成分是否也是病人症状的原因,在此基础上决定是否给予柱镜矫正。通常,病人仅配戴高度数的球镜矫正后就已经有较为满意的视力,并且达到较为满意的集合/调节的比例,其后是否出现症状是判断是否给予柱镜矫正的条件,因此,需要进行随访观察。根据病人的散光量、年龄以及原有的镜片处方,总体考虑后,在不出现适应问题的基础上,也可以立即给予柱镜矫正。

(6)柱镜轴向的改变:散光轴向的改变所带来的感觉上的变化前面已经有所阐述。如果轴向并非恰好位于垂直或水平子午线,但比较接近,可以将轴向就定在180°或90°。尤其适用于初诊病人和有较高度数斜轴散光的病人。当正确散光轴向与原先矫正的轴向偏差很大时,适当地将轴向向病人可以适应的方向调整。年轻病人视觉系统的可调节性较好,更容易接受轴向的调整;而老年病人散光轴向的调整就应该特别谨慎,因为他们适应性差,柱镜轴向位置的改变会很明显地影响到视力和定向能力,还可能出现不同程度的症状,如头晕、恶心等。

笔记

在调整过程中，当改变柱镜轴向时，其度数也要做相应的调整；当改变柱镜度数时，球镜成分也要做适当调整。

第六节　屈　光　参　差

临床上常说的屈光参差一般指双眼球镜或任何主子午线上柱镜的屈光力差异≥1.00D的屈光参差（anisometropia）。但在人群中双眼屈光度数或多或少都会表现出一定量的屈光参差，当参差量小于1.00D时，我们称之为生理性屈光参差。屈光参差相关的问题有：①双眼矫正镜片不等带来的棱镜效应；②双眼所需的调节不等；③双眼的相对放大率不等。根据屈光参差的不同程度，有不同的症状表现：轻度的屈光参差尚可以融像，产生立体视，此时病人大多靠调节来维持，但由于双眼的调节作用是同时的且等量的，为了使一只眼睛的像变清楚，就会影响到另一只眼睛的清晰度，产生矛盾，从而造成视物疲劳；如果屈光参差发生于幼年且参差量较高，会产生一眼的抑制，进而发生失用性弱视，还可能继发外斜；还有部分参差度数较高的病人，融像困难，索性养成了两只眼分别视近和视远的习惯，称之为交替性注视，这样不需要太多调节，主观感觉也没有太大不适。

一、屈光参差的光学基础

双眼矫正后镜片所产生的棱镜效应和调节不等量比较容易理解，下面着重讲视网膜像放大率的问题。

尽管眼镜矫正的目的是要使视网膜聚焦清晰，改善视力，但同时会有一个放大率的问题。若双眼屈光参差度数较小时，并不会对病人造成多少不适，但当屈光参差较大，双眼像的放大程度不等显著，就会造成不等像视症（aniseikonia），视觉系统无法将来自双眼不同的像融和为单一像。

眼镜放大率（spectacle magnification，SM）：注视无穷远物体时，屈光矫正后视网膜像的大小，与该眼未矫正时视网膜像的大小之比。

如图 4-25 所示为一远视眼看视角为 ω 的轴外远物时的情形。屈光力为 F_s 的矫正透镜置于眼镜点 S 上，物体经过该矫正透镜后形成一个倒立的虚像。此像在 S 所对角度为 ω，但在眼镜入射光瞳中心 E 处对着较小的角度。没有戴矫正透镜时，物体应在 E 对着角度 ω。可以把眼镜放大率表达为：SM= ω'/ω

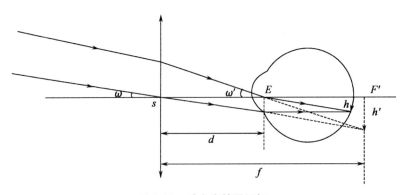

图 4-25　放大率简易图解

令在 F' 处的虚像高度为 h'，镜片与眼球入射光瞳中心 E 的距离为 d（单位为 m），则：

$$tg\omega' = \frac{h'}{f-d}$$

笔记

$$tg\omega = \frac{h'}{f}$$

$$从而，SM = \frac{tg\omega'}{tg\omega} = \frac{f}{f-d} = \frac{1}{1-d \times F_s}$$

其中，F_s 是镜片的屈光力。从式中可以看出，眼镜放大率对于正镜而言总是大于1，对于负镜而言总是小于1。显然，对某一特定眼睛而言，无论眼镜戴在何处（除非戴在入射光瞳平面上，但这是不可能的），其戴镜后的视网膜像的大小总是不相等的。

而当用接触镜矫正时，等式中 d 是很小的，则 SM 更接近于1（图4-26）。

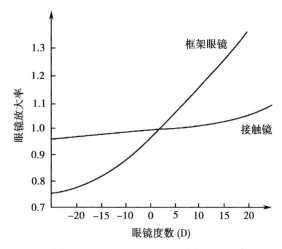

图 4-26 接触镜与框架眼镜放大率的比较

前面的讨论中，都假设了"薄透镜"，也就是说，在实际上有一定厚度且后顶点屈光力为 F_s' 的透镜，简略为折射力 F_s' 置于真实透镜后顶点上的假想的薄透镜。如果考虑到厚度和形式，则显示为：

$$SM = \frac{1}{1-d \times F_s'} \times \frac{1}{1-\frac{t}{n} \times F_1}$$

d 为镜片后顶点与眼球入射光瞳中心 E 的距离；F_s' 为镜片的后顶点屈光力；t 为厚透镜厚度；n 为屈光指数；F_1 为透镜前表面屈光力。

例如，一个 +4D，2mm 厚的凸透镜，$n=1.6$，其眼镜放大率仅为100.5%，因此，当镜片度数小于 ±4D 时，可以近似地认为是薄透镜。

眼镜相对放大率（relative spectacle magnification，RSM）：注视远物时，在已矫正的非正视眼中的视网膜像与正视模型眼的像大小的比值。相对放大率可以从以下变量推算表达：

$$RSM = \frac{h}{h'} = \frac{F}{F_o}$$

$$F = F_s + F_u - dF_sF_u$$

$$因此，RSM = \frac{F}{F_o} = \frac{F_s + F_u - dF_sF_u}{F_o}$$

F：眼镜和非正视眼的等效屈光度；F_o：正视模型眼的屈光度；F_u：未矫正非正视眼的屈光度；F_s：眼镜的屈光度；d：眼镜后表面至眼主点的距离（单位为 m）。

1. 对于轴性屈光不正我们假设眼球屈光力为60D且不随个体眼轴变化而变化，那么当镜片置于前焦点处，即 16.66mm（$\frac{1}{F_o}$），$F=F_o$。举例说明：一个 -6D 的镜片置于一轴性近视眼球前 16.66mm（恰好相当于我们一般框架眼镜配戴时镜片距离眼球前表面的距离），则 $F=-6+60-0.0166×(-6)×60=60D$，所以 $F=F_o$，RSM=1。任何放于眼球前焦点的镜片所产生的眼镜相对放大率为 1，这就是著名的"Knapp's rule"。

2. 对于屈光性屈光不正经过换算，$RSM=\dfrac{1}{1-dF_s}$ 可以发现屈光性屈光不正的眼镜相对放大率与眼镜放大率的计算是相同的。

因此，当屈光参差是轴性时，应该使用框架眼镜矫正；而当屈光参差是屈光性时，应该用接触镜矫正。

二、屈光参差的病因

屈光参差可能受遗传因素影响，但其确切机制尚不明了，还可能与以下因素相关，如：①发育因素：在眼发育过程中，远视度数不断减轻，逐渐趋于正视，并可能进一步发展成为近视，这个过程被称为眼球的正视化。若双眼正视化进度不同，就可能引起屈光参差；②双眼视功能异常：部分屈光参差发生在斜视之后，主要是由于斜视影响或扰乱了眼球正视化的过程，导致双眼视功能发育出现差异；③外伤和其他疾病亦可引起屈光参差：上睑下垂病人屈光参差的发病率大约为 55%，其它还包括眼睑血管瘤、视网膜病变（玻璃体出血等）、核性白内障等；④手术因素：一些手术可造成人为的屈光参差，如人工晶状体（IOL）的植入、角膜移植、RK 术等。

三、屈光参差的分类

（一）按照屈光状态的差异分类

1. 散光性参差（astigmatic anisometropia） 双眼的散光量相等或是相似，但每一眼散光的轴向不同，结果造成两眼不同子午线的屈光力不同。

2. 同性屈光参差（isoanisometropia）

（1）复合远视性参差（compound hyperopia anisometropia）：双眼均为远视，一眼的远视量较另一眼大且大于等于 1D。

（2）复合近视性参差（compound myopia anisometropia）：双眼均为近视，一眼的近视量较另一眼大且大于等于 1D。

（3）复合散光性参差（compound astigmatic anisometropia）：双眼均有散光，但一眼的散光量较另一只眼的散光量大且大于等于 1D。

3. 混合性屈光参差（mixed anisometropia） 也可称为异性屈光参差（antisometropia）：一眼为近视，而另一眼为远视。

4. 单纯散光性参差（simple astigmatic anisometropia） 散光仅存在于单眼。

5. 单纯远视性参差（simple hyperopia anisometropia） 一眼为远视，而另一眼为正视。

6. 单纯近视性参差（simple myopia anisometropia） 一眼为近视，而另一眼为正视。

7. 垂直性参差（vertical anisometropia） 两只眼睛在垂直子午线上的屈光量不等。

（二）按照参差量分类

1. 低度范围在 0～1D 之间，一般病人不会有明显不适症状，称为生理性屈光参差，无临床意义。

2. 中度范围在 1～2D 之间，病人稍做努力后通常可以耐受框架镜的矫正，对于耐受个体间存在差异。

3. 高度范围在 2.25～6D 之间，病人通常会产生比较明显的双眼视的问题。

4. 重度超过 6D，病人基本不产生双眼视觉的问题，主要是由于差异太大，其中一眼被

笔记

抑制了。

（三）按照病因分类

1. 遗传性（hereditary）　包括先天性青光眼、先天性白内障和一些疾病所导致的眼睑闭合，如先天性动眼神经麻痹、上睑下垂或是组织水肿等。

2. 获得性（acquired）　包括外伤性、球内或球周占位性病变以及医源性因素，如单眼晶状体摘除后的无晶状体眼、屈光手术、穿透性角膜移植等。

（四）按照眼球屈光成分分类

1. 眼轴长度　大部分的屈光参差都伴有双眼眼轴长度的差异，尤其当参差量大于5D时。

2. 晶状体　晶状体的屈光参差常发现于参差量在3～5D之间的病人。

3. 角膜　在屈光参差中，角膜所起的作用甚微，相反，有研究表明角膜成分常常会抵消部分屈光参差量。

四、屈光参差的处理

由于涉及弱视等一些问题，我们将屈光参差的处理分为儿童病人和成人病人来讨论：

（一）儿童病人

在儿童，屈光参差应予以全矫，以保证清晰像成于视网膜上，尽可能地刺激其双眼视功能，防止弱视或抑制的发生。屈光参差及其所致的任何程度的弱视矫正应做到尽快，因为随着年龄的发展，其双眼视及视力的矫正通常会变得越来越困难。

1. 框架眼镜　对于儿童来说，通常采用聚碳酸酯镜片的框架眼镜全天配戴。即使可以配戴接触镜，也应该有框架镜备用。

2. 接触镜　当患儿参差量较高时，如一侧的无晶状体眼患儿，单眼戴框架镜会有以下弊端：

（1）由于度数高，镜片厚、重。

（2）患眼的视网膜像放大率可达25%～30%，双眼视网膜像大小相差太大，无法融像而产生复视。

（3）因为棱镜效应而影响周边视野。

（4）因为眼镜框架原因，而产生"像跳"现象（Jack in the box）。

因此，有人提出采用缩径设计来降低镜片厚度、重量和大小，但这样会导致视野的进一步受限，要弥补这种视野受限必须转动头位，给病人带来很大不便。此时，为了形成双眼单视，应该给予接触镜配戴，视网膜像的放大率将相对降低约5%～7%，且无视野缩小。但接触镜的配戴需要一定的技术和良好的卫生习惯，儿童对接触镜的依从性较差。如果患儿实在无法适应配戴接触镜，只能给予框架镜配戴。

3. 人工晶状体植入（intraocular lens implantation）　此法尤其适用于单眼无晶状体眼的矫正。近年来 IOL 技术发展很快，使 IOL 更符合生理特点，光学成像质量高，不影响视野，一般2岁左右即可植入人工晶状体。

4. 儿童眼睑血管瘤所引发的屈光参差经常并发远视性散光，轴向在垂直于瘤体压迫的方向上，对于这类患儿，在1岁以内我们要求经常随访，当出现明显的屈光参差后，需立即行瘤体摘除术，积极治疗屈光参差和弱视。

（二）成人病人

1. 一般应鼓励矫正　针对那些先天性屈光参差者，因为没有正常视觉的比较，可能自认为没有必要矫正。事实上很多病人通常会对矫正和治疗后的视力和双眼视功能感到欣喜。这就需要我们耐心作好解释工作，告知他们矫正后视力及双眼视功能恢复或好转的可能性。

2．在因视疲劳或眼外肌不平衡出现斜视时，应该鼓励全矫，屈光参差的矫正通常可以在几个星期内减轻视疲劳，斜视也会好转。若不能耐受全矫，则需要降低矫正量以利适应。经过半年对镜片仍不适应，可考虑给予棱镜矫正。若棱镜也不能适应，考虑手术治疗。

3．一些老年病人如果配戴全矫的框架镜后出现头痛、眩晕，应同时进行不等像视的矫正。可用不等像视镜（iseikonic lens）矫正，该镜的特点是既不改变眼球的调节，也不影响眼球的屈光状态，它的作用仅仅是改变视网膜像的大小。

4．若想降低视网膜像大小的差异，也可以配戴接触镜。

5．对于长期处于未矫正状态下的混合性屈光参差病人，往往不能耐受全矫，即使减量后也不易耐受，此时可以给予一个能保证他们两眼一只看远一只看近，即交替性注视的处方。

（瞿　佳）

二维码 4-2
扫一扫,测一测

参 考 文 献

1．The Eye MD Association. Clinical Optics（section 3）.San Francisco：American Academy of Ophthalmology，2011.

2．李凤鸣，谢立信. 中华眼科学. 第 3 版. 北京：人民卫生出版社，2014.

笔记

第 五 章

验　光

本章学习要点

- 掌握：主觉验光、客观验光各类方法及标准流程；综合验光仪的构成；验光处方的处理原则。
- 熟悉：主觉验光的各种原理，如雾视、交叉柱镜技术、红绿试验终点判定。
- 了解：验光辅助设备的使用；特殊屈光状态的验光分析。

关键词　主觉验光　客观验光　雾视　交叉柱镜技术　红绿试验

　　验光（refraction）是眼科学与视光学临床实践中主要的检查手段之一，目前国际上公认的主要和标准验光设备是综合验光仪。

　　验光是一个动态的、多程序的临床诊断过程。从光学角度来看，验光是让位于无穷远处物体通过眼前矫正镜片及眼球屈光系统后恰好在视网膜上形成共轭像，但是仅达到这样的目标是远远不够的，因为验光的对象是人，而不仅是眼球。验光的目的是要为病人验配出既清晰、舒适，又持久的矫正镜片，充分体现出验光的重要性和科学性。

　　完整的验光过程包括三个阶段，即初始阶段、精确阶段和终结阶段。

　　1. 验光的第一阶段（初始阶段）　在此阶段，验光医师主要收集有关病人眼部屈光状况的基本资料，根据这些资料，预测验光的可能结果。该阶段的具体内容有：①病史、常规眼部检查、全身病史，用眼习惯及需求；②角膜曲率计检查；③检影验光（retinoscopy）或电脑验光（autorefraction）等客观验光（objective refraction）；④镜片测度仪检测原眼镜度数。检影验光是该阶段的关键步骤，在综合验光仪上进行检影验光可为验光医师带来很大的方便和好处。

　　2. 验光的第二阶段（精确阶段）　对从初始阶段所获得的预测资料进行检验。精确阶段使用的主要仪器为综合验光仪，让病人对验光的每一微小变化作出反应，由于这一步特别强调病人主观反应的作用，所以又称之为主觉验光（subjective refraction）。

　　3. 验光的第三阶段（终结阶段）　包括试镜架技术和处方确定。终结阶段不仅仅是一种检查或测量技能，还是经验和科学判断的有机结合。

　　对于老视者，在上述检测基础上要进行近视力的检测，即检测老视的近附加度数。

　　功能性视觉是指双眼作为整体，能够舒适、协调地进行日常工作。双眼融像功能和调节功能均是重要的视觉功能，能够通过综合验光仪来检测。

　　综上可见，综合验光仪作为一种常用的测量工具，在完整的验光和视觉功能检测中有着重要的作用和地位。

笔记

第一节　客　观　验　光

一、检影验光

二维码5-1
动画　检影
镜检查原理、
使用方法及
判读

检影是一种客观检测眼球屈光状态的方法。其原理是检查者利用检影镜（retinoscopy）将眼球内部照亮，光线从视网膜反射回来，这些反射光线经过眼球的屈光成分后发生了改变，通过观察反射光线的变化可以判断眼球的屈光状态。

检影法是检查者对客观的反射光线的主观判断过程，所以将检影法定性为艺术，如同其他艺术一样，对那些执著追求而深刻理解的人会有无限的回报。精通检影法后能在验光过程中节约时间、减少困难，给被检者带来便利。熟练掌握检影法需要较长时间的实践和总结。

检影结果仅提供了一个客观的验光起始参考数据，不能代表被检查主观的视觉评定，因此，不能直接用于开镜片处方。规范的验光必须是客观方法检测后由主观方法验证，有经验的验光医师通常花几分钟时间做检影，花较长的时间做主觉验光和调整。检影分为静态检影和动态检影两类，本节所述的均是指静态检影，目的是为了初步了解人眼屈光状态，而动态检影是为了测量人眼的调节反应和调节幅度（详见本书第六章）。

（一）检影镜结构与原理

检影镜基本可分为两种类型：点状光检影镜（spot retinoscope）和带状光检影镜（band retinoscope），目前临床上用于验光的普遍为带状光检影镜（图5-1），其结构由投影系统和观察系统两部分构成。

1. 投影系统　检影镜的投影系统是用来照明视网膜的，它包括以下几个部分：①光源：线性灯丝灯泡"又称带状光源"，转动检影镜套管就转动了带状光源，称之为子午线控制；②聚焦镜：设置在光路中，将光源发射的光聚焦；③反射镜：设置在检影镜的头部，将光线转90°方向；④聚焦套管：套管可改变灯泡与聚焦镜之间的距离，将投射光源变为平行光源、散开光源（平面镜）或汇聚光源（凹面镜）；套管上移或下移就改变了投射光线的聚散性质，套管位置与光线聚散的关系因检影镜的品牌而定，有的检影镜的套管移动是移动聚焦镜，而有的则是移动灯泡。

2. 观察系统　通过观察系统可以观察视网膜的反射光线。经视网膜反射的部分光线进入检影镜，通过反射镜的光圈，再通过检影镜头后的窥孔，被检查者观察到。当检查者将检影镜的带状光移动时，可以观察反射光的移动，光带和光带移动的性质反映眼球的屈光状态（图5-2）。

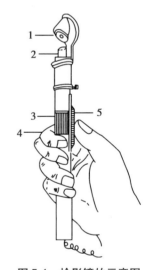

图 5-1　检影镜的示意图
1. 平面反光镜及中央小孔　2. 集光板
3. 条纹套管　4. 持镜的手法
5. 活动推板（上下动）

（二）检影验光法的光学理论

检影时，检查者持检影镜将散开光斑投射在被检眼眼底，并沿一定方向来回移动该散开光斑，然后观察通过被检眼屈光系统反射后的光斑移动方向，这样检查者就能判断出被检眼视网膜反射的光线是聚焦在检查者眼平面还是聚焦在检查者的眼平面前后，然后在被

笔记

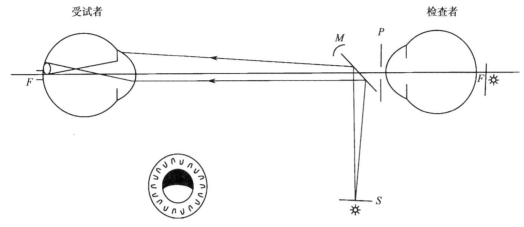

图 5-2 检影镜的原理

检者眼前放置具有一定屈光度数的镜片,当放置的镜片使被检眼视网膜反射的光线恰好聚焦在检查者眼平面时,此时被检眼的远点被调整到检查者眼平面位置,通过计算就可以获得被检眼的屈光不正度数。图 5-3 从光学角度表达了当入射光线为平行光时,检影镜位置与眼球光学系统远点的位置所形成的眼底影动与检影镜光带移动的关系。①被测眼为远视眼、正视眼或远点距离大于检影工作距离的近视眼时,被测眼的反射光焦点落在检影镜的后面或无实焦点。被测眼内反射光到达检影镜时尚未聚焦,此时将检影镜的平面折射镜向下倾转时,被测眼反射光的上方被平面折射镜圆孔的上缘遮盖变黑,似乎形成反射光下移的现象,此时反射光移动的方向与平面折射镜倾转的方向相同,称为顺动(with movement);②被测眼为远点距离小于检影工作距离的近视眼时,被测眼的反射光焦点落在检影镜与被测眼之间。被测眼的反射光在到达检影镜之前先聚后散,此时将检影镜平面折射镜向下倾转时,被测眼内反射光的下方被平面折射镜圆孔的上缘遮盖变黑,似乎形成反射光上移的现象,此时反射光移动的方向与平面折射镜倾转的方向相反,称为逆动(against movement);③被测眼反射光(或通过附加光学镜片的调整)的焦点距离等于检影工作距离时,则被测眼的反射光以尖锐的焦点落在平面折射镜的圆孔之内。此时将检影镜的平面折射镜向下倾转时,被测眼的反射光不受遮盖,表现为明亮的橙红色反射光充满被测眼瞳孔区,这种现象称为中和。

1. 视网膜光源 检查者用检影镜将视网膜照亮,然后观察从视网膜反射出来的光线,好比将视网膜看成是一个光源。当光线离开视网膜,眼球的光学系统对光线产生折射,如果我们用平行光线照亮视网膜,根据眼的屈光类型,反射回来的光线有以下 3 种情况:

(1)正视眼:平行光线。

(2)远视眼:散开光线。

(3)近视眼:汇聚光线。

假设检查者坐在被检者的眼前,从检

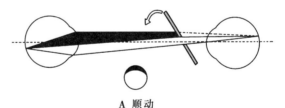

A 顺动

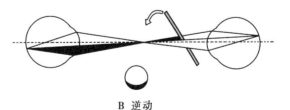

B 逆动

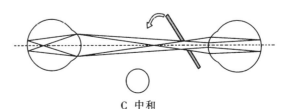

C 中和

图 5-3 检影时的光路示意图

笔记

影镜的窥孔中观察,可以看到被检者瞳孔中的红色反光,移动检影镜,可以观察到反光的移动,当远点不在检查者眼平面与被检查眼之间时,视网膜反射光的移动方向与检影镜的移动方向相同,即称为顺动;如果远点在检查者眼平面和被检眼之间时,反射光的移动正好相反,即称为逆动(图5-4)。

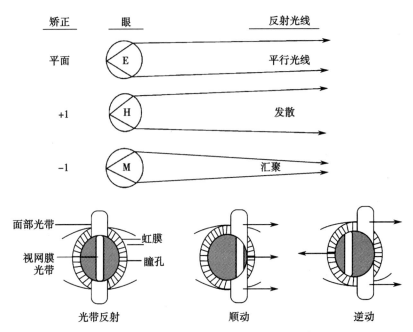

图 5-4 视网膜的反射光线和面部光带与影动的关系

2. 工作镜 显然在无穷远处进行检影是不可能的,但是我们可以通过在检查者眼前一定距离放置工作镜达到无穷远的效果,工作镜的度数必须与检查者的检影距离的屈光度一致。例如检查者在距离被检者1m的距离进行检影,就应该将+1D的镜片放置在被检者的眼前,这就相当于检查者坐在无穷远进行检影,临床上我们的工作距离常为67cm或50cm,则工作镜应为+1.50D或+2.00D。

在检影中和后,屈光不正度数的判断一定不能忘记工作镜的作用,如在50cm作检影,达到中和的度数为+3.00D,则该被检眼的屈光不正度数为(+3.00D)-(+2.00D)=+1.00D。

3. 反射光的性质和判断 观察反射光时,首先需要判断影动为逆动或顺动,由此判断被检眼的远点在检查者的前面或后面,但如何快速并准确判断离中和点还有多远,应该观察影动以下的三个特点:

(1)速度:视网膜共轭点离中和点远时,影动速度很慢,越接近中和点,影动速度越快,而当到达中和点时,瞳孔满圆,就观察不到影动了。换言之,屈光不正度数越高,影动速度越慢,而屈光不正度数越低,影动速度越快。

(2)亮度:视网膜共轭点离中和点远时,反射光的亮度比较昏暗,越接近中和点,反射光越亮。

(3)宽度:视网膜共轭点离中和点较远时,反射光带很窄,接近中和点时,光带逐渐变宽,到达中和点时,瞳孔满圆红。但是有些情况在远离中和点时光带非常宽,该现象称为"假性中和点",常见于高度屈光不正,但此时光带非常暗淡。

特殊影动现象:某些特殊疾病的角膜,如圆锥角膜、不规则角膜,检影时会出现一些奇怪的现象,如影动的中央部分顺动,边缘部分逆动,这时候我们的中和是根据影动的中央部分进行。

笔记

4. 中和的理解 人们总认为中和点是一个"点",实际上它不是一个点,由于受球差和其他因素的影响,中和点是一个"区",因此可称为中和区。该中和区的大小取决于被检眼瞳孔的大小,瞳孔小,该区就小,瞳孔大,该区就大;同时中和区的大小还受工作距离的影响,当工作距离较近时,该区就很小,但是如果中和区太小,判断的误差就比较大,即稍微少量的判断误差就导致大的屈光度的误差。

(三)静态检影验光检查

静态检影(static retinoscopy)验光,即使用检影镜检测被检者眼睛的屈光状态,所得的结果可作为主觉验光的起始点。如果无法对被检者(比如婴幼儿)做主觉验光,则可根据静态检影作为基础,根据处方原则开具处方。

静态检影验光时,需要一些设备的配合,其中比较关键的是注视视标的设定,一般采用0.05的 E 型视标或相当大小的其他注视视标。

检影开始前,准备工作如下:让被检者安坐在检查椅上,取下原眼镜,调整座椅的高度,使得被检者的眼与检查者的眼在同一水平线上。将综合验光仪与被检者相接触的部位用酒精消毒,综合验光仪放在被检者眼前,调整瞳距使之与被检者瞳距一致;调整综合验光仪的高度,使被检者双眼位于视孔中心。令被检者在检影过程中睁开双眼,注视远距视标(图5-5);告知被检者,如果检查者的头遮住其视线时必须马上报告。可以稍稍转动综合验光仪或投影视标,这样检查者能在被检者注视视标的状态下轻松检影。

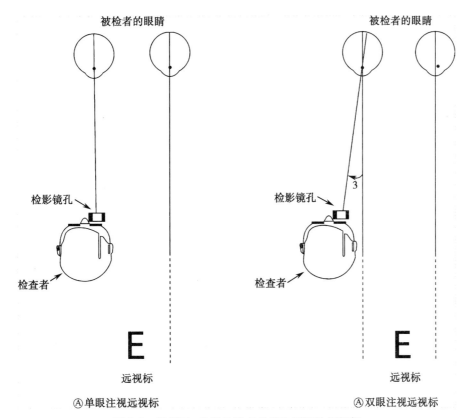

图5-5 检影时,比较被检者单眼和双眼注视视标

在检影时,验光医师应将双眼睁开,控制检查距离,检影镜距离被检眼50cm或67cm。医师用右手持检影镜用右眼检查被检者的右眼,左手持检影镜用左眼检查被检者的左眼。检影时室内照明最好偏暗。

检影验光基本步骤如下:

1. 令被检者注视视标,通常先检查右眼,后检查左眼;未检查眼勿遮盖。

2. 通过改变套筒的位置或者检查距离和360°转动检影镜的光带，来判断被检者屈光状态为球性（近视、远视）或散光；如果存在散光，360°转动光带会出现破裂现象、厚度现象和剪动现象。

（1）如果屈光不正为球性，瞳孔内的影光和被检者面部的影光相延续，即没有破裂现象；如果屈光不正为散光，则可以观察到瞳孔内的影光和面部的影光不能延续，即破裂现象（the break phenomenon）（图5-6A）。

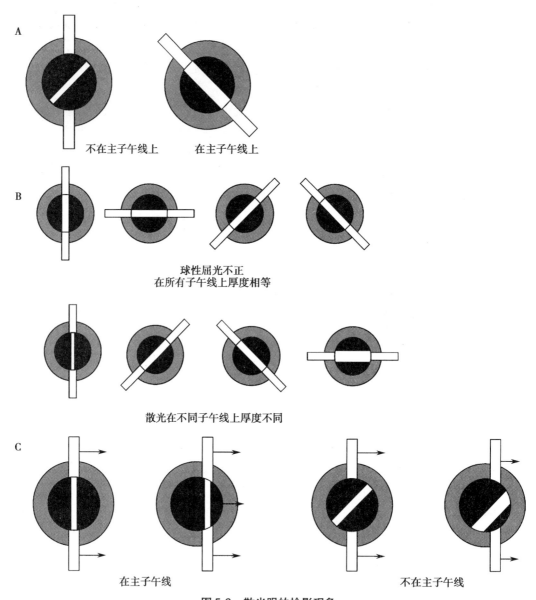

图 5-6　散光眼的检影现象
A. 破裂现象　B. 厚度现象　C. 剪动现象

（2）360°转动光带，如果瞳孔内的影光厚度保持不变，可确定为球性屈光不正；如果影光厚度发生改变，即厚度现象（the thickness phenomenon），则可确定为散光（图5-6B）。

（3）检查散光时，还可以看到剪动现象。剪动现象（the skew phenomenon）是指当光带和两条主子午线平行时，转动光带，瞳孔内的影光和面部的光带平行，当光带和两条主子午线呈一夹角时，转动光带会发现瞳孔内的影光和面部的光带不再平行而成一定的角度；球性屈光不正者没有剪动现象（图5-6C）。

笔记

3. 如果屈光不正是球性，可观察到顺动或逆动的影光，增加正镜片或者负镜片直到影光不动为止。所加镜片的类型取决于被检者的屈光不正，检影时检查者根据检影镜套筒的位置（平面镜／小凹面镜）和观察到的影动的性质（顺动还是逆动）来选择镜片类型（表5-1）。

表5-1 检影时矫正镜片类型的选择

屈光不正	平面镜观察到的运动	小凹面镜观察到的运动	需要增加镜片的性质
正视	顺动	逆动	正镜片
远视	顺动	逆动	正镜片
小于工作距离屈光度的近视	顺动	逆动	正镜片
大于工作距离屈光度的近视	逆动	顺动	负镜片

4. 中和散光时，首先需要确认两主子午线的方向（根据第2步），然后分别中和各条主子午线的度数。中和确定度数时，两条主子午线可以分别用球镜中和，也可以一条用球镜中和，另一条用球柱联合来中和。综合验光仪上只有负柱镜，所以低度数近视的子午线或高度数远视的子午线先用球镜中和，高度数近视子午线或低度数远视子午线需要用球柱联合来中和。

对于初学检影者很难马上确认哪一条主子午线是低度数的，哪一条主子午线是高度数的，可以先中和其中的任意一条子午线。对于复合性近视散光的病人，当检查者用的是平面检影镜，如果首先中和的是低度数近视的主子午线，中和该主子午线后，另一主子午线表现为逆动，可用负柱镜中和，逆动所在的光带方向便是负柱镜所在的轴向。如果检查者首先中和的是高度数近视的主子午线，则中和该主子午线以后，另一主子午线表现为顺动，可以用正柱镜中和，顺动所在的光带方向便是正柱镜所在的轴向；也可以在表现顺动的主子午线上增加正球镜度数直到中和，这时原主子午线便表现为逆动，这个逆动所在的光带方向便是负柱镜所在的轴向，需要用负柱镜来中和。

5. 如果两主子午线中和完毕以后，重新确认球镜中和的主子午线，有时需要调整球镜的度数。

6. 转动检影镜的套筒，重新确认各子午线。如果所有的子午线完全中和，那么不管套筒在什么位置，都会看到中和现象。如果还有一些子午线没有中和，需要进一步调整。

中和点的判断方法：

（1）前后移动：前后稍微移动检影镜，如为中和点，前移将变为顺动，后移将变为逆动。

（2）加 +0.25D 或 -0.25D：加 +0.25D 或 -0.25D 再观察影动，如为中和点，加 +0.25D 将变为逆动，加 -0.25D 将变为顺动。

（3）凹面镜检影：改变检影镜套筒的位置，用凹面镜检影观察，如为中和点，则和平面镜一样，观察到满圆现象。

7. 这时中和所需要的透镜度数为总检影度数（中和度数）。这些镜片使得被检者的视网膜和检查者的入瞳共轭。右眼检查结束以后，不要改变右眼的镜片，移到左眼前，按照2~6的步骤继续检查左眼，直到左眼中和为止。然后再确认右眼的球柱镜，必要时需要重新调整。

8. 为了将总检影度数转换成纯检影度数（实际度数），需要计算工作距离。将工作距离的倒数以负球镜的形式用代数法加到总检影度数中，得到的便是被检者的纯检影度数。比如工作距离为 50cm 时，应加上 -2.00D；工作距离为 67cm 时，应加上 -1.50D。这样换算后的结果就使被检者的视网膜和无穷远相共轭。

9. 所得检影验光度数作为初级数据,进行后续的验光。

二、电脑验光

电脑验光是屈光检查技术和电子计算机技术相结合的产物,是电子化的客观验光设备。测量时无须检查者和被检者的主观判断,通过事先设定的标准,客观地评估屈光参数。随着高科技在电脑验光仪中的应用,电脑验光仪的准确性有了较大的提高,尤其是散光的轴向和屈光度误差较少。由于电脑验光简单、快速,适用于快速获取客观屈光度并作为验光的起点或用于日常的眼保健筛查。电脑验光测量结果只能作为验光的初始数据,而不能作为最后的处方,最终需结合主觉验光和试戴。

(一)电脑验光的原理

大部分电脑验光仪的设计原理基于间接检眼镜,使用了两个物镜或聚焦镜,一个分光器,光源直接由瞳孔缘进入,检测目标可以沿着投影系统的轴向移动,位于前焦面的投影镜片,其像将在无穷远处,则在正视眼的视网膜上清晰聚焦;如果被检眼为屈光不正眼,检测光标前后移动,使得其像在视网膜上聚焦,大部分电脑验光仪就是通过改变进入眼睛的光线聚散度来使光标清晰地成像在视网膜上而自动计算眼的屈光度。

目前使用的电脑验光仪的检测光线均采用波长为 800～950nm 的红外光。由于红外光被眼内组织吸收较可见光少,经眼底反射的光线较多,这意味着红外光作为检测光线经过眼内媒质后光线能量损失较少,尤其对测量屈光介质混浊的眼睛来说比较重要。

对于大多数验光方法,调节的控制尤其重要。几乎所有的电脑验光仪都要求被检者注视测试光标,如果刺激了调节会使得检测结果在近视时过矫或远视时欠矫,虽然测试光标通过光路设计在无穷远处,但由于仪器非常靠近被检者的面部,就容易诱发近感知性调节,因此在设计过程中,将测试光标"雾视化",在测量开始前,被检者先看到一个"雾视"光标,以此来放松调节,尽管如此仍无法完全去除近感知性调节。

(二)电脑验光的步骤

1. 准备

(1)清洁颌托和头靠。

(2)嘱被检者摘掉眼镜或接触镜。

(3)打开电源开关,初始化仪器参数。

(4)调整座椅高度、仪器高度和颌托高度,使被检者的外眦角与支架上的高度标准对准,并使被检者和检查者的位置舒适。

(5)指导被检者将下巴放入颌托,额头靠入头靠;嘱测量过程中保持头位不动。

2. 检查步骤

(1)选择测量的项目,通常包括屈光度、角膜曲率。

(2)指导被检者正视前方注视验光仪内的光标。

(3)通过仪器的监视器来观察被测眼的位置,并使用操纵杆前后调焦使图像清晰;上下左右移动操纵杆使角膜反光点光标位于瞳孔中心。

(4)按操纵杆上面的按钮,测量屈光度或角膜曲率。

(5)重复测量三次以上。

(6)重复步骤(3)～(5)测量对侧眼的屈光度或角膜曲率。

(7)打印或记录测量结果,通常仪器自动选择两次最接近和可信度较高的数值作为最终结果。

笔记

第二节 主觉验光

主觉验光是对以客观验光（如检影或电脑验光）为主的初始阶段所获得的预测资料进行检验，是规范验光的精确阶段。精确阶段使用的主要仪器为综合验光仪（phoropter），让被检者对验光的每一微小变化作出反应，由于这一步特别强调被检者主观反应的作用，应用综合验光仪使该阶段的工作变得规范、快速和准确。

除了掌握综合验光仪规范验光流程外，尚有一些其他的临床验光技术或技巧可以弥补在规范验光过程中可能遗漏的问题，在本节中一并阐述。

一、综合验光仪的基本结构

不同的综合验光仪构造可能有所差别，但设计理念是一致的。下面简单介绍一下常用综合验光仪的基本结构（图5-7）。

（一）镜片调控

综合验光仪主要有两类镜片调控（lens controls），一类控制球镜部分，另一类控制负度数柱镜部分。

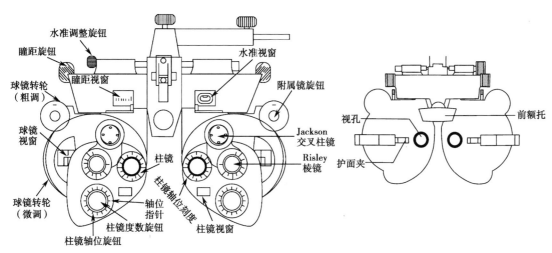

图5-7 综合验光仪正面观和后面观

1. 球镜调控（spherical lens control） 综合验光仪中两侧分别有两个球镜调控转轮，小的为球镜粗调转轮，以 ±3.00D 的级距变化，大的为微调球镜轮，以 ±0.25D 的级距变化，可以提供从 +20.00～−20.00D 的球镜范围。总球镜度数可从球镜度数表上读出。

2. 负度数柱镜调控（minus cylinder lens control） 负柱镜镜片安装在一个旋转轮上，转动柱镜调控转轮可以改变柱镜的轴向和度数。

柱镜由两个旋钮来控制，即柱镜度数旋钮和柱镜轴向旋钮，柱镜度数表显示柱镜度数，柱镜轴向箭头所指的位置为负柱镜的轴位。

（二）附属镜片

附属镜片（auxiliary lens knob/aperture control）主要有以下几种：

1. O（open） 无任何镜片。

2. OC（occluded） 遮盖片，表示该眼将完全被遮盖，也有用 BL（blank）表示。

3. R（retinoscopy lens aperture） 将 +1.50D 或 +2.00D 置入视孔内，以抵消检影验光工作距离所产生的相应屈光度数。

笔记

4. ±0.50D 的交叉柱镜　用于检测调节滞后或调节超前,即 FCC 测试用。

5. PH(pinholes)　针孔镜。

6. RL(red lens)　红色滤片,用于双眼融像测量。

7. GL(green lens)　绿色滤片,用于双眼融像测量。

8. RMH/RMV/WMH/WMV　红色水平位或垂直位的 Maddox 杆(Maddox rod)、白色水平位或垂直位的 Maddox 杆,用于检测隐斜。

9. P(polaroid)　偏振片,用于检测立体视或双眼平衡。

10. 10I　底朝内 $10^{\triangle}$ 的棱镜,常用于双眼眼位及融像储备的检测。

11. 6U　底朝上 $6^{\triangle}$ 的棱镜,常用于双眼眼位及融像储备的检测。

12. +.12　+0.125D 球镜。

(三)辅助镜片

综合验光仪有 2～3 组辅助镜片(ancillary units),可以在需要的时候转至视孔前。

1. Jackson 交叉柱镜(Jackson cross cylinders, JCC)　由 2 组 ±0.25DC 的交叉圆柱镜组成,交叉柱镜上的红点表示负柱镜的轴向,白点表示正柱镜的轴向,手柄位于偏离柱镜轴 45°处,即折射为零的轴向。

2. Risley 棱镜(Risley prism)　Risley 棱镜上有标记,指明棱镜底的位置和棱镜度数。当在水平子午线为零时,箭头所指为底朝上(BU)或底朝下(BD);当在垂直子午线为零时,箭头朝内为底朝内(BI)或底朝外(BO)。

(四)调整部件

为适应被检者,综合验光仪还包括一些调整部件:①瞳距旋钮:保证镜片的光学中心对应于瞳孔中央;②水平调整杆:使综合验光仪能保持水平位置,特别在散光轴向确定时有意义;③顶点(镜眼)距离调整杆:被测眼的角膜顶点距离,估计综合验光结果与实际框架眼镜的度数差异;④多镜倾斜控制:调整以保证综合验光仪的垂直平衡;⑤近瞳距调整杆:做近距测量时使用;⑥近视力表杆:近视力测量时,悬挂近距视力表,配有标尺显示其检测距离。

二、主觉验光的原理

(一)雾视技术

雾视技术(fogging technique)通过在被检眼前加一定度数的正镜片,使被检眼的调节处于放松状态,以达到用最高度数的正镜片或最低度数的负镜片,使被检眼获得最好的矫正视力的方法,即最正之最佳视力(maximum plus to maximum visual acuity, MPMVA)。比较理想的雾视度数为 +1.00D 左右,将其视力雾视到 0.3～0.5 的范围内。雾视镜在被检者视网膜上产生模糊斑,诱发调节机制,促使调节朝放松方向移动(图 5-8)。如果雾视量太大,由于视物太模糊,视觉系统将无法识别由调节引起的微小改变所产生的模糊斑微小变化。

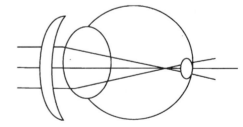

图 5-8　雾视镜的原理

(二)双色试验

双色试验又称"红绿试验"(图 5-9),是验证球镜终点的主要步骤之一。该试验利用了眼的屈光介质对不同波长光线的折射率不等的特性:红光波长较长,折射率较低;绿光波长较短,折射率较高;黄光波长居中,折射率也居中。研究人员认为,570nm 的黄色光聚焦在视网膜上是最理想的,作为评价正常视力的标准,均采用该波长的黄光。三种波长的光线,进入同一个被检眼后,由于折射率不等,出现的情形是红光的焦点居后,绿光的焦点居前,黄光的焦点居中。红、绿两者的屈光度差约为

0.50D。这一特性被应用到球镜终点验证过程。在接近球镜终点时，如果一眼残存少量近视，被检者会看到红色背景衬托下的视标更加清晰，绿色背景衬托下的视标较模糊；如果一眼存在少量远视，被检者会看到绿色背景衬托下的视标更加清晰；正视眼看此测试表，红色背景和绿色背景衬托下的视标清晰度相同。使用红绿双色视标的时机是在雾视技术完成以后，呈现给红绿双色视标，让被检眼分别比较红、绿两半哪个面更清晰。为了不刺激调节，总是提醒被检者先看绿色半的视标，再看红色半的视标，理由是如果被检者先看绿色半视标（绿色成像在视网膜前），被检眼不启动调节；如果先看红色半视标（红色成像在视网膜之后），被检眼将自发启动调节，将红色视标的像移到视网膜上。通过比较，如果红色半视标更清楚些，提示被检眼可能欠矫 -0.25D，给予增加 -0.25D 或者减少 +0.25D。如果绿色半更清晰，提示被检眼欠矫 +0.25D，给予增加 +0.25D 或者减少 -0.25D。

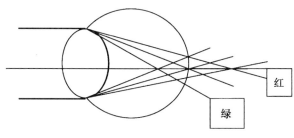

图 5-9　红绿试验原理

几乎所有的投影视力表，都有红绿双色的视标供选用。由于红绿试验依靠的是不同色光的折射率不同这一原理设计的，理论上也适用于色盲的病人。在某些情况下，如被检者瞳孔过小、黄色晶状体（见于白内障）、颜色偏好、视力差无法分辨视标之间的差异等，会导致试验失败，在这些情况下不宜依赖双色试验。

红绿试验的终点判定尚有争议。*Clinical Procedures for Ocular Examination* 一书中指出，单眼 MPMVA 和双眼 MPMVA 中，最理想的红绿试验终点是红绿一样清晰。在无法达到这种情况时，均采用当红色半视标较清楚时，减一个 +0.25D（加一个 -0.25D）变为绿色半视标清楚（one into green）作为终点。

一方面，交叉柱镜技术要求在检查时，最小弥散圆始终位于视网膜上。所以在初次 MPMVA 时，选择"one into green"为终点，对于拥有较大调节储备的人来说，仍可以通过调节将最小弥散圆精确控制在视网膜上，有利于后续步骤中散光的判定。另一方面，在大部分近视人群或年轻人群中，在自然状态下本就存在着一定程度的调节紧张，以"one into green"为终点，轻度近视过矫诱发的少量调节不会引起视觉不适，也符合配镜原则。但也有人认为在双眼 MPMVA 中，应以"one into red"为终点，相当于近视略欠矫，人眼为了能够更清晰成像，会放松调节，可以避免调节刺激。

需要注意的是，红绿试验的终点仅提供配镜处方的参考，临床中仍应根据病人的眼位，调节能力以及试戴感受，进行综合考虑后给出处方。

（三）交叉柱镜技术

根据通过角膜曲率计和客观验光获得的初步柱镜度数和轴向，用交叉柱镜（JCC）（图 5-10）精确确定柱镜的轴向和度数。交叉柱镜精确散光轴向和散光度数是利用了柱镜可以矢量相加的原理（图 5-11）。JCC 在相互垂直的主子午线上有度数相同，但符号相反的屈光力，一般为 ±0.25D（有的用 ±0.50D）。主子午线用红白点来表示：红点表示负柱镜轴位置；白点表示正柱镜轴位置，两轴之间为平光等同镜，一般将交叉柱镜的手柄或手轮设计在平光度数的子午线上，即与主子午线呈 45° 角，通过转动手轮 JCC 的两条主子午线可以快速转换。

　　需要注意的是,在利用交叉柱镜检测散光的轴向和度数时,没有完全去雾视或者去雾视过度而又没有足够调节力将最小弥散圆维持在视网膜上,都会使检测结果产生偏差。在检测散光的过程中,始终保持最小弥散圆在视网膜上具有重要意义。因此 JCC 需要在初次 MPMVA 之后再做,两者顺序不可对换。

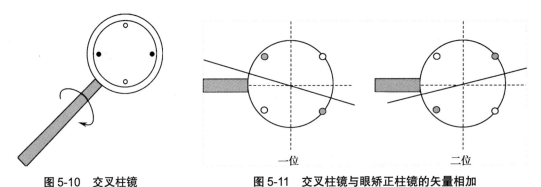

图 5-10　交叉柱镜　　　　　　　图 5-11　交叉柱镜与眼矫正柱镜的矢量相加

(四)双眼平衡技术

　　双眼调节平衡的目的是将"双眼调节刺激等同起来"。双眼平衡企图通过双眼的视觉均衡进一步将调节反应降为零。理想情况下,单眼主觉验光通过雾视的方法已分别将左右眼的调节变为零,但实际上有可能未达到这种完美的地步,单眼验光中有两种原因可能刺激调节,雾视将无法使其抵消。首先是大脑总是感知综合验光仪就在眼前,这种意念性近物会刺激调节的产生,即"近感知性调节(器械性调节)";其次,在单眼时,系统不容易将调节反应调整到零,而是双眼注视时整个系统的调节比较容易放松。因此,双眼平衡将有助于减少或消除双眼调节或调节差异。可以利用综合验光仪上的 Risley 棱镜(图 5-12A)或偏振片(图 5-12B)对视标进行分离检测。

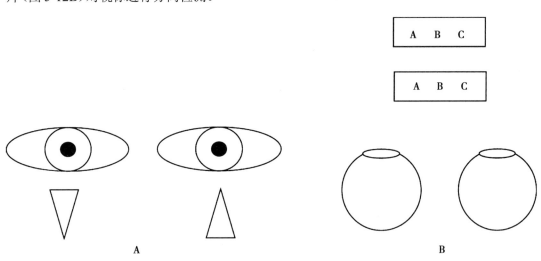

图 5-12　双眼使用 Risley 棱镜将单行视标分离

　　双眼调节平衡只能用于双眼视力均已在单眼验光中达到同样清晰的情况下才能使用。虽然还用综合验光仪,但却是让双眼同时注视不同的视标以使整个系统更容易放松调节。

三、主觉验光的流程

　　主觉验光是在被检者的初始屈光度数的基础上,即在检影验光或电脑验光基础上,利用综合验光仪,根据被检者主观反应或判断,确定被检者的眼屈光状况。

笔记

让被检者安坐在检查椅上，如原戴眼镜，则取下眼镜，调整座椅的高度，使被检者坐姿舒适。将综合验光仪与被检者相接触的部位清洁后，将其放在被检者眼前，调整验光仪的瞳距、高度、水平调整杆、镜眼距离等。

根据客观验光结果，将被检者起始屈光度数调整到综合验光仪上，包括球镜和散光度数，并调整好散光轴向；通常先测量右眼，后测量左眼，单眼检测时将非检测眼遮盖。

单眼主觉验光分为三个阶段：①初步 MPMVA，即找到初步有效的球性矫正度数；②交叉柱镜（JCC）精确验证柱镜的轴向和度数；③再次 MPMVA，即确定最后球镜的度数。

（一）初次 MPMVA

1．雾视　在被检眼前起始屈光度上加正镜片（减负镜片），一般为 +0.75D～+1.00D（根据被检者的具体屈光度而定），通过雾视镜继续检查被检眼视力。

（1）如果被检眼视力超过 0.5，说明雾视不足，需要继续增加正镜片的度数（减少负镜片度数）。

（2）如果被检眼视力范围在 0.3～0.5 之间，则说明雾视已合适。

2．在被检眼前逐渐减少正镜片的度数（增加负镜片度数），按照每次减少一个 +0.25D 的频率进行。

3．每减少一个 +0.25D（增加一个 −0.25D），检查被检者的视力，直到被检者能辨认出最小的视标行为止再减少一个 +0.25D（增加一个 −0.25D），以此类推。

4．视力逐渐增加，直到被检者获得最佳矫正视力为止，即减少正镜片度数（增加负镜片度数）已不能提高视力。

5．终点的确定

（1）双色试验（红绿试验）：选择投影视力表的有红绿背景视标。让被检者注视 0.8 视标行或者选择其最好视力上面一行视标（例如：最好视力是 1.2，就选择 1.0 视标行）。让被检者先看绿色半的视标，再看红色半的视标，再看绿色半的视标，比较哪半视标更清楚：①如果红色半的视标清楚些，说明负镜片欠矫（正镜片过矫），则增加 −0.25D（或减去 +0.25D）；②如果绿色半的视标清楚些，说明正镜片欠矫（负镜片过矫），则减去 −0.25D（或增加 +0.25D）；③反复以上步骤，调整直到两半的视标一样清楚；④如果不能一样清楚，则当红色半视标较清楚时，而减一个 +0.25D（加一个 −0.25D）变为绿色半视标清楚（one into green）为终点。

（2）小而黑的终点：如果被检者合作而且可靠的话，在改变镜片度数时，可通过简单的提问，如问视标是"更清晰"还是"更小或更黑"，因为在过负时，视标看起来是"变小或变黑"而不是"更清晰"，造成这种现象的原因，是因为增加的负球镜或减少的正球镜使视力表上的视标缩小所致。尽管已经达到了最佳矫正视力，当再增加 −0.25DS 时，视力表上的视标会看起来变小、变黑，给被检者的主观感觉是成像质量更好。但应该明确，变小、变黑的视标并没有增加被检者的识别能力，在视力表上，依然看不清更小一行的视标，此时要加上一个 +0.25D 或减少一个 −0.25D，此即为终点。

（3）最佳视力的终点：如果被检者的主觉视力已经达到最佳如 1.5 或再加 −0.25DS，问被检者增加 −0.25DS 镜片后的变化，如被检者的视力已经无法再提高一行，可以终止。

（二）交叉柱镜确定散光

1．使用被检眼最佳矫正视力上一行的视标或蜂窝视标作为注视视标。

2．先确定柱镜轴向（图 5-13）　将 JCC 放置在被检眼前，JCC 手轮位置（JCC 上标有"a"的位置）同柱镜轴向一致，告诉被检者"将有两面观察视标，请比较两面看到的视标的清晰度，哪一面比较清晰"。

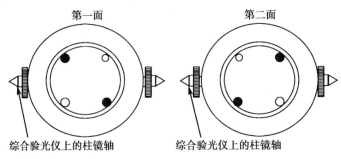

图 5-13　JCC 确定轴向

3. 确保视标清晰,告诉被检者"这是第一面",3～5 秒后翻转 JCC,"这是第二面,第一面和第二面哪面看视标清晰些?"

(1) 如果两面一样清晰,说明柱镜轴向放置正确,则可进行 JCC 散光度数确定。

(2) 如果两面清晰度不同,将柱镜的轴向转向较清晰那面的红点方向,转动角度为 15°。

4. 再次翻转 JCC,比较两面清晰度:

(1) 如果两面一样清晰,说明柱镜轴向放置正确,则可进行 JCC 散光度数确定。

(2) 如果两面清晰度不同,若较清晰一面与第 3 步中一致,则将柱镜的轴向转向较清晰那面的红点方向,转动角度为 15°;若较清晰一面与第 3 步中相反,将柱镜的轴向转向较清晰那面的红点方向,转动角度为 5°～10°。

5. 反复比较两面的清晰度,确定结束:

(1) 如果两面一样清晰,说明柱镜轴向放置正确,则可进行 JCC 散光度数确定。

(2) 如果被检者不能报告一样清晰,则保持 JCC 轴向的旋转改变在很小的范围内。

6. 轴向确定后,再确定柱镜度数(图 5-14)　将 JCC 旋转使 JCC 白点或红点(JCC 上标有"p"的位置)同柱镜轴向一致,同上述步骤,翻转 JCC,要求被检者比较两面的视标清晰度。

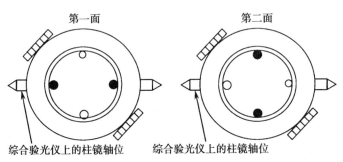

图 5-14　JCC 确定度数

(1) 如果两面一样清晰,说明柱镜度数正确。

(2) 如果两面清晰度不同,较清晰一面为红点与柱镜轴一致时,增加一个 -0.25D 的柱镜,再次判断。

(3) 如果两面清晰度不同,较清晰一面为白点与柱镜轴一致时,减掉一个 -0.25D 的柱镜,再次判断。

在 JCC 度数调整过程中,应始终保持最小弥散圆在视网膜上。这是因为,假设我们增加了矫正柱镜中的负柱镜成分,该子午线所形成的焦线将会移动。尽管矫正柱镜屈光力的改变主要在一条子午线上,仍会使最小弥散圆轻度后移。如果此时翻转交叉柱镜,Sturm 光锥会在视网膜后伸展或压缩,视标的视网膜像也可能发生轻度扭曲,影响被检者判断。当每一次柱镜调整量为增加 -0.50D 时,球镜相应增加 +0.25D(柱镜的一半量)或减少 -0.25D。当每一次柱镜调整量为减少 -0.50D 时,球镜相应增加 -0.25D(柱镜的一半量)或减少 +0.25D。

笔记

7. JCC 度数结束判断

（1）如果两面一样清晰，说明柱镜度数正确。

（2）如果两面清晰度不同，最后确认被检者两面清晰度改变在很小的范围内（±0.25D）。选择接近被检者习惯配戴镜片的散光柱镜度数或选择较低的负柱镜度数。

（三）再次 MPMVA

如果在 JCC 过程中没有改变散光柱镜的轴向和度数或起始度数中没有发现散光，则可以只进行初次 MPMVA。再次 MPMVA 操作步骤及终点确定的标准同初次 MPMVA，此时已精确散光度数和轴向。

（四）双眼调节平衡

1. 将双眼去遮盖，在单眼 MPMVA 及散光验证后的基础上进行。

2. 双眼同时雾视，雾视的标准度数为 +0.75D（必要时可增加雾视度数），一定要将视力雾视到 0.5～0.8 之间，如果视力低于 0.5，表示雾视度数太大，被检者无法对双眼调节平衡所需的心理物理判断作出精确结论，从而放弃放松调节的企图。

3. 选择单行视标，刚刚高于雾视后的双眼最佳视力的上一行。

4. 用垂直棱镜将双眼分离，即打断融像功能，此时被检者能看到双像，各眼有一像。使用综合验光仪中的 Risley 棱镜，在右眼前放上 $3^{\triangle}$～$4^{\triangle}$BU，在左眼放上 $3^{\triangle}$～$4^{\triangle}$BD，如图 5-15 所示为综合验光仪中棱镜的摆放位置，被检者看到的是上下两行相同视标。

5. 问被检者上下两行视标哪一行更清晰或较模糊，如果上行较清晰，在左眼上加一个 +0.25D（该眼看的是上行）。

6. 重复提问，在较清晰的那一眼前加 +0.25D，直至双眼同样模糊。

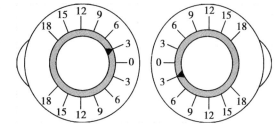

图 5-15 棱镜在双眼前的摆放位置

7. 双眼平衡的整个过程中必须一直保持两种状态：①双眼均能看到视标；②双眼一直处于雾视状态。

8. 双眼平衡的终点是双眼看视标具有同样的清晰度，此时调节为零而且雾视相同，到达该点后，将棱镜移去。

9. 如双眼无法同时达到一样清晰的情况下，应该选择保持其优势眼清晰作为终点。

（五）双眼 MPMVA

双眼 MPMVA 是在双眼调节平衡的基础上进行的。

双眼调节平衡达到终点后，移去棱镜，进行双眼 MPMVA，即双眼同时去雾视镜直至到达验光终点，其步骤同单眼 MPMVA，只是双眼同时同步进行。值得注意的是，在做单眼或双眼 MPMVA 时一定要考虑被检者的景深因素。个体景深大小的差异，可能影响 MPMVA 终点的判断，但差值一般在 ±0.25D 之间，并且可以通过试戴镜来确定最终的矫正处方。

终点的确定：

1. 双色试验（红绿试验）　具体步骤同前，终点判定同单眼 MPMVA，红绿试验调整直到两半的视标一样清楚，如果不能一样清楚，则当红色半视标较清楚时，加一个 −0.25D（减一个 +0.25D）变为绿色半视标清楚（one into green）为终点。

2. 小而黑的终点　步骤和终点判定标准同前。

3. 最佳视力的终点　步骤和终点判定标准同前。

记录每只眼的球镜度数、柱镜度数和轴向以及矫正视力，并注明是远距处方。举例：

OD−1.75DS/−1.00DC×165=5.2（1.5）@D

OS−2.25DS/−0.75DC×90=5.2（1.5）@D

笔记

四、主觉验光的其他方法

在使用规范验光程序的同时，临床上还有许多科学的方法，或可以弥补因在规范验光过程中可能遗漏的问题，或因缺乏验光仪等规范设施可以因地制宜。这些方法犹如工程师的工具箱是多了几副好的工具，更快更有信心地达到满意的目的。

（一）遗漏的散光

残留低度散光在验光时很容易被遗留，此时很难达到1.0（5.0）的最佳矫正视力，在这种情况下，可以常采用钟式表或JCC测试来进一步检查被检者的残余散光或对柱镜矫正的接受情况。

1. 钟式表检查   钟式表是一个看起来有些像时钟或像散开的太阳光那样的视标，如图5-16所示。指导已经雾视的被检者注视视标并想象线条所对应的时钟刻度，让他报告哪一组线条最清晰、最黑。注意此时的雾视是必需的，雾视应尽可能使屈光力最小的子午线形成的焦线位于视网膜上或视网膜前，此时矫正柱镜的负轴与最清晰、最黑的线条相垂直。

为了理解钟式表测试，我们以一个有1.00D未矫正的顺规散光的被检者为例。则180°位置的线聚焦在视网膜前，在视网膜上为模糊像。该被检者会报告3点钟和9点钟线较其他线模糊，或与之垂直子午线（6点和12点线）特别清楚或黑。按钟式表原则和规律，我们使用钟式表时，可采用"清楚线的小钟点数（本例为6点钟）乘以30，即该被检眼的负柱镜轴位，该规律亦称"30°原则"。

以某斜向散光被检眼为例，当他注视钟式表时，报告2点钟和8点钟线最清楚（图5-17）。此时，与之垂直的负柱镜散光轴向在120°位置。但因为在检查过程中，检查者与被检者是相对而坐的，负柱镜散光轴向在120°位置是从被检者观察视角来说的，但我们的眼镜矫正轴向应当从检查者视角去度量，因此结果是该眼的负柱镜散光轴向在60°位置，符合"30°原则"。

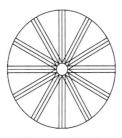

图 5-16　钟表盘

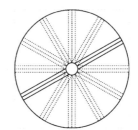

图 5-17　钟表盘检查（2 点钟和 8 点钟线最清楚）

一旦确定了轴向后，就开始确定柱镜度数。在钟式表测试中，在已确定的柱镜轴向上加 -0.25DC 并再次询问被检者哪组线条更清楚或更黑，直到被检者报告所有线一样清楚为止，此时的负柱镜度数就是遗漏的散光度数。

类似的检查视标如图5-18所示。

2. JCC测试   这里所说的JCC测试与主觉验光一节所讲的JCC精确散光度数和轴向测试原理是一样的，利用了柱镜可以矢量相加的原理，而这里采用的是独立式手持JCC（图5-19）：假设该眼尚存在未完全矫正的顺规散光。在第一面时，交叉柱镜的正轴与人眼最高屈光力的轴向一致，符号相同，相当于增加了散光的度数，视网膜上最小弥散圆增大；在第二面时，交叉柱镜的负轴与人眼最高屈光力的轴向一致，符号相反，相当于中和了部分散光，视网膜上最小弥散圆减小。因此，感觉上第二面比第一面更清晰。被检者配戴眼镜或试戴镜，矫正视力未达到正常或要求的视力，在4个轴向上分别做JCC屈光度数检测：180°、45°、90°和135°。如果被检者在4个测试轴上都拒绝接受柱镜，就可知他的矫正镜里不需要柱镜，此时我们必须考虑是非屈光因素导致被检者不能达到理想视力。如果有一个方向上接受柱镜，表明此方向上有未矫正完全的散光。

笔记

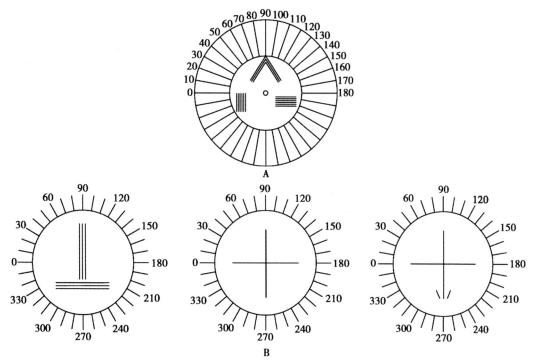

图 5-18 散光检查视标

A．fan and block test chart（扇形视标） B．rotary chart（旋转视标）

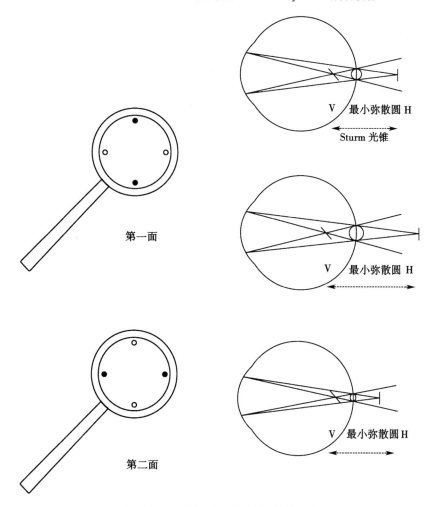

图 5-19 JCC 不同测试轴测量示意图

（二）双眼平衡

棱镜分离的双色试验联合了双眼平衡和双色试验的程序和原则，该过程包括在双眼睁开并被分离的情况下单眼分别进行双色试验。两眼用棱镜分离，并且在双色试验中红 - 绿滤片置于单行视标前。因为需要在整个测试过程中让双眼对视标都保持清晰，所以应该使用较差眼的最佳矫正视力上一行的视标。双色试验交替在两眼之间进行。

（三）注视优势眼

注视优势眼就是人们在被迫用一眼注视时所使用的那只眼，比如射击和摄影的时候。注视优势眼常用的检测方法是被检者用自己的手做一个边长约 5cm 的三角形，其双臂向前完全平伸，双眼同时睁开，通过这个三角来看一个视标。如图 5-20 所示，我们用遮盖片遮盖左眼，被检者手臂不动，说明右眼为优势眼，若移动，则左眼为优势眼。优势眼的检查方法还有很多，如卡洞法等。注视优势眼检测在设计"单眼视"老视验配及老视者"单眼视"的屈光手术方面很有价值。

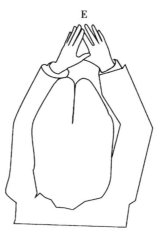

图 5-20　优势眼检测示意图

（四）小裂隙验光

小裂隙片是镜片箱里的一种特殊镜片（图 5-21），它包括一组 15mm 长裂隙的盘，裂隙的宽度有 1mm、3mm 和 5mm，用于主观判断加在矫正镜两条主子午线上的度数，小裂隙验光实际上是通过分离每条子午线来获得矫正度数，也是临床上在缺乏必要设施的前提下，验出不规则散光的一种技巧。不规则散光可能继发于圆锥角膜、翼状胬肉、角膜外伤或缝合等。

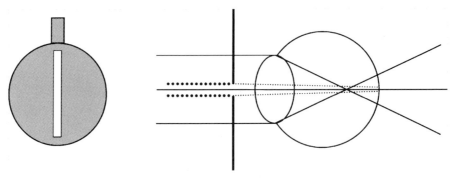

图 5-21　小裂隙片及其针孔原理

笔记

小裂隙验光的基本原理与针孔片相似，但是小裂隙让我们对每条子午线分别验光。小裂隙验光是用试镜架和试戴镜片或者镜片条进行的。遮盖一眼，在原验光基础上，加

+1.00D 到 +1.50D 球镜雾视镜,将 1mm 宽的裂隙放于雾视镜前,当被检者注视远距视力表时检查者转动裂隙直到找到最佳视力的位置,在这一位置上,裂隙与矫正负柱镜的轴是平行的。将裂隙放在这个位置,在裂隙前放置镜片,去雾视以获得 MPMVA,试镜架上所有镜片总和将是该轴向的最后屈光不正度数。去除试镜架上所有附加镜片并将裂隙转动至视力最差的位置,如果此时的位置不是与第一子午线呈 90°,那么就是不规则散光。再次应用附加镜片,在这一子午线上去雾视直到获得最佳视力。

第三节　在验光过程中控制调节的方法

一、在远距验光的过程中需要控制调节

当视网膜出现模糊斑时,必然启动人眼的调节系统,若外物成像焦点在视网膜前,则产生调节放松,若成像焦点在视网膜后,则诱发调节增加。在小瞳验光时,调节的产生会掩盖部分屈光不正,从而造成验光结果不准确,如对近视眼者可能出现负度数过多,对于远视眼者可能出现正度数偏少,甚至出现近视的度数。所以,在验光过程中必须控制调节和调节的发生。在验光过程中,控制调节的主要方法是"雾视",即利用雾视镜将聚焦点成像在视网膜前,在被检者视网膜上产生模糊斑,诱发调节机制,使得调节放松。

二、小瞳下控制调节的一般原则

(一)眼注视状态

临床研究发现,当融像存在时比打破融像时调节更容易放松。融像意味着被检者双眼接收到了同一个视标,首先需要双眼同时注视,因此控制被检者调节的方法之一就是双眼同时睁开注视视标时验光。

(二)聚散性调节

视近三联反应中调节会伴随集合(又称为辐辏、会聚)发生,事实上,集合也会伴有调节的产生。那么放松集合或刺激散开,则调节反应就会降低。刺激散开的方法之一就是在融像存在的前提下在眼前加底朝内的棱镜。

(三)避免近感知性调节

调节能在视近时提供清晰的视力,因此,当大脑感知到视标在近处时眼就会发生调节,对近处物体的感知而发生的调节称为近感知性调节(器械性调节)。为了控制不需要的器械性调节,必须尽可能移开近处的刺激。综合验光仪提供了一个大而朦胧的近刺激,所以消除近感知性调节的一个方法就是移开综合验光仪。因此经过综合验光仪测量后,仍需要试镜架等对屈光不正度数进行验证,关键就是消除因综合验光仪诱发的近感知性调节。

三、睫状肌麻痹剂的选择与应用

使用药物麻痹睫状肌是一种比较彻底的控制调节的方法,使睫状肌麻痹的药物称为睫状肌麻痹剂(cycloplegic drugs)。由于麻痹睫状肌的药物,如阿托品等同时伴有散大瞳孔的作用,过去常称睫状肌麻痹验光为"散瞳验光"。

由于麻痹了支配睫状肌的副交感神经,调节作用消失,使隐性的屈光异常(主要是远视眼)变为显性;有的病例表现为眼紧张和视疲劳以及睫状体的刺激症状,在使用睫状肌麻痹药物后,可迫使调节处于休息状态,解除其主觉症状。

笔记

某些特殊的病人也需要进行睫状肌麻痹验光，如首次进行屈光检查的儿童、需要全矫的远视者、有内斜的远视儿童、有斜轴散光或其他复杂屈光不正者以及有视觉疲劳症状的远视成人等。

常用于睫状肌麻痹验光的药物：1% 的盐酸环喷托酯（cyclopentolate hydrochloride）滴眼液，验光前相隔 5 分钟滴 2 次，半小时后验光；0.5%～1% 的阿托品（atropine）眼膏，1～2 次/日，连用 3 日。效力最大的睫状肌麻痹剂是阿托品，但它的副作用，包括畏光、面红、口干、发热、幻视、兴奋等，普通睫状肌麻痹验光尽量避免使用阿托品，但对于一些斜视性儿童等，阿托品为首选。

关于应用睫状肌麻痹剂，需要注意以下四点：首先，瞳孔放大后屈光系统周边球差增大，光学特性明显改变。其次，在药物作用期间，由于调节作用消失，病人不能看清近处物体，不能从事近距离的工作，例如阅读学习。第三，麻痹睫状肌后的验光提供该眼无调节状态下的屈光度数，但并不一定就是最后的矫正处方，最后处方是根据我们对该眼的屈光情况、主觉验光情况和该病人的具体要求作出平衡后确定的（详见第四章远视一节）。最后，散瞳药物具有诱发青光眼的潜在危险，在用药之前，必须做排除检查，并且用药后密切观察相关情况。

第四节　角膜曲率计等验光辅助设备在屈光检查中的应用

一、角膜曲率测量

角膜曲率计（keratometer）是利用角膜的反射性质来测量其曲率半径。由于角膜屈光力约占人眼总屈光力的 2/3，因此通过角膜曲率可了解人眼总屈光力的情况，同时，由于人眼的散光大部分来自角膜，因此在验光和处方分析时，角膜曲率也非常重要。

正常角膜曲率表达可用曲率半径（mm）或曲率（D）。在验光中，一般采用 D 表达比较方便，可以直接提供角膜散光的情况，如：43.00D@180/44.00D@90，我们就可以直接获得该角膜为 1.00D 的顺规散光。此外，通过对角膜曲率的测量还可以了解角膜是否规则以及泪膜的情况等。

二、焦度计测量

镜片测度仪，即焦度计（lensometer），主要用于测量眼镜片和接触镜光学参数如：后顶点屈光力测量，包括球镜度数、柱镜度数和轴向、棱镜度和光学中心等。焦度计的设立和临床应用非常重要，除了在镜片割边加工系统中是必备设施以外，也用于常规测量就诊者习惯性配戴的镜片度数，为后续验配提供科学的参考依据。

三、镜片箱和试镜架

镜片箱里包含各种正、负球镜镜片、正、负柱镜镜片和各种附属镜片，与综合验光仪不同的是可以任意取用。

试镜架是一副能用来试戴的、能通过调整来适合大多数脸型的眼镜架（图 5-22）。由于它比综合验光仪小，所以提供的近感知刺激较小，配合镜片箱使用，用于临床最后处方的确定。

笔记

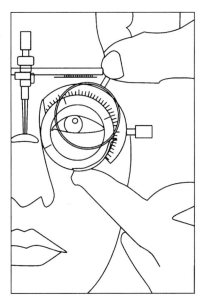

图 5-22　试镜架验光法

四、瞳距测量

采用眼镜对屈光不正的眼睛进行光学矫正时,为了保证矫正质量,眼镜片的光学中心位置必须与瞳孔位置相匹配,只有这样眼镜才会有理想的光学补偿效果,因此瞳孔距离是眼镜处方中重要的参数。瞳孔距离简称为瞳距(pupil distance,PD),常规意义上瞳距的定义为人两眼瞳孔几何中心的水平距离。但在实际测量中我们很难准确地确定瞳孔的几何中心位置,因此常常用其他的测量方式来间接地代替,常用的方法有测量两眼的瞳孔缘水平距离、测量两眼的角膜缘水平距离、测量两眼的角膜映光点水平距离等。当眼睛注视不同距离时,由于集合作用,眼睛的位置也会发生变化,相应地瞳距也发生变化,因此针对不同的配镜目的要分别测量远用瞳距和近用瞳距。

双眼瞳距的测量包括直尺测量和瞳距仪测量。用直尺测量可分为角膜缘法、瞳孔缘法、瞳孔中心法、角膜映光点法。角膜缘法:测定一眼的角膜内缘到另一眼的角膜外缘的水平距离。瞳孔缘法:测定一眼的瞳孔内缘到另一眼瞳孔外缘的水平距离。瞳孔中心法:测定一眼的瞳孔中心到另一眼瞳孔中心的水平距离。角膜映光点法:测量两眼角膜映光点之间的水平距离(图 5-23)。

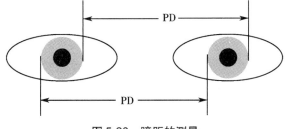

图 5-23　瞳距的测量

上述几种方法,在测量时会被检者瞳距的影响。当检查者与被检者瞳距接近时,测量结果比较接近准确值;当检查者与被检者瞳距相差较大时,被检者并非水平注视,检查者瞳距较大时,测量结果偏大,检查者瞳距较小时,测量结果偏小。

利用直尺测量瞳距时,读数存在一定的视差,为了弥补这种视差,可以使用瞳距仪测量瞳距。检查者根据需求，测远用瞳距时将注视距离键调整到注视距数值为"∞"的位置上，测量33cm工作距离的近用瞳距时将注视距离键调整到注视距数值为"33cm"的位置上，让被检者注视里面的绿色视标；检查者通过观察窗，可观察到被检者瞳孔上的反光亮点，然后分别移动右眼瞳距和左眼瞳距的可调键，使瞳距指针与反射亮点对齐；读取瞳距仪上面所显示的数值，获得被检者的瞳距。

第五节　特殊屈光状态的验光分析及问题处理

一、特殊屈光状态的验光分析

（一）屈光手术前后验光

屈光手术，包括角膜屈光手术和眼内屈光手术，是以手术的方法改变眼的屈光状态，验光的结果准确与否将直接影响到手术的有效性和术后的处理，因为屈光手术是不可逆的处理方式，因此与其相关的验光尤为重要。

术前验光需以电脑验光和检影验光作为主觉验光的起点，最终以主觉验光获得的屈光结果作为手术的依据，步骤同常规验光。一般屈光手术前的验光并不需要进行睫状肌麻痹的散瞳验光。实际工作中会遇到特殊情况，如刚刚结束考试的青年学生，往往存在调节痉挛，此时需要进行散瞳验光。散瞳验光一般应用快速散瞳剂，半小时后检影验光，第2天复查，以最后矫正视力的最小度数作为手术治疗的依据。对于调节痉挛严重的被检者，需嘱其眼睛充分休息一段时间后再进行复查。对于40岁以上需行屈光不正手术的被检者，必须进行老视阅读附加检测，并测量其调节幅度，以最后确定其在手术时所要保留的屈光度数。在屈光手术前，距上次验光间隔时间较长的被检者（3个月以上）需要重新验光，以确定其屈光度是否发生变化。而且对于配戴接触镜的被检者，软镜须停戴1~2周，硬镜停戴3周以上，OK镜配戴者须停戴至少4周以上后再进行验光（具体视角膜形态、厚度及角膜上皮恢复情况而定）。

散光是屈光手术验光时应该注意的一个问题。眼散光的来源有角膜和眼内两大部分，角膜散光是眼散光的最大部分，眼内散光则包括晶状体、视轴偏心、瞳孔偏心及视网膜等部位，其中，晶状体散光与角膜散光常常相互弥补，使总散光有所减少。但是当通过角膜屈光手术消除角膜散光或眼内手术矫正晶状体散光后，有可能反而显现出晶状体散光或角膜散光，这在临床决策时需要考虑并加以避免。

角膜地形图可以提供丰富的角膜形态信息，包括对圆锥角膜的诊断和筛选。对于临床型或亚临床型的圆锥角膜病人，可以通过间隔半年的复验结合角膜地形图的改变以确定其是否处于进展状态。角膜地形图在屈光手术中对手术方案的设计、手术效果的评价以及术后的动态变化起到重要的作用，成为必检程序之一。

角膜屈光手术后由于角膜中央区经过激光的切削，检影时，中央区影动与周边的影动会不同，因此需要排除周边影动的干扰。角膜屈光手术后由于角膜中央平坦甚至轻度凹陷，软镜的配戴往往不够理想，因此需要特定设计的硬镜片以符合其术后的角膜形态。硬镜的验配过程基本上同RGP的验配。

（二）硅油眼验光

当视网膜脱离复位手术采用填充物如硅油、空气、水等物质时，由于填充物与原玻璃体内容物的折射率不同，从而改变了整个眼球的屈光状态。以硅油眼为例，玻璃体的折射率为1.336，而硅油的折射率为1.400~1.405，非常接近晶状体的折射率（1.413），置换为硅油后，晶状体与玻璃体之间的折射率差将会减少。对于有晶状体眼，临床已经证实

笔记

为硅油填充的眼球趋向于远视。有文献报道，用 Gullstrand 模型眼进行计算得出屈光度变化为 +8.00～+9.00D，若无晶状体眼填充硅油后，其更趋远视化，屈光不正约为 +11.00～+13.00D，视网膜图像较原眼放大了约 12%，成为双眼不等像，由此诱发一系列的双眼视觉平衡和视功能问题。

硅油通常填充时间较长，可在相当长一段时间内影响眼球的屈光和调节。了解硅油对屈光状态的影响，可以对硅油填充的病人矫正视力时做到有据可依；对硅油填充后并发白内障的病人在取出硅油同时行白内障手术有助于估算人工晶状体度数。硅油眼的验光步骤基本上同普通的验光步骤，可在电脑验光或检影验光的基础上，结合综合验光仪或插片主觉验光的结果确定处方。

（三）人工晶状体眼验光

随着小切口超声乳化技术的发展，使得白内障复明手术日趋完美。但部分病例由于人工晶状体屈光度计算不准确而造成过矫或欠矫，白内障术后散光等原因也给病人带来一些术后屈光问题的困扰。人工晶状体植入术后，人工晶状体的反光影响检影验光对结果的判断。因此可结合电脑验光，得到相对准确的初始验光度数。再通过综合验光仪或插片主觉验光，确定适合病人的个体化处方，使人工晶状体植入术后残余屈光不正得以完全矫正，获得更满意视力。

白内障术后早期验光时间选择为术后 1 个月，术后 1 个月刺激症状明显减轻或消失，角膜创口基本愈合，术后散光降到较小度数并趋于稳定。为了使病人尽早获得较好视力可以配适过渡眼镜。待术后 3～6 个月白内障手术角膜切口完全愈合稳定后再配适更准确的眼镜。如果仅存留单眼视力，为获生活视力也可在术后 2 周即可配戴过渡眼镜。而对于幼儿为早日获得正常视觉刺激，防止弱视也可在术后 1 周即配适过渡眼镜。

（四）无晶状体眼验光

由于外伤、手术或先天异常所致的晶状体缺如，而又因各种原因没有植入人工晶状体的眼称为无晶状体眼。晶状体缺如造成的屈光不正为高度远视，正视眼白内障术后的无晶状体眼多为 +10.00～+12.00D，若病人术前有远视或近视，可按 Oswalt 公式：

$$R_2 = K + 1/2R_1$$

其中 R_2 为须矫正屈光度，R_1 为原屈光度。如果术前为 +4.00D 的远视，白内障术后屈光度为 12.00D+4.00/2=+14.00D。如果术前为 −5.00D 近视，白内障术后屈光度 12.00D+（−5.00/2）=+9.50D。这种方法虽欠准确，但对于无晶状体眼屈光矫正处方选择起参考作用，尤其是对幼儿无晶状体眼。

配戴框架眼镜矫正无晶状体眼，由于厚凸透镜棱镜效应明显、视野小、像差大，因此，戴镜适应很重要。单眼无晶状体眼由于屈光参差太大，不能用框架眼镜达到预期的矫正效果，这时可配戴接触镜。另外，无晶状体眼调节功能消失，近距离阅读时需附加 +3.00～+4.00D 的眼镜。可配适远、近两副镜片，也可配适双焦或多焦镜片。

（五）接触镜前后验光分析

验光包括裸眼验光和戴镜验光，其目的是确定是否需要配戴角膜接触镜以及需配戴的接触镜类型和度数。详细内容见本系列教材《接触镜学》。

验光获得的处方是以框架眼镜平面为验光参考面，拿到处方后，应该通过分析处方球性部分和散光部分，获得接触镜度数。具体如下：

1. 等效球镜度数计算 当处方的屈光度数小于 4.00D 时，顶点距离差异可以忽略，直接参考处方选择接触镜。

当处方出现散光时，若选用球性软镜，可将散光度数的一半加到球镜读数中，称为等效球镜度。等效球镜度数计算采用最小弥散斑原理，即规则散光状态形成 Sturm 光锥，当最小弥散斑落在视网膜位置时，视力相对最佳。

2. 顶点距离换算 若等效球镜度数大于 4.00D，则应该进行顶点距离换算。

顶点距离换算公式：$F_{cl}=F_g/(1-d\times F_g)$，$F_{cl}$ 为接触镜屈光度，F_g 为框架眼镜屈光度。

（六）角膜塑形镜前后的验光分析

角膜塑形术是通过使用特殊设计的接触镜，逐步使角膜的弯曲度扁平，从而降低近视度数，提高裸眼视力的一种可逆性非手术方法。在角膜塑形镜片验配中，配戴者的科学选择是成功的关键。理想的屈光矫正范围在 −0.5～−4.0D 之间，角膜散光小于 1.5D，角膜曲率在 42～46D 之间。如同其他接触镜的验配一样，角膜塑形镜片在验配过程中需要完整的检测，同时还有一些特殊的检测，例如角膜地形图贯穿于在初次验配及以后各次随访中，便于观察和比较配戴前后的角膜形态变化情况。

（七）低视力病人的验光分析

对于低视力病人的主觉验光，当视力为 20/50 甚至更低，或者无法进行常规验光时，使用试镜架验光。在试镜架主觉验光中使用最小可觉差异（just noticeable difference，JND）来提高病人的最佳矫正视力。能诱导出清晰和模糊间的明显改变的最小屈光力，称作最小可觉差异。临床上将病人的原镜度数或检影度数作为试镜架上的初始屈光度。

检查方法：将所得视力转换成 Snellen 视力，Snellen 视力的表达形式为检查距离（20 英尺）/ 设计距离，如 0.1 转换成 Snellen 视力就是 20/200，计算 JND=± 设计距离 ×0.01/2，则 JND=±1.00D。若 +1.00D 较清晰则试镜架上 +1.00D，若 −1.00D 较清晰则试镜架上 −1.00D，直至差不多清晰。确定球镜度数后，矫正散光：根据球镜全矫后的视力，选择 JCC 透镜的度数（表 5-2）。柱镜轴向的调整量可像在综合验光仪上一样从 30°→ 15°→ 5°→ 1° 的顺序进行。注意在整个过程中，应鼓励病人看下一行更小的视标。散光矫正后，应用 JND 技术再次矫正最佳球镜。详见本系列教材《低视力学》。

表 5-2　JCC 透镜度数选择

视力	JCC 透镜度数
20/50 或更好	±0.25D JCC
20/60～20/100	±0.50D JCC
20/125～20/160	±0.75D JCC
20/200 或更差	±1.00D JCC

二、验光中常见问题的处理原则

验光的主要目的是提供处方，让被检者在日常应用中看得清晰、舒适、持久，同时又不会对视力或眼睛造成任何损伤。由于对视力的需求和感觉个体差异很大，虽然我们可以通过临床规范验光方法获得被检者正确的屈光不正情况，但该数据不一定是该被检者最合适的处方。所以，要让每一个个体满足看得清晰、看得舒适、看得持久的需求，没有完全固定的模式可以遵循，但许多临床医师积累了很多经验，我们总结如下，供参考使用。

（一）成人问题的处理原则

已配戴原处方较久且无不适主诉的成人如果发现正确的处方与原处方相差比较大时，我们的原则是：尽量保守，在原处方的基础上，变化尽量小，对年纪越大的，要越保守。

1. 如果原来的眼镜处方可以继续用，不改变原处方 如果被检者对原处方很满意，我们若要改变原处方时需要花比较多的时间进行核实，确证新处方更好，不然造成被检者"不

笔记

满意"的几率会比较高。因此，如果发现被检者对目前的处方没有任何的抱怨，为了避免更改处方后引起被检者的不满，原则上可以让被检者继续使用原处方。

即使被检者对原处方没有任何抱怨，我们也要通过临床方法证明被检者拥有安全驾驶的功能视力（0.5 以上），确保被检者可以清晰合理地运用自己的视觉功能。如使用原处方达不到安全驾驶的视力需求，我们就需要更换处方，我们可以通过演示，如更好的视力、更好的立体感觉，让被检者在更换前有确凿的资料和信心。

2. 如果原来的眼镜不能用，要给予合适的验配　如果被检者对原处方有所抱怨，那么要对被检者进行规范验配，并给予其合适的眼镜处方。对被检者的处理要正确、适当且适度，但不要害怕改变处方。

3. 低度的屈光不正如何处理　如果被检者只有低度的屈光不正，如何处理取决于被检者。要根据被检者的现病史，了解被检者是否有自觉的视物模糊等。如果被检者自觉视物模糊并有矫正要求，且这种视物模糊可以通过给予低度数的处方来矫正，则给予验配处方；如果被检者对目前的视力很满意，则不给予验配处方。

4. 成人柱镜处方的改变　验光的艺术性在成人的柱镜验配上体现得淋漓尽致。在这方面，争议较多，观点各异。有的检查者认为改变柱镜处方或者第一次为被检者下柱镜处方时要特别保守；而有的检查者却认为柱镜要足矫，除非被检者无法接受时才考虑更改。

为何柱镜处方成为一个难题？被检者配戴一副新的眼镜都会有一定的适应期。即使新的眼镜度数与被检者原来一直配戴舒适的处方一样，被检者仍会觉得与原来的眼镜不一样。这是因为镜片基弧、材料及外形的改变都会影响视力。但如果只是球镜处方的改变，则很容易适应。如果柱镜处方也发生了改变，则适应起来会相对困难。这是因为柱镜的改变会引起视物时物体的距离、大小、形状的改变，甚至发生物体的扭曲，走路时物体倾斜等感觉上的扭曲，有的甚至会产生头痛、呕吐等不适。如果给予一段时间的适应，多数人都会适应新的处方并克服刚刚配戴时的不适。关键的问题是配戴者能否在排斥眼镜前适应。

柱镜的适应与许多因素有关：①年龄：被检者的年龄越大，适应性越差；②个体差异：每个人的适应性，包括对适应的理解和耐心都是不一样的；③柱镜的性质：柱镜轴在垂直和水平方向时比在斜轴时容易适应，柱镜轴向的改变比度数的改变更难适应。散光度数越大，周边像差越大，散光轴向的偏差造成的不适就越厉害；④配戴原处方的时间：被检者配戴原处方的时间越长，适应柱镜的变化需要的时间就越长。

5. 除去成人处方的原过矫部分要谨慎　常规的处方我们建议避免过矫，但是对于已经配戴很久且已经适应过矫处方的成人配戴者，我们的更改要谨慎。由于他们已经习惯了以前的过矫状态，如果轻易改变这种状态，会造成被检者一段时期的视远模糊而无法接受新的处方。因此，如果被检者在这种过矫状态下会获得清晰和舒适的视力，可以保留原处方度数。

如果被检者过矫过多，造成一种远视状态而出现远视者的症状，如阅读困难、视近模糊或视近疲劳等，这时就必须为被检者重新制定处方以去掉过矫的部分，并正确引导被检者适应开始时的视远模糊。

6. 在老视者的原阅读附加上减度数要谨慎　老视者通常配戴阅读单光镜、双光镜或渐变镜。近用度数是远用度数和近附加的代数和，通过镜片测度仪在阅读区测得的度数即为此度数。如果被检者已适应了原来的近用度数，一般不要改变。通常情况下，如果远用处方改变时，会影响到整个阅读区的度数。因此，远用度数改变时，近用度数通常不要轻易改变，以使被检者保持清晰的阅读视力。

（二）对于年幼者问题的处理原则

1. 弱视　在弱视的儿童，要尽可能完全矫正，同时在弱视专科医师指导下尽早进行弱视训练。

2. 儿童散光的处理　对于双眼都是高度散光者,尽管这样的儿童双眼不存在竞争现象,但双眼均有可能造成弱视。因此要完全矫正,即使与原处方散光存在较大差异。

3. 儿童近视的处理　许多研究认为过矫或欠矫均会导致近视度数增加加快,目前基本建议是全矫。

4. 儿童远视的处理　一般情况下,轻度远视可以不予矫正。但如果是轻度远视伴随高的 AC/A,则有可能造成内斜而引起弱视,所以,这种情况要给予矫正。

以上内容只是在临床经验积累基础上的处理原则,具体的思考和处理方式,可参见第四章。

（胡　亮）

二维码5-2
扫一扫,测一测

参 考 文 献

1. 齐备. 实用验光学. 北京:中国轻工业出版社,2014.

2. Nancy B Carlson,Daniel Kurtz. Clinical Procedures for Ocular Examination. 3rd ed. New York:McGraw-Hill Medical,2003.

笔记

双眼视觉功能理论基础和临床检查方法

视觉是一种极为复杂和重要的感觉，人所感受的外界信息，80% 以上来自于视觉，除了视敏度外，其他对光的感受，对各种物体形式、大小、形状和颜色等有关的感觉功能，均属于视觉范畴。正常情况下，人类所获取的视觉信息由双眼共同担当，双眼做出同等程度的贡献是获得清晰视觉、舒适视觉的前提与保障。

人眼的调节及双眼协调能力是维持其清晰舒适的必要因素。如果在婴幼儿及儿童时期，其双眼视觉问题没有被妥善诊治，则可能导致弱视。因此，在眼视光学临床常规检测项目中必须包含基本的双眼视觉测量。本章将阐述双眼视觉功能临床基本检测方法以及与其相关的理论基础。

第一节　双眼视觉功能理论基础

一、概述

（一）双眼视觉的基本概念

双眼视觉（binocular vision）的定义：外界物体在两眼视网膜相应部位（即共轭点或对应点）所形成的像，经大脑视觉中枢融合成一个完整的立体形象，这种功能称为双眼视觉或双眼单视。因此双眼视觉并不仅仅是双眼一起看，而是双眼的视觉输入信号被相对平衡地用于形成最终的单一像。

融像（fusion）是指将各眼的像融合成单一物像的过程，它是感觉和运动两个因素的融合或结合。因此为了获得双眼视，我们必须拥有两种类型的融像：

1. 感觉融像（sensory fusion）　感觉融像是视觉皮质的神经生理和心理过程，指将双

笔记

眼的感觉信息结合起来形成单一物像的能力。其检查方法有：立体视觉检查和 Worth 4 点法等。

2. 运动融像（motor fusion）　运动融像是指为了获得单一物像，双眼进行协调性运动并使双眼保持匹配一致的能力。其检查方法有：Hirschberg 测试、Krimsky 测试、遮盖试验和集合近点测试等。

为了便于阐述和研究功能性视觉，我们人为地将视觉系统分为感觉系统和运动系统，各自的检查方法不同，但实际上它们是一个整体，同时并共同发挥作用。感觉系统主要完成一个"看"的过程，眼睛将光线曲折聚焦在视网膜上，视网膜将光的冲动传递到神经中枢，最后产生对物体形状、颜色、运动和空间相对位置的认识。而为了使感觉融像出现，病人必须通过眼外肌的运动使双眼匹配一致。两者相互协同，最终完成双眼单视。

（二）双眼视觉的优点

双眼视很复杂，无论感觉融像或运动融像出现障碍，都会产生很多问题。那么为什么人类还需要双眼视呢？原因是：①拥有双眼使我们在一眼发生疾病或其他问题后还有"备用"眼；②双眼视可消除单眼的生理盲点且拥有更大的视场。左右眼有各自的视场，当双眼均睁开时，右眼的视场与左眼的视场相重叠，重叠的这部分称为"双眼视场（binocular field）"，该区域的任何物体同时在右眼和左眼成像，双眼视场区有最好的精细运动协调，有很好的深度觉（即立体视）。双眼视场区的颞侧为单眼视场，单眼鼻侧视场的大小与其鼻子高低有关，从而也会影响双眼视场区的大小（图 6-1）；③双眼往往可以提供更好的视感知，比如人的双眼视力往往比单眼视力要好；④由于双眼视能产生良好的深度觉，即立体视，使我们拥有更精细的运动协调能力、更灵巧的操纵技能、对三维空间有更好的认识

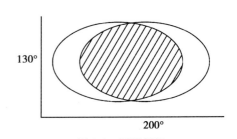

图 6-1　双眼视场
200° 是双眼视野范围，130° 是单眼视野范围

（如打篮球、缝线、使用裂隙灯等）。立体视是双眼视的真正优点。

虽说双眼视能产生良好的深度觉，但深度觉线索并非都来自双眼，仅用一眼也可凭单眼的深径和个人经验提示来判断外物距离。通过学习，单眼视线索也能提供深度觉，单眼深度觉线索包括（图 6-2）：①几何透视；②重叠；③空间透视；④光线和投影；⑤视差；⑥相对水平线的高度；⑦调节；⑧集合；⑨其他。

感觉融像和运动融像的出现必须具备以下条件：①双眼功能正常；②右眼和左眼的视网膜像在大小、照明和颜色上一致；③双眼运动协调，像落在双眼的黄斑部。

许多原因会造成融像功能的异常。例如，双眼屈光参差的病人视网膜像的大小不等，就有可能无法形成正常的感觉融像；如果病人一眼有致密的白内障，双眼视网膜的照明就不同，可能就没有正常的双眼视；如果病人斜视，双眼视轴不一致，各眼看到的像不同，可能无法将其融合成单个像。

感觉融像和运动融像取决于眼睛的某些特点：如局部信号、主视方向、共轭点及生理性复像等。

1. 局部信号（local sign）　局部信号是从双眼的视网膜被刺激点出发对特定空间方向的主观性识别。局部信号是视觉系统先天的特性，使我们了解物体在空间的相对位置。尽管从定义看好像是视网膜现象，但实际上是大脑皮质现象，视皮质上有代表视网膜被刺激点的精确位置。即使不通过视觉，用微小电极从眼后刺激视网膜，所产生的闪亮幻觉，也是根据刺激部位的不同位置出现在空间一定的方向和部位。

笔记

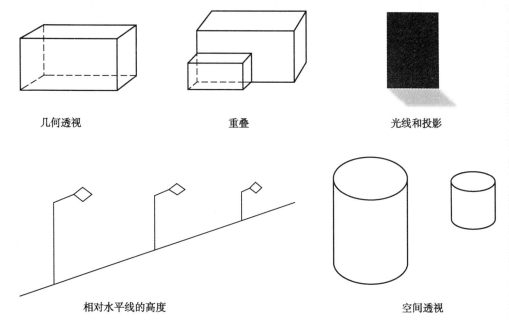

几何透视　　　　　　　　　　重叠　　　　　　　　　　光线和投影

相对水平线的高度　　　　　　　　　　空间透视

图 6-2　单眼深度觉线索

如果成像在黄斑部，则认为物体在正前方，因为黄斑部的局部信号是在正前方；当物体成像在鼻侧视网膜，因为视网膜鼻侧的局部信号来自颞侧，局部信号告诉我们物体在眼的颞侧；如果物体成像在视网膜颞侧，视网膜颞侧的局部信号来自鼻侧，则局部信号告诉我们物体在眼的鼻侧（图 6-3）。从图中可以看出，视场右边的物体落在视网膜黄斑部的左侧；视场左侧物体落在视网膜黄斑部的右侧。

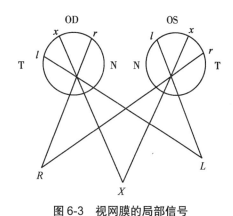

图 6-3　视网膜的局部信号

x 表示黄斑，l 表示黄斑右侧，r 表示黄斑左侧

2. 主视方向　正常眼黄斑中心凹的局部信号正对前方，这就是主视方向（principal visual direction），围绕黄斑中心凹视网膜上其他感觉器的局部信号所对应的方向为次视方向。所有物体的空间位置均是相对主视方向而言的。当我们注视物体时，物体的像落在黄斑中心凹。在注视物鼻侧的物体成像在视网膜黄斑部的颞侧；在注视物颞侧的物体成像在视网膜黄斑部的鼻侧；在注视物上方的物体成像在视网膜黄斑部的下方；在注视物下方的物体成像在视网膜黄斑部的上方，因此整个世界在视网膜上成倒像。

在上图中双眼视网膜上各有三个物体的像，共有六个像，但对于一个具有正常双眼视的人来说，他看到的应该是三个像而不是六个像，这是因为他双眼运动匹配一致（运动融像），并且将右眼和左眼的像进行融合（感觉融像）。

3. 共轭点　为了使感觉融像出现，右眼视网膜像和左眼视网膜像必须到达视皮质同一个位置。在双眼视网膜上具有相同视觉方向的对应点，它们将神经冲动送到视皮质的同一点上，产生感觉融像，这些点称为共轭点或对应点（corresponding point）。成像在共轭点的物体看起来是单个的，成像在非共轭点的物体看起来是双个的，非共轭点的刺激称为视网膜视差（retinal disparity），视网膜视差的量较小时会产生三维立体视觉，而视网膜视差的量增大至超过一定范围时会产生复视。

所有形成视网膜共轭点的空间位置可以用图形来表达，为一个实心的范围，称为单视圆（horopter circle）（图 6-4）。

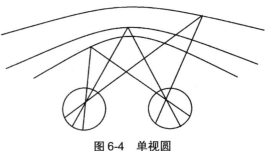

图 6-4　单视圆

请注意，单视圆不是一条曲线而是一个实心范围，这是因为维持双眼单视并不严格要求双眼视网膜点点对应，只要一眼视网膜的刺激点和另一眼视网膜的刺激点在帕努姆区（Panum 区，Panum's area）内，都会产生双眼单视，两点间可以有一定的视差，但视差的量较小，不会产生复视（详见本系列教材《双眼视觉学》）。

4. 生理性复视　在特定的固视距离，物空间的一些点可形成视网膜共轭点，从而产生单一像，而其他点在视网膜上形成非共轭点，产生复视，这种复视是正常的，不同于异常双眼视如斜视的病理性复视，被称为生理性复视（physiological diplopia）。

生理性复视有两种情况：①同侧复视，当注视近处物体时，远处物体将出现同侧性复视；②交叉复视，当注视远处物体时，近处物体将出现交叉性生理性复视（图 6-5）。

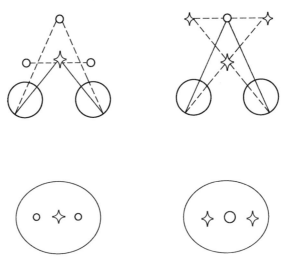

图 6-5　生理性复视
左图为同侧复视，右图为交叉复视

二、感觉融像和运动融像

（一）感觉融像

有正常双眼视的人有正常的感觉融像，即能将右眼和左眼的像合成后形成单个物像的能力。我们常规用立体视检测方法检测感觉融像功能，当立体视异常时用 Worth 4 点法来检测。

检测感觉融像必须将两个不同的像分别成在两眼的视网膜上，然后用某种方法来检测是否能将其合成单个物像。

感觉融像有四种类型：同时视（simultaneous perception）、重叠（superimposition）（1 度融像）、平面融像（flat fusion）（2 度融像）和立体视（stereopsis）（3 度融像）。拥有正常双眼视的人具备上述四种感觉融像类型，双眼视异常的病人可能只有部分类型。

1. 同时视　同时视并不是融像，只是双眼能同时看到物体，检查的方法为，将一图像放在右眼，另一图像放在左眼，问病人是否能同时看到两个像。

2. 重叠　重叠为 1 度融像，除了左右眼能在同一时间看到不同的像外，病人能够在同一位置定位两个像。当一个像在右眼，另一个像在左眼的对应点上，病人能在同一位置上

笔记

看到两个像,如图 6-6 所示,右眼看到的是老虎,左眼看到的是笼子,具有同时视的被检者可看到老虎恰好在笼子里。

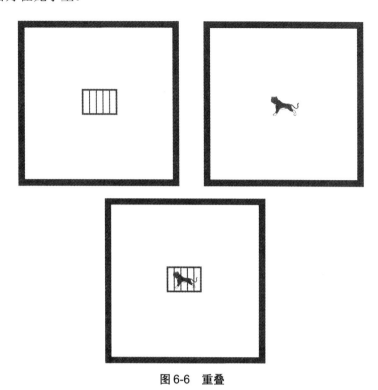

图 6-6 重叠

3. 平面融像 平面融像称为 2 度融像,落在各眼视网膜上的像有相同的细节也有不相同的细节,但无深度知觉,图 6-7 表示平面融像:左、右眼均看见兔子的轮廓,左眼看到的兔子没尾巴,但手捧鲜花,右眼看到的兔子有尾巴,但手中没有鲜花,融像后看到的是手握鲜花并带有尾巴的兔子。

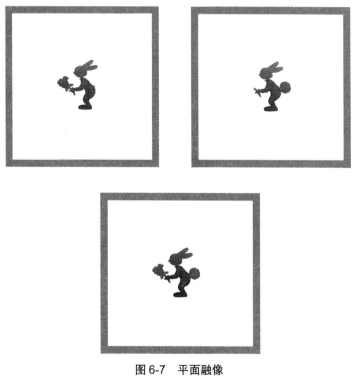

图 6-7 平面融像

4. 立体视觉 立体视检测个体是否能将右眼和左眼的两个像结合成单个三维立体像。可通过《立体视觉检查图》、Randot 检查、Titmus 检查等来测试。临床上，我们通常先测试立体视（感觉融像最高级阶段），如果立体视正常（立体视锐度小于 60″），一般可以认为其低级的感觉融像功能正常；如果立体视异常（立体视锐度大于 60″），我们可以用 Worth 4 点法作平面融像功能测试。

（二）运动融像

人眼通过运动融像来保证感觉融像的最终形成。双眼通过协调运动保持双眼视线始终交叉在同一注视目标上被称为是正常的运动融像，运动融像的特征是双眼运动的对称性，根据人眼眼外肌的运动特点，可分为集合性融像和散开性融像，分别通过双眼集合/散开运动使得注视目标最终落在双眼视网膜对应点上。

当双眼同时视状况下，由于双眼非对称的集合和散开使得注视视标未落在双眼视网膜的对应区域，从而无法最终产生正常的感觉融像，这种情况就是我们所谓的"斜视"。

三、眼外肌运动

人眼在观察事物时会相对于头部进行运动，而每一眼的运动由六条眼外肌控制。这六条眼外肌，由三条脑神经支配：动眼神经（CN-Ⅲ，支配上直肌、下直肌、内直肌和下斜肌），滑车神经（CN-Ⅳ，支配上斜肌），展神经（CN-Ⅵ，支配外直肌）。这些神经的活动由中枢神经系统内复杂的回路所控制。

许多问题会导致眼外肌或控制其功能的脑神经出现功能异常。检查眼外肌的运动使我们可以对这些问题进行筛查。要理解眼球运动的检查首先得理解肌肉是如何控制眼球运动的，而要理解肌肉的运动，首先得回顾一下眼眶、眼球和眼外肌的解剖特点。

1. 眼眶 或称眼窝，是容纳眼球的骨性框架。眼眶是颅骨的一部分，由多块骨头构成。眼眶不是一个圆形的窝，而是呈金字塔形状，四壁比较平坦，相互之间形成一个合适的角度，构成一个矩形的底。眼眶的尖对应于金字塔的顶并指向头的后部。

图 6-8 显示了眼眶解剖的重要特征。眼眶的尖不是指向头的正后方，双眼眶的内壁（最靠近中央）几乎互相平行，而外壁（离中央最远）接近互相垂直。换句话说，"眼眶的轴"指向外侧，眼眶似乎有点向外看而不是朝前看。

2. 眼球 如图 6-9 所示，仍然是眼眶的俯视图，但每个眼眶内加入了眼球的相对位置。

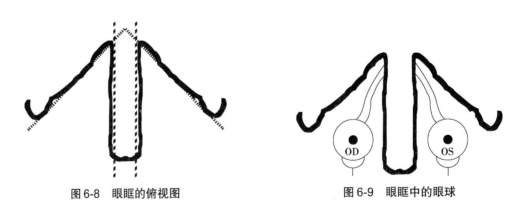

图 6-8 眼眶的俯视图　　　　图 6-9 眼眶中的眼球

首先请注意，眼球不像眼眶是朝外的，而是向正前方看的并且视轴互相平行。这是一个健康的正常人朝远处看时的情形，他的眼睛处于"正位"。眼球只占了眼眶容积的一部分，眼眶的大部分空间都填满了脂肪、眼外肌，小部分被视神经占据（包括第Ⅱ脑神经，CN-Ⅱ）（图 6-9）。眼球相对于眼眶运动，把眼球的运动描述为绕一个支点的转动是最形象的，这个

笔记

支点我们称眼球的"转动中心"。

3. 眼外肌　通常用"肌肉的作用"来形容肌肉收缩舒张时引起的运动。眼外肌通过变短(收缩)或变长(放松)的方式牵动眼球产生转动。

眼外肌的作用可以被理解为作用于眼球的力的矢量和。某些眼外肌有好几个作用,相当于它们在眼球上施加了多个方向的力,那么它们收缩时会引起不止一种类型的眼球运动。

双眼向正前方注视时的眼位称为原眼位或第一眼位,此时眼肌收缩引起的眼球主要转动方式为主要作用,其次要转动方式称为次要作用。眼外肌分为两种:直肌(四对)和斜肌(两对)。

(1)直肌:包括内直肌、外直肌、上直肌以及下直肌。在原眼位时,其主要作用分别是进行内、外、上、下运动,由于上、下直肌与视轴方向呈23°夹角,上直肌除了上转的主要作用外,还有内转和内旋的次要作用;下直肌除了下转的主要作用外,还有内转和外旋的次要作用。

(2)斜肌:包括上斜肌和下斜肌。上、下斜肌与视轴呈51°角,因此上斜肌的主要作用是内旋,次要作用是下转和外转;下斜肌的主要作用是外旋,次要作用为上转和外转。

(3)协同肌和拮抗肌:单眼某一眼外肌行使其主要作用时,还有其他的眼外肌来协助完成,起协助作用的眼外肌为协同肌。如眼球向上注视时,上直肌和下斜肌是协同肌。眼外肌的运动还需要限制,以免超出运动范围,相互抑制的眼外肌称为拮抗肌。协同肌在某个运动方向是协同的,而在另一个方向运动就有可能是拮抗的。例如,上直肌和下斜肌在上转时是协同肌;它们在旋转运动时是拮抗肌,因为上直肌引起眼球内旋,而下斜肌引起眼球外旋。

六条眼外肌组成了三对相互制约的主要拮抗肌:①水平运动拮抗肌:外直肌与内直肌;②垂直运动拮抗肌:上直肌和下直肌;③旋转运动拮抗肌:上斜肌和下斜肌。

(4)配偶肌:双眼朝同一方向共同运动时,使双眼向同一方向运动的肌肉称为配偶肌。例如,向右侧注视时,右眼外直肌收缩,左眼内直肌必须同时等量地收缩,才能保持双眼单视。当大脑计划产生一次共轭运动时,它必须发送信号到一眼的眼外肌以及对侧眼中该眼外肌的配偶肌,产生等量作用,这可以想象为大脑发送等量的神经信号到这对配偶肌。因此,在这里我们引入 Hering 法则,即只要是共轭运动配偶肌都接受等量的神经支配,值得注意的是某些因素可能会影响一只眼睛移动的量,但神经信号仍然是等量的。

双眼同向运动有六组配偶肌即六组诊断眼位,如图6-10所示。

向右注视,配偶肌为右外直肌和左内直肌;

向左注视,配偶肌为左外直肌和右内直肌;

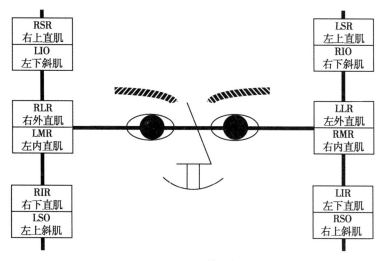

图 6-10　双眼的配偶肌

二维码 6-1
动画　六条
眼外肌的走
行和功能

向右上注视,配偶肌为右上直肌和左下斜肌;

向左上注视,配偶肌为左上直肌和右下斜肌;

向右下注视,配偶肌为右下直肌和左上斜肌;

向左下注视,配偶肌为左下直肌和右上斜肌。

四、调节和聚散

二维码6-2
动画　调节
的过程

调节和聚散是维持正常视力和视觉功能的基本要素,正常的调节和聚散是保障清晰视觉和用眼舒适的前提。在临床工作中,调节和聚散的测量是必不可少的,尤其在正确矫正屈光不正后和排除眼部疾患情况下,仍存在视疲劳、视力模糊、近距离工作相关眼酸、眼痛、复视等症状时,调节和聚散的测量尤为重要。

(一)调节的机制

睫状肌是由自主神经系统控制的,同时接受交感神经和副交感神经的支配。

1. 副交感神经的支配　副交感纤维起自 E-W 核。这些纤维与第Ⅲ对脑神经伴行穿出中脑,后与第Ⅲ脑神经分支的下支伴行入眶,之后离开动眼神经下支进入睫状神经节成为副交感根并形成突触。节后副交感神经纤维(包含在睫状短神经内)进入眼球内,行至眼前节支配瞳孔括约肌和睫状肌。

2. 交感神经的支配　交感神经支配睫状肌,并在调节中起作用。交感纤维沿着颈交感干走行,在颈上神经节形成突触,节后纤维在颈内动脉周围形成颈动脉神经丛,通过颈动脉管入颅。支配眼部组织的交感神经纤维从海绵窦的神经丛发出,部分随三叉神经眼支入眶,在眶内沿鼻睫神经,再随睫状长神经至眼前节支配虹膜开大肌和睫状肌。交感神经对睫状肌的支配总结如下:

(1)交感神经对睫状肌主要是抑制作用,其通过 β- 肾上腺素受体来完成,主要是 β_2 受体。

(2)交感神经的作用较小,最大幅度是 $-1.5D$ 左右。

(3)正常的视觉环境中,交感神经的时间效应比副交感神经慢,达到最大效应需要10~40秒;而副交感神经只需 1~2 秒。

(二)调节的生理

早期的研究表明眼屈光度的改变与眼轴的伸长,角膜曲率的改变或瞳孔大小的变化有关。然而在 1677 年,Descartes 首次提出眼屈光度的改变与晶状体的形状改变有关。这个论断后来被 Young 所证明。

Helmholtz 对浦肯野第Ⅲ像和第Ⅳ像(分别通过晶状体的前表面和后表面所成像)的研究发现:在调节的过程中,晶状体的前表面曲率增加明显而使得前表面向前拉伸,而晶状体的后表面的曲率变化不大从而其后表面位置也几乎不变。在非调节的状态下,晶状体的前表面几乎是一球形面,曲率半径约是 11~12mm。在调节的状态下,晶状体的中间(约3mm)范围内的前表面变凸,变成一曲率半径为 5mm 左右的球形面,而晶状体的周边区几乎没有变凸甚至有变平坦的趋势(图 6-11)。图 6-12 是晶状体的前表面曲率半径随调节刺激的变化而改变的趋势图。

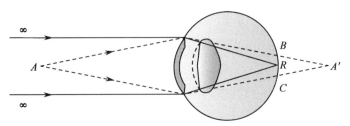

图 6-11　晶状体及其调节时的变化

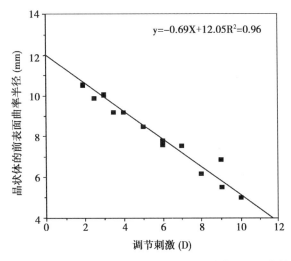

图 6-12　晶状体的前表面曲率半径随调节刺激的变化而改变的趋势图

（三）调节的分类

1. 张力性调节（tonic accommodation，TA）　张力性调节是指人眼在无任何视觉刺激情况下的调节状态，亦称为暗调节或暗焦点。由于睫状肌处于生理性紧张状态，所以张力性调节并非为零，而是处在一定的张力范围，大部分人在 1.5D 左右。在科学研究以及临床上张力性调节通常是在"开环（open-loop）"条件下来测量，即没有任何视觉刺激下，人眼处于完全静息位的状态，如完全黑暗环境（total dark）、极低对比度环境（Ganzfeld）或者空旷视野（empty field）、使用低空间频率的 DOG（difference of Gaussian）视标以及针孔镜（pinhole）等都是常用的开环方式。在开环条件下，没有任何视觉刺激，故可以去除反应性调节和聚散性调节，测得的调节量即为张力性调节。

眼球睫状肌的张力是张力性调节的解剖基础，而自主神经包括副交感神经和交感神经的神经兴奋，是张力性调节的生理基础。张力性调节在近距离工作后发生的量的改变（又称调节适应）与屈光不正的发展有关。除此之外，它还有一些其他的临床意义，如与器械性近视、夜间近视等有关，所以张力性调节一直是近视研究领域的重要参数之一。

2. 近感知性调节（proximal accommodation）　某些情况下，虽然注视视标不具有任何调节刺激，例如通过光学系统将视标成像在远处，但是由于观察者心理感知视标不断移近或观察视标的器械在眼的近处，因而产生相应的调节反应。近感知性调节多出现在近距离工作或者近距离检查的时候，由于病人了解或者看到眼前的工作情况和检查仪器而引起调节反应，因此又称为器械性调节，它可能是引起视觉疲劳的因素之一。

3. 聚散性调节（convergence accommodation，CA）　聚散性调节是指由于人眼聚散改变而导致的调节反应的变化。人眼在注视近距离物体时，为保持双眼单视，调节与集合之间形成相互影响的联动关系。一般情况下，即使调节刺激不变，集合发生改变时，调节反应中的聚散性调节也会发生相应变化。

4. 反应性调节（reflex accommodation）　反应性调节是指当物像由于离焦等原因变"模糊"时，人眼为了获取并保持物像清晰而作出的调节反应改变。视网膜中心凹由于视觉分辨力较高，对模糊敏感，故此处的模糊成像成为触发该部分调节的主要因素。反应性调节是调节反应中最重要的部分，并且也是所占比例最大的一部分。

（四）聚散的机制

聚散（vergence）即为会聚（集合或辐辏）和发散（散开或分开）两个过程，为双眼相对于头的位置的双眼镜像运动，是由两对水平作用的眼外肌（双眼的内直肌和外直肌）协同作用

笔记

引起的，它们分别受各侧的动眼神经和展神经支配。而这两条神经又分别是由集中于中脑灰质和脑桥的动眼神经核和展神经核的细胞体轴突延伸而成。

动眼神经核：位于中脑上中央灰质的顶盖部，在上丘脑之下，紧靠大脑导水管下方，并与其并排走行，长约5～6mm，在第三和第四脑室之间延伸。由于动眼神经除内直肌外，还支配上、下直肌，下斜肌等多组肌肉，动眼神经核常被分成若干核区，其中主核（侧核）分成几个区带，每一区带对应于一对眼外肌的运动，依次为提上睑肌、上直肌、内直肌、下斜肌和下直肌提供运动神经元。中央核则被认为是在集合过程中兴奋内直肌的协调中心。

展神经核：位于第四脑室的底部，脑桥下端的背盖中，该神经核内含有大、中、小神经细胞，其中大型细胞支配外直肌。

眼球水平聚散（集合与散开）的目的是使注视目标保持在双眼同视点上并保持其位置。聚散反应是由数个基本的聚散神经支配的组合共同决定的。绝大多数神经支配是由"线索"所引起。这些"线索"是指视觉环境可鉴别的特征，与视标的距离有关。它们与引起深度觉和距离感的"暗示"很相似。

Maddox（1893年）提出水平聚散运动是由四种神经支配的总和所驱动，因此聚散可以分为4类：张力性聚散、调节性聚散、距离感知性聚散和融像性聚散。张力性聚散提供了一个稳定的平台，以此为基础其他的聚散神经冲动才能有效发动；当对模糊像启动调节时，调节性聚散增加了额外的聚散神经支配；融像性聚散通过增加任何保持双眼单视所需的额外的神经冲动完成聚散反应。距离感知性聚散是由于心理上或生理上感知注视物的距离而产生的聚散现象，例如感受到目标在近处时，发生集合现象。Maddox提出的聚散分类理论作为理解眼球聚散运动和解决临床问题的基础沿用至今，仍被认为是基本正确的。但现在研究已明确聚散神经冲动的产生和完成远比Maddox模型复杂，也比以前所想的与调节系统的相互作用更复杂。

（五）聚散的基本参数

集合（convergence）和散开（divergence）是双眼同时向内或向外的协同运动。

集合以棱镜度（△）为单位，1△即为光线通过1m远的距离产生1cm的垂直偏离（图6-13A）。例如：一位病人瞳距60mm，注视离双眼1m远处的中央某一点，则每只眼睛向内转3△（1m偏离3cm），双眼集合即为6△。又如，当双眼注视眼前50cm远的一点时（瞳距60mm），每只眼的集合为6△，双眼为12△（图6-13B）。再如，注视距离为6m，瞳距仍为60mm，则每只眼的集合为0.50△，双眼为1△。集合需求的计算公式是：

集合需求 = 瞳距（cm）/ 注视距离（m）（瞳距为双眼转动中心的距离，注视距离为视标到双眼转动中心连线的垂直距离）

集合的大小与眼的转动中心和眼镜平面有关，但眼的转动中心不止一个点，且每只眼都有差别。通常认为转动中心位于角膜顶点后14mm或镜架平面后27mm（图6-14A）。

临床中测量调节大小通常以眼镜平面为基准，因此综合验光仪上近距离阅读杆的刻度是以镜架平面为零点，如当近距离阅读杆的读数是40cm时，调节刺激即为2.50D；而集合大小的测量是以双眼转动中心的连线为基准的，因此，集合刺激的计算则要加上2.7cm，即为42.7cm。如果病人的瞳距是64mm，测量距离为40cm，则每只眼所需的集合为3.2/0.427=7.49△，约为7.50△，双眼约为15△（图6-14B）。

（六）聚散的分类

1. 张力性聚散（tonic vergence）　张力性聚散是指双眼从解剖静息位向生理静息位的移动，从解剖角度来看，双眼位置散开，是张力性聚散使双眼相对位置接近，而转变成生理静息位。当我们测量水平位隐斜视距离时，我们实际检查的就是双眼生理静息位。如果病人有"适量"的张力性聚散，他的远距隐斜视为零，即正视位；如果病人的张力性聚散度偏大，其远距隐斜视为内隐斜；如果病人的张力性聚散度偏小，其远距隐斜视为外隐斜。

笔记

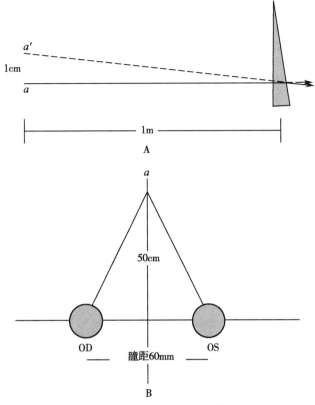

图6-13 集合的基本计算

A. 1个单位棱镜度的概念 B. 正常情况下,在50cm注视点的集合量

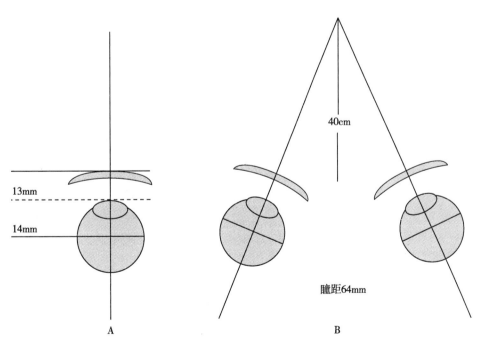

图6-14 临床上集合需求的计算

A. 眼球转动中心和眼镜平面 B. 双眼集合后棱镜度计算示意

2. 调节性聚散(accommodative vergence) 调节性聚散是当人眼调节改变时引起的聚散度的变化。Johannes Müller(1842年)发现当他改变调节时,眼的聚散也随之发生变化,Müller将被检者左眼遮盖,在右眼前将视标从注视远距视标变到注视近距视标,注视眼未

笔记

发生明显移动，但被遮盖的左眼却内转，Müller 因此证明了调节能产生一定量的集合，可以用图 6-15来表示集合和调节之间的关系。

在 Müller 的试验中，当右眼注视远距视标 A时，左眼被遮盖，由于融像被破坏，左眼将继续其隐斜视位置，即由于张力性聚散度而处于生理静息位。当右眼注视近距视标 B 时产生调节，当右眼调节时，左眼发生内转，该调节刺激引起的调节性集合使左眼眼球转动而到达相应位置。

正常的近距水平隐斜视在 $4^{\triangle}\sim6^{\triangle}$ 外隐斜范围内称为生理性外隐斜，调节性集合产生了近距水平位隐斜视。

3. 距离感知性聚散（proximal vergence） 距离感知性聚散称为自主性聚散或心理性聚散，多指感知注视物在近处而发生的集合现象，临床上，近感知性集合被认为是调节性集合的一部分，当我们通过某些仪器（如立体镜、显微镜和综合验光仪）检测时，会发现对仪器的近距感知会引起一定的集合。

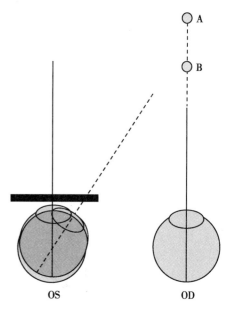

图 6-15　Müller 关于集合和调节之间关系的试验示意图

4. 融像性聚散（fusional vergence） 融像性聚散是为了使注视视标分别落在双眼视网膜黄斑相对应位置上所产生的双眼同时向内或向外的协调运动，融像性聚散消除了复像，产生双眼单视。融像性聚散有四种类型：集合、散开、上聚散和下聚散。当病人有隐斜视时，是融像性聚散使双眼从隐斜视位置移动到双眼注视同一视标的位置，并保持双眼的一致性。

（七）调节和聚散的相互作用

调节的神经冲动是通过负反馈机制获得的，负反馈是指通过动态反应来减少引发这一反应的刺激的过程。例如由视远到视近处目标时，起初像在视网膜上是离焦的，即产生一模糊斑。模糊被认为是启动调节的一个主要因素（Health，1956 年）。眼球对于像的模糊产生反应性调节的神经冲动作用于睫状肌后使晶状体变凸，产生调节，使离焦变小，模糊斑变小。假如初步的调节尚未使像变得足够清晰，这一调节反应会反复产生直至视网膜模糊斑减小到最小，这一反馈回路被称为调节负反馈环。融像性聚散的神经冲动也是通过负反馈机制而获得的。例如，交叉性视网膜视差刺激正融像性集合神经冲动的产生，使眼球集合。增加的集合减少了交叉性视网膜视差，如果初始的集合不能使眼轴准确对齐，视网膜集合反应会继续产生直至视网膜视差减少到一个最小值，这一反馈回路被称为聚散负反馈环。

五、斜视及隐斜视

斜视的分类方法众多。临床通常有以下几种方法。

（一）根据融合功能对眼位偏斜的控制状况分类

1. 隐斜视（phoria 或 heterophoria） 在无融像需求时，双眼视线没有保持平行或落在同一视标上的斜视。当双眼同时视时，病人的融像性聚散使双眼保持一致而未出现眼位偏斜；当缺乏足够融像刺激时隐斜就暴露出来。遮盖试验就是通过遮盖一眼将融像破坏而发现隐斜视的。在遮盖试验中，因为一眼被遮盖，不存在融像性聚散，被遮盖眼会转到其隐斜位置。

图 6-16 为两个不同类型的病人：外隐斜视和内隐斜视。由于均属于隐斜视，当双眼睁

笔记

开时,均表现为双眼单视。虽然两者都使用了融像性聚散,但是他们使用了不同类型的融像性聚散来满足他们的隐斜视要求,外隐斜的病人必须通过集合将其隐斜眼球位置移动到双眼单视位置,而内隐斜病人必须通过发散将其隐斜眼球位置移动到双眼单视位置,因此正融像性聚散补偿外隐斜,负融像性聚散补偿内隐斜。除了满足隐斜的双眼融像条件外,还必须有正、负融像性储备聚散,以满足保持双眼单视舒适的需要。

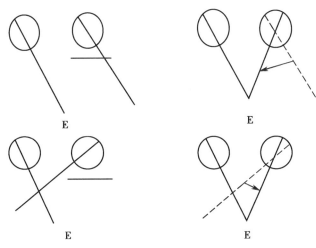

图 6-16　外隐斜和内隐斜

测量隐斜视的条件是:①破坏融像;②当融像被破坏后,能确定视轴的位置(即眼睛转向内、外、上、下);③能测量或中和隐斜视,在隐斜视测试中,我们使用棱镜将物像移动,使偏斜眼转动至双眼视线对齐的相应位置。

破坏融像有以下几种方法:①遮盖一眼(如遮盖试验);②棱镜;③滤片(如在 Worth 4 点试验中,红绿滤片使某些被检者隐斜视表现更明显,偏振片也能破坏融像);④将一眼的像变形(如 Maddox 杆,一种特殊的滤片);⑤生物隔膜(如立体镜和双目望远镜)。

当我们测量隐斜时,我们必须谨慎地控制影响因素,使结果具有良好的重复性和可信度。临床上常用的测量方法有:遮盖试验、Von Graefe 法和 Maddox 杆法。

2. 间歇性斜视(intermittent tropia)　部分时间被融合机制控制的斜视。

3. 恒定性斜视(constant tropia)　不能被融合机制控制的持续性斜视。

间歇性斜视和恒定性斜视均属于显斜视。显斜视(strabismus)即在正常双眼开放条件下,一眼固视某一目标时,另一眼的视线偏离该目标。当双眼视线无法交叉于同一物体时,双眼注视物体时所产生的物像落在双眼的视网膜非对应点上,结果出现复像,病人通常采用感觉调整来避免复像,如抑制一眼。间歇性斜视是隐斜视和恒定性斜视之间的一种过渡形式。

显斜视可能会出现美容问题和弱视问题。必要时需通过手术矫正,但即使眼位矫正后病人也不一定拥有正常的感觉融像,除非其感觉融像功能在早期已经发育完善。

(二)根据眼球运动及斜视角有无变化分类

1. 共同性斜视　眼球运动协调,在各个注视方向的眼位偏斜角度一致,即差异在 $5^{\triangle}$ 以内的斜视。共同性斜视几乎总是“代偿不足性隐斜”的结果,是指任何原因引起的隐斜量太大,融像性聚散不足以补偿的情况。因此,眼球的偏斜倾向变成一种明显的偏斜,即:隐斜视变成斜视。代偿不足性隐斜视是双眼视问题,它表明需要对病人进行全面的功能性分析并且对病人的功能性问题进行视光学处理。“肌肉的作用域”检查或遮盖试验结果是早期分析中的重要手段。另外,共同性斜视还可能是慢性病变发展的结果,例如单眼高度近视引

笔记

起的知觉性斜视。所以,当给这些病人安排视觉治疗时,不但要监测眼动时偏斜量的变化还要注意是否存在神经性疾病的其他体征,从而找出病因,及时给予治疗。

2. 非共同性斜视 眼球运动有不同程度障碍或限制,在各注视方向的偏斜角度差异大于 $5^{\triangle}$ 的斜视。可由严重的甚至危及生命的疾病引起,不可掉以轻心。

有几种方法可以确定斜视是共同性还是非共同性的。一个方法是检查"肌肉的作用域",让被检者手持红色镜片放在右眼前,用手电筒重复眼外肌检查。如有重影,他应该看到的不是一个白灯而是一白一红,此时询问被检者当他转动眼球时白灯和红灯之间的距离是否保持相等,或者在不同的位置白灯和红灯是否看起来明显靠近和分开。如果病人有单眼抑制(即你看到有斜视但他没有报告复视),肌肉的作用域检查可能不起作用,因为在眼球运动的时候也会有抑制。另一方法是在病人的每一个注视眼位时进行遮盖试验,注意观察斜视眼,如有必要,进一步测量偏斜量是否在不同的注视方向有变化。

一旦发现非共同性斜视,下一步就是鉴别功能障碍的眼外肌来帮助进行疾病的诊断和治疗。非共同性斜视根据眼球运动障碍的原因可以分为两种:一种是由于神经肌肉麻痹引起的麻痹性斜视;另一种是由于各种机械性限制引起的限制性斜视。要确定发生功能障碍的眼外肌,首先在肌肉的作用域检查中通过询问病人或仅在遮盖试验中通过观察来确定偏斜是水平的还是垂直的。

非共同性斜视根据眼球偏斜的方向可分为:①水平非共同性斜视,如果斜视是水平的,可通过回答如下两个问题来鉴别功能障碍的眼外肌。如果偏斜是"内斜"(即眼球转向内侧或对侧眼),则为一眼的外直肌出现问题。如果偏斜是"外斜"(即眼球转向外侧或远离对侧眼),则为一眼的内直肌有问题。如果偏斜在向左注视时更明显,则注视左侧的配偶肌之一(左外直肌或右内直肌)有问题;如果偏斜在向右注视时更明显,则注视右侧的配偶肌之一(左内直肌或右外直肌)有问题。同时考虑这两个问题,可以从四条水平直肌中缩小范围找到导致非共同性斜视的那条眼外肌。②垂直非共同性斜视,具有垂直方向作用的八条眼外肌(双侧上直肌、下直肌、上斜肌和下斜肌)中的任何一条功能障碍都可以导致垂直性斜视。鉴别麻痹肌可通过三个步骤(即 Park 三步法)来进行,每一步可减少一半肌肉的可能性。详细步骤可参见本系列教材《斜视弱视学》。

3. A V 型斜视 是在垂直方向斜视角有明显变化的水平斜视。

(三)根据注视情况分类

1. 交替性斜视 两眼可以自主交替注视,一般不会形成斜视性弱视。

2. 单眼性斜视 斜视只存在于某一眼,此类斜视容易产生弱视。

(四)根据发病时间分类

1. 出生后 6 个月内发生的斜视为先天性斜视或婴儿型斜视。

2. 6 月龄以后发生的斜视属于获得性斜视。

(五)根据眼球偏斜的方向分类

1. 水平斜视 包括内斜视和外斜视。

2. 垂直斜视 垂直斜视均为非共同性的。

3. 旋转斜视 角膜垂直子午线上端斜向鼻侧为内旋转斜视,斜向颞侧为外旋转斜视。

4. 混合型斜视 眼球偏斜含有两种或多种成分的。

第二节 双眼视觉功能的临床基本检测方法

双眼视的临床检测由一系列技术和方法构成,为了理解起见,本节按照融像功能检测、眼外肌基本检测、调节和集合检测等顺序描述,但在实际临床工作中,一般在初始检查部分

笔记

中包含眼外肌基本运动、调节和集合幅度、遮盖试验,以最简单最快速的方式对双眼视功能进行一次筛查,若发现异常,再考虑下一步的检查细节;若病人存在与双眼视有关的主诉时,则考虑在验光之后进行相关的融像或隐斜视等相关检查(表6-1)。

表6-1　调节和聚散检查项目在临床工作中的应用选择建议

项目	要求	测量时机	注解
调节幅度、集合近点	配戴习惯性矫正眼镜	常规测量,初始检查内容	快速、初略检查
NRA/PRA	全矫后测量	确定老视处方时测量 或视觉功能异常症状时测量	
调节反应 调节灵活度 张力性调节	全矫后测量	出现视觉功能异常症状时测量	
隐斜视	全矫后测量	出现视觉功能异常症状时测量	远、近均检测
BI/BO	全矫后测量	出现视觉功能异常症状时测量	远、近均检测

一、感觉融像和运动融像的检测

(一)Worth 4 点法(Worth 4 dot)检测

Worth 4 点法检测是通过配戴红绿镜片(右眼前红色镜片,左眼前绿色镜片),询问被检者观测到几个点及所观测到的红绿点的相对位置(图6-17)。

被检者对 Worth 4 点法检测的结果分析如下:

1. 融像反应　被检者看到4点,右眼和左眼的像落在视网膜对应点上,即有相同的局部信号:朝正前方。

2. 抑制反应　被检者仅看到2点,说明被检者左眼被抑制了,仅用右眼看;或者被检者仅看到3点,说明被检者右眼被抑制了,仅用左眼看。

3. 复像反应　被检者看到5点,说明2点成像在右眼的局部信号与3点成像在左眼的局部信号不同。根据红绿点的相对位置,可判断各眼视轴的位置,从而确定眼位的偏斜情况。

对 Worth 4 点法检测产生复像反应的被检者有两种类型:①在正常情况下不出现融像,说明这些被检者有斜视;②在正常情况下有融像,但当融像被红绿镜片破坏时,不能保持双眼的一致,说明这些被检者有隐斜视。

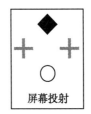

屏幕投射

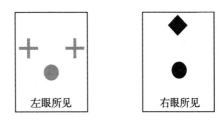

左眼所见　　　　右眼所见

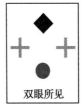

双眼所见

图 6-17　Worth 4 点原理及检测方式
正常人 Worth 4 点法检测结果

(二)Maddox 杆法测试(Maddox rod test)

Maddox 杆法测试是利用将一眼的像变形而破坏融像,使用局部信号来确定隐斜视的方向,用棱镜来测量隐斜视的量。Maddox 杆可以为红色或白色,可单独测试或在综合验光仪上进行测试。

将 Maddox 杆放在右眼,条柱方向为水平时测量水平方向的隐斜视,条柱方向为垂直时测量垂直方向的隐斜视。让被检者注视一光亮点,此时左眼看到一亮点而右眼看到一光带,光点和光带的位置关系由隐斜视类型决定,图 6-18 为 Maddox 杆测量水平隐斜视,正位者看到光带和光点重叠,图 6-19 为有一定量隐斜视者看到的情况,图 6-20 为 Maddox 杆测量垂直隐斜视,正位者看到的情况。

笔记

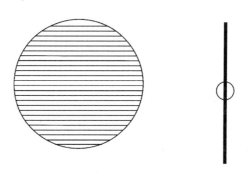

将Maddox杆放在右眼　　　　　　　正视者所看到的现象
作水平隐斜视测量　　　　　　　　　光点和光带重叠

图 6-18　Maddox 杆测量水平隐斜视，正位眼看到的情况

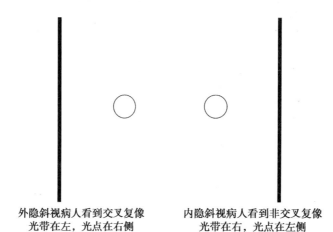

外隐斜视病人看到交叉复像　　　　　内隐斜视病人看到非交叉复像
光带在左，光点在右侧　　　　　　　光带在右，光点在左侧

图 6-19　Maddox 杆测量水平隐斜视，隐斜视者看到的情况

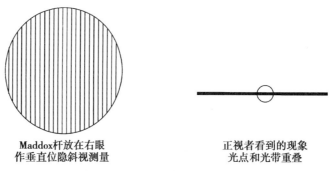

Maddox杆放在右眼　　　　　　　　正视者看到的现象
作垂直位隐斜视测量　　　　　　　　光点和光带重叠

图 6-20　Maddox 杆测量垂直隐斜，正位眼看到的情况

　　为了测量隐斜视的大小，将棱镜以合适的方向放在被检者的右眼（表 6-2），增加棱镜度数直至被检者看到光带和光点相重叠，这时棱镜度数即为隐斜视的度数。

表 6-2　测量不同隐斜视时所放置的棱镜方向

测量隐斜视方向	放置棱镜方向
外隐斜视	BI
内隐斜视	BO
左上隐斜视	右眼 BU
右上隐斜视	右眼 BD

（三）Von Graefe方法测量水平、垂直隐斜视

Von Graefe方法通过三棱镜破坏融像并测量隐斜视的量,建议在综合验光仪上进行,可分远距和近距测量,并且可测量水平和垂直隐斜视。在综合验光仪上将被检者的远距屈光矫正度数和远瞳距调整好,将Risley棱镜摆到被检者的注视孔前,调整棱镜时请被检者将双眼闭上,右眼前放置12$^\triangle$BI,左眼前放置6$^\triangle$BU,无论测量水平隐斜视还是垂直隐斜视均如此放置(图6-21)。

选择被检者双眼中较差一眼的最佳矫正视力上一行单个视标为注视视标。

图6-21　OD12$^\triangle$BI; OS6$^\triangle$BU

1. Von Graefe方法检测远距水平隐斜视　以12$^\triangle$BI作为测量棱镜,而6$^\triangle$BU作为用于破坏融像的分离棱镜。

（1）请被检者将双眼睁开,问他看到几个视标、它们的相互位置关系,此时应该看到两个视标:右上方和左下方(图6-22)。①如果被检者报告只看到一个视标,检查是否一眼被遮盖或未对准综合验光仪窥孔;②如果被检者报告看到两个视标,但是一个在左上方,一个在右下方,这时请增加右眼前的棱镜度数直至被检者看到视标相对位置为右上左下。

（2）让被检者注视左下方的视标,并保持视标清晰。

（3）在注视左下视标的同时用余光注视右上方的视标,并告诉他检查者会通过有趣的方法将上方的视标与下方的视标在垂直方向上对齐,并要求被检者在上下视标对直时报告。

（4）检查者以每秒2$^\triangle$的速度减少右眼棱镜度,直至被检者报告两个视标在垂直方向上对齐,并记住此时的棱镜底方向和度数,同时不要停顿,继续同方向转动棱镜直至被检者又看到两个视标:一个在右下方一个在左上方。

（5）然后反方向转动棱镜直至被检者报告两个视标又在垂直方向上对齐,记录此时的棱镜底方向和度数(图6-23)。

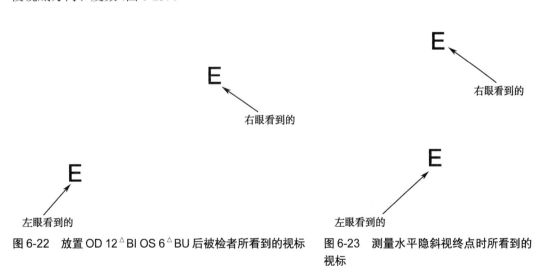

图6-22　放置OD 12$^\triangle$BI OS 6$^\triangle$BU后被检者所看到的视标

图6-23　测量水平隐斜视终点时所看到的视标

（6）若第4步和第5步的结果误差小于3$^\triangle$,则取其平均值;若其误差大于3$^\triangle$,则重复第4步和第5步。

检查结束时被检者右眼前的棱镜度即其隐斜视度数,棱镜的方向代表隐斜视的类型:BI代表外隐斜视,BO代表内隐斜视,0$^\triangle$代表正位。记录棱镜度和偏斜的类型(图6-24)。

笔记

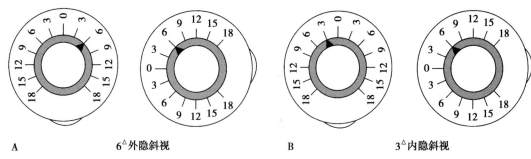

A　　　　　6△外隐斜视　　　　　　　B　　　　　3△内隐斜视

图 6-24　棱镜检查结果举例

举例：DLP：正位（ortho）。

DLP：2△外隐斜视。

DLP：4△内隐斜视。

2. Von Graefe 法检测远距垂直隐斜视　棱镜放置方法与"水平检测"相同，不同的是此时 6△BU 作为测量棱镜，12△BI 作为分离棱镜。

测量垂直隐斜视时，请被检者注视右上方的视标，并保持视标清晰，同时用余光注视左下方的视标，并告诉他检查者会通过有趣方法将左边的视标移动与右边的视标在水平方向上对齐，指导被检者当两个视标在水平方向上对齐时报告。

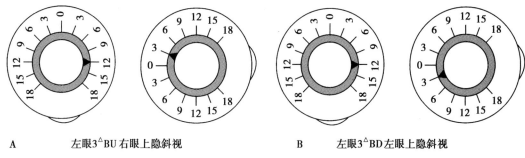

A　　　　左眼3△BU 右眼上隐斜视　　　　B　　　　左眼3△BD 左眼上隐斜视

图 6-25　棱镜检查结果举例

检查结束时被检者左眼前的棱镜度即其隐斜视视度数，棱镜的方向代表隐斜的类型。需要注意的是，发现一眼的下隐斜视，临床上通常记录为对侧眼的上隐斜视，隐斜视量不变。BU 代表右眼上隐斜视，BD 代表左眼上隐斜视，0△代表正位。记录棱镜度和偏斜的类型（图 6-25）。

举例：DVP：正位（ortho）。

DVP：2△右上隐斜视。

DVP：1△左上隐斜视。

3. Von Graefe 法检测近距水平隐斜视或垂直隐斜视　准备工作基本同远距测量，调整近距瞳距，使用近距离阅读杆和近距阅读卡上相当于 20/30 大小的孤立的横排或纵排字母。具体的检查步骤基本同远距测量。

举例：NLP：正位（ortho）。

NLP：2△外隐斜视，−1.00D　2△eso，AC/A：4/1

NLP：4△内隐斜视，+1.00D　3△exo，AC/A：7/1

NLP：1△右上隐斜视。

NLP：3△左上隐斜视。

（四）集合近点测量（会聚近点、辐辏近点 near point of convergence，NPC）

采用笔式手电筒、红玻璃、近调节视标（贴在笔式手电筒上或压舌板上，四个大小不同

笔记

的视标,从 20/25～20/200)、头灯。

1.被检者配戴习惯性矫正眼镜。

2.头灯朝向注视视标。

3.笔式手电筒或调节视标从40cm开始。

4.指导被检者注视视标,并要求其回答看到几个:

(1)如果视标看起来为两个,将视标移远些,直至视标为单个。

(2)将视标移向被检者,注意观察被检者的眼睛,直至被检者报告看到两个像,或检查者观察到被检者的一眼已偏离了注视视标。

5.记录该距离,即为被检者的集合破裂点。

6.将视标远离被检者移动,直到被检者报告由原来的双像变为单像或注意观察被检者的眼睛直至眼睛回到注视视标的位置。

7.记录该距离,即为被检者的集合恢复点。

记录 NPC(sc 或 cc),记录破裂点和恢复点,若被检者一直能保持双眼集合直至视标接近鼻子,记录为 TTN(To The Nose)。

正常参考值:破裂点:3cm±4cm,恢复点:5cm±5cm。

(五)Hirschberg 检查和 Krimsky 检查

检查双眼同时注视时,双眼眼轴的相对位置关系。检查时采用笔式手电筒、遮盖棒作为检查工具。

1.测量时被检者取掉眼镜。

2.检查者手持笔式手电筒。

3.检查距离约 50～100cm。

4.手电筒光直接照到被检者双眼,让被检者直接注视手电筒灯,遮盖被检者左眼,先检查右眼。

5.检查者自己的眼睛移到手电筒光正后方,观察右眼角膜反光点的位置。

6.该位置有以下三种:

(1)瞳孔正中央。

(2)瞳孔中央轻度偏鼻侧(正λ角,较为常见)。

(3)瞳孔中央轻度偏颞侧(负λ角)。

7.遮盖被检者右眼,重复步骤 4～6 检查被检者左眼。

8.移开遮盖片,检查者眼睛位于手电筒光正后方,观察双眼同时注视时角膜反光点位置,比较双眼角膜反光点的位置来判断(表 6-3)。

表 6-3　根据反光点位置判断眼位偏斜

斜视类型	角膜反光点相对位置
外斜视 exo	鼻侧
内斜视 eso	颞侧
下斜视 hypo	上方
上斜视 hyper	下方

(1)如果双眼角膜反光点在相同的相应位置上,则被检者没有斜视(图 6-26)。

(2)如果被检者任何一眼的角膜反光点在不同位置上,则被检者存在斜视(图 6-27)。

Hirschberg 检查可大概评估被检者近距离客观斜视角:反光点位于瞳孔缘,斜视度约 15°;位于角膜缘,斜视度约 45°;位于瞳孔缘和角膜缘中间,斜视度约 30°。需准确定量时可通过 Krimsky 法检查:根据斜视性质将三棱镜置于偏斜眼前方(放置方法同表 6-2),增加

笔记

棱镜度数直到双眼角膜反光点在相同的相应位置上。

如果双眼角膜反光点位置对称无偏斜，则记录：双眼正位（ortho）；如果任何一只眼角膜反光点有偏斜，则记录眼别、偏斜方向和偏斜的棱镜量。

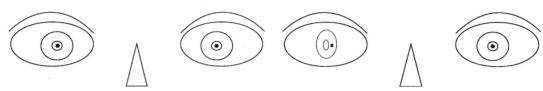

图 6-26　双眼角膜反光点位置对称，记录双眼正位　　图 6-27　右眼角膜反光点位置偏鼻侧，记录右眼外斜

（六）遮盖试验（cover test，CT）

遮盖试验是一种客观检查，包括两部分：①遮盖 - 去遮盖试验，可用于鉴别被检者隐斜视还是斜视，交替性斜视还是单眼恒定性斜视；②交替遮盖试验，可用于判断斜视或隐斜视的方向及大小。完整的遮盖试验先进行遮盖 - 去遮盖试验，然后进行交替遮盖试验，可进行远距和近距检查。检查时采用远用视力表、近用遮盖试验视力表、遮盖片、手电筒、水平和垂直的棱镜排。需注意以下几点：

1. 被检者配戴习惯用远矫正眼镜。

2. 视标选择

（1）远距离检查时，使用被检者双眼中较差眼的最好远矫正视力的上一行视标。

（2）近距离检查时，使用近视力表上能控制调节的单个视标，检查距离约 40cm。使用被检者双眼中较差眼的最好矫正视力的上一行视标或使用相应大小的图形视标。

3. 交替遮盖试验和遮盖 - 去遮盖试验时，在远距和近距约 40cm 处均须进行。检查者手持遮盖片，近距检查时被检者或检查者手持近视力表，放于被检者眼睛水平，并保持良好照明。

4. 室内的照明能使检查者可以观察到被检者眼睛的运动情况即可。

【遮盖 - 去遮盖试验】

区分斜视与隐斜视，同时可区分斜视是交替性或是单眼恒定性。

1. 检查左眼，双眼同时睁开，遮盖被检者右眼。在遮盖右眼的瞬间注意观察左眼的运动情况。如果左眼没有运动，表示在双眼同时注视视标时左眼的方向就是注视方向。

2. 检查右眼，双眼同时睁开，遮盖被检者左眼。在遮盖左眼的瞬间注意观察右眼的运动情况。如果右眼没有运动，表示在双眼同时注视视标时右眼的方向就是注视方向。

3. 假如在1、2两步中观察到双眼都没有运动，则被检者可能为正视或隐斜视。

4. 假如在1、2两步的任何一步中发现眼球移动，则被检者有斜视。区分交替性斜视与固定性斜视，开始遮盖一眼，在去遮盖瞬间，注意观察未遮盖眼的移动方向：

（1）如果在步骤1中右眼遮盖时左眼移动了，去遮盖右眼同时观察左眼。①如果去遮盖右眼瞬间，左眼没有移动，则被检者为交替性斜视；②如果去遮盖右眼瞬间，左眼移动了，则被检者为固定性左眼斜视。

（2）如果在步骤1中右眼遮盖时左眼没有移动，而在步骤2中左眼遮盖时右眼移动了，则去遮盖左眼，同时观察右眼。①如果去遮盖左眼瞬间，右眼没有移动，则被检者为交替性斜视；②如果去遮盖左眼瞬间，右眼移动了，则被检者为固定性右眼斜视。

【交替遮盖试验】

检查被检者的隐斜视或斜视的方向和程度，但不能区别是隐斜视还是斜视。

1. 让被检者注意盯住视标，并保持视标清晰。

2. 将遮盖片遮盖被检者右眼 2～3 秒，迅速移动遮盖片至左眼，观察去遮盖瞬间右眼的

笔记

移动方向。

3．将遮盖片遮盖被检者左眼 2～3 秒，迅速移动遮盖片至右眼，观察去遮盖瞬间左眼的移动方向。

4．重复 2、3 步骤多次。

5．根据去遮盖瞬间眼球的运动方向，可以判断眼球斜视的方向（表6-4）。

表6-4　根据眼球运动方向判断眼球斜视方向

去遮盖瞬间眼球运动方向	眼球斜视方向
向内	外斜视 exo
向外	内斜视 eso
向上	下斜视 hypo
向下	上斜视 hyper

6．眼球偏斜的方向可以用棱镜排测量　将棱镜排尽量靠近置于任何一眼前，重复交替遮盖试验，逐步增加棱镜度，直至交替遮盖试验中没有观察到双眼眼球运动。使用的棱镜方向同前表6-2所示。

记录时用"CT"或"cover test"表示；用 sc 表示屈光未矫正状态，用 cc 表示屈光完全矫正状态；D 表示远距离，N 表示近距离。用以下的缩写表示斜视类型：E 表示内斜视，X 表示外斜视，RH 表示右眼上斜视，LH 表示左眼上斜视；P 表示隐斜视，T 表示斜视；如果偏斜属于斜视，用 RT、LT、ALT 分别表示右眼斜视、左眼斜视、交替性斜视；可使用棱镜进行中和，并记录棱镜度。

正常参考值：远距离，$1^{\triangle}$exo（$\pm 1^{\triangle}$）；近距离，$3^{\triangle}$exo（$\pm 3^{\triangle}$）。

二、眼外肌运动检查

评价被检者双眼协同运动的能力。

1．被检者摘去眼镜，检查者手持笔式手电筒，通常继 Hirschberg 检查后进行。

2．指导被检者保持头位不变，眼球跟随灯光，在不同注视眼位不断询问被检者是否看到复像、疼痛或不适等。

3．灯光从被检者的双眼前正中开始（第一眼位，primary position）。

4．将灯光移动至另 8 个位置，图 6-28 所示。

5．同时观察被检者的角膜反光点（如同 Hirschberg 检查），灯光距离 30～40cm，各象限灯光移动约 40° 左右。

6．整个过程还需要观察　①眼球运动的流畅度；②跟随灯光的准确度和移动范围；③若被检者报告某注视象限有复像，需要进行精确的眼肌测量分析。

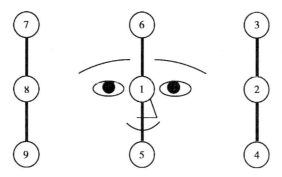

图6-28　眼外肌检查时手电筒的移动位置

笔记

正常参考值：EOM SAFE（smooth accurate full extensive）或 FESA。

通常情况下，眼球运动在各方向可达一定的位置，无法达到者为不足，超出者为亢进（表6-5）。

表6-5 正常情况下，眼球转动时可到达位置

眼球运动方向	眼球可到达位置
内转	瞳孔内缘可达上下泪小点连线
外转	角膜外缘可达外眦
上转	角膜下缘可达内外眦的水平连线
下转	角膜上缘可达内外眦的水平连线

三、调节和聚散检查

（一）调节幅度

1. 概念及测量方法

调节远点：当调节完全放松时，与视网膜黄斑中心凹共轭的物空间物点的位置。

调节近点：当充分调节时，与视网膜黄斑中心凹共轭物空间物点的位置。

调节幅度（amplitude，AMP）：调节远点和调节近点之间距离的屈光度表示形式。

公式：AMP= 远点屈光度 − 近点屈光度 =1/ 远点距离（m）−1/ 近点距离（m）（其中位于眼前的点其距离值为负值，而位于眼后的点为正值）；

如上式所示，若调节的远点位于光学无穷远处，则调节幅度等于调节近点即近点注视距离的倒数。有以下几种可以测量调节幅度的方法：移近法 / 移远法、负镜片法、动态检影法。

（1）移近法 / 移远法：旨在找出调节近点，即产生最大调节反应的调节刺激位置，在远矫的基础上进行的。移近法，将视标逐渐移近被检者直至其报告视标持续模糊为止；移远法，将视标置于近点之内并逐渐移远直至视标变清晰。移近法测得的调节幅度往往高于移远法测得的调节幅度，差异有显著意义。在临床上，通常采用一种折中的方法，即取移近法和移远法测得的调节幅度的平均值。

（2）负镜片法：在此法中，视标被固定于 40cm 处，眼前逐渐增加负镜片度数直至被检者不能看清视标并且视标持续模糊。调节幅度即所增加的负镜片总度数（取正值）加上工作距离的屈光度（2.5D）。

负镜片法中，在负镜片增加的同时，被检者看到的视标逐渐变小；而在移近法中，视标位置变化，随着视标逐渐移近，被检者看到的视标逐渐增大，同时可能诱发一定量的近感知调节。因此对于同一被检者，往往移近法测得的调节幅度值明显高于负镜片法所测量的结果。

（3）动态检影法：验光的方法也可以用于测量调节幅度，最常见的是动态检影法，利用一系列的调节刺激通过检影中和的方法测量其调节反应，直至获得最大的调节反应。

2. 调节幅度检测的影响因素

（1）年龄：年龄是影响调节的重要因素。调节幅度随年龄的增加有下降趋势，当被检者年龄超过 40 岁时，有可能出现"老花"而无法看清近距视标，所以须在给予一定近附加基础上才能按照常规程序测量调节幅度。在调节幅度判断时需考虑年龄的因素（图 6-29）。Donders 和 Duane 报道每年调节幅度将有约 0.3D 的下降。

（2）单眼和双眼测量：移近法和移远法可以单眼也可双眼测量，当单眼测量时，主要影响因素是视网膜模糊像启动的调节（反应性调节）；当双眼测量时，被测者要求保持单一的

笔记

清晰的视标，除了反应性调节之外，还有集合性调节的成分，因此双眼测量的调节幅度会高于单眼测量的调节幅度。Duane（1912 年）的研究证实双眼测量的调节幅度高于单眼测得的调节幅度，在 8～15 岁的个体，差别有 1.0～2.0D，随着年龄的增加，差别逐渐减少。而另有研究则观察到相反的结果：即双眼和单眼的差异随年龄的增加有升高的趋势。当双眼测量调节幅度时，必须注意测量的是沿视轴方向视标至眼镜平面的距离 OA（图 6-30）。

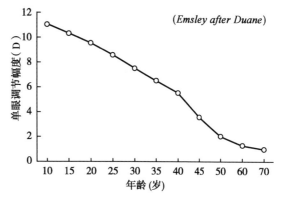

图 6-29　有关年龄与调节幅度的关系

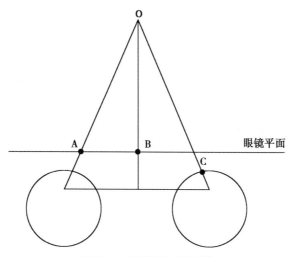

图 6-30　调节幅度的测量

（3）注视角度：当注视的角度改变时，所测得的调节幅度也有差别，图 6-31 表示不同的注视角下测得的调节幅度，因此，在综合验光仪上的测量结果与个体在习惯注视位下测得的调节幅度是有差异的。

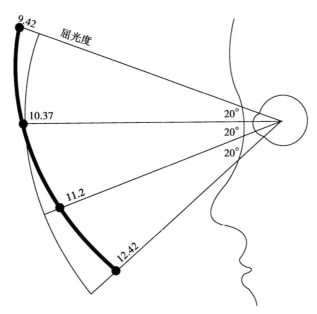

图 6-31　注视角度和调节幅度的关系图

（4）视标的尺寸：对于注视较大尺寸的视标，视标笔画的重叠较少，调节幅度的值可能会增加，而较小的视标所测得的调节幅度将偏低（图6-32）。

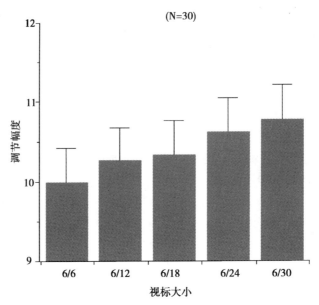

图6-32　视标尺寸和调节幅度的关系图

（5）气温：地理环境对调节幅度及老视发生的年龄有影响。有报道认为居住在赤道附近的人老视发生较早，这可能与温度较高有关。

（6）屈光不正：许多研究认为调节幅度受屈光不正的影响，认为近视者调节幅度比远视和正视者高，也有资料报告正好相反。

（二）调节反应

调节刺激为诱发个体产生调节的物体，一般指放置在眼前近距的某注视视标，以该视标至眼镜平面的距离（m）的倒数来表达调节刺激的量。调节反应为个体应对某调节刺激所产生的实际调节。调节反应大于调节刺激量或调节反应低于调节刺激量可分别以"调节超前"或"调节滞后"来表达，调节反应与调节刺激量的差异能反映个体对同一调节刺激所作出的调节反应的准确性。

对于一定量的调节刺激，不同个体有不同的调节反应，图6-33表示各调节刺激下的调节刺激量-调节反应曲线。对近距离物体进行调节时，视网膜共轭点较所视物体稍偏远，换言之，对于近距离视标的调节反应通常低于调节刺激量，表现为调节滞后，它们屈光度的差值就是调节滞后量；调节反应大于调节刺激量时表现出调节超前，其屈光度差值即为调节超前量，这种情况不常见。调节反应可通过动态检影法等客观方法和融像性交叉柱镜（FCC）等主观测量法获得（详见第七章老视）。在这里，主要介绍四种测量调节反应的客观方法：

1. MEM 动态检影法　将中央有一个窥孔的测试卡安装在普通检影镜上，检查者从窥孔中观察被检者的接近视轴的反光影动，通过判断检影反光的宽度、速度和亮度确定调节滞后的量（图6-34）。

主要工具有：检影镜、MEM检影镜测试卡、试镜片或排镜。将MEM测试卡粘贴在检影镜上，被检者配戴习惯性远矫正眼镜或将远矫正处方镜片加在试镜架上。测量在双眼注视状态下进行，通常先测右眼，再测左眼。

测试卡和检影镜离被检者的眼镜平面一定距离，通常为40cm，使用垂直方向的平行光或发散光检影光带进行检影。指导被检者阅读测量卡上的字母或字，在被检者阅读的时候，检查者快速检影，观察瞳孔中央区的影动。

笔记

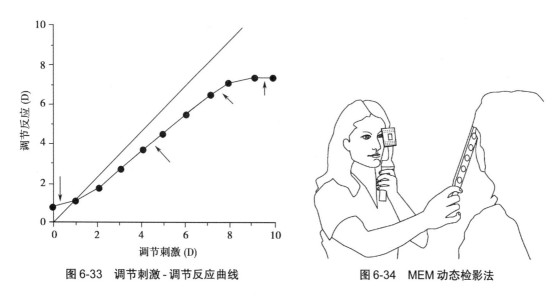

图 6-33　调节刺激 - 调节反应曲线　　　　　　图 6-34　MEM 动态检影法

如果检影镜以平行光或发散光反射,则顺动表示调节滞后,逆动表示调节超前;中和现象表示调节刺激和调节反应相等。检查者快速评估中和顺动所需的正镜片度数,代表调节滞后的量。调节反应即为调节刺激量减去调节滞后量。整个过程快速是关键。

记录为:MEM 法 OD:+0.50D;OS:+0.75D(正表达为调节滞后,负表达为调节超前)。

2. Nott 动态检影　即将检影镜在测量视标卡平面的后面作移动以测量调节滞后(图 6-35)。测试卡放置在综合验光仪的阅读杆上而不是将其黏附在检影镜上,测试卡离被检者眼镜平面 40cm,让被检者通过远距主觉验光处方注视测试卡上的视标,检测者发现顺动说明有调节滞后,检测者慢慢后移直至看到中和检影反光,调节刺激的屈光度为检测距离(m)的倒数,如果测试卡离眼镜平面为 40cm,则调节刺激为 2.50D,当观察到中和点时检影镜离眼镜平面的距离(m)倒数就是调节反应屈光度,如果在检影镜离眼镜平面 50cm 时观察到中和点,则调节反应为 2.00D,在这种情况下调节滞后为 0.50D。

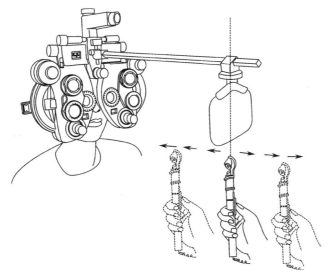

图 6-35　Nott 动态检影示意图

3. 低度镜片中和动态检影法　即测量出使调节刺激和调节反应屈光度相等的镜片度数,检影镜和测试卡保持离被检者相同的距离,通常离眼镜平面 40cm。测量开始时被检者配戴远距屈光矫正处方,如果发现顺动(检影镜以平行光或发散光反射),则说明有调节滞

笔记

后,以 0.25D 的增率增加正镜直至检影出现中和,然后记录所加正镜的度数,即为调节滞后量(图 6-36)。调节反应即为调节刺激量减去调节滞后量。例如在 40cm 处的测量结果为 +0.75D,说明调节反应比调节刺激量(2.50D)低 0.75D,所以调节反应是 1.75D。

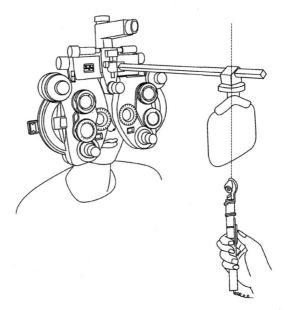

图 6-36 低度镜片中和动态检影法

4. 双眼开放视野红外自动验光仪 双眼开放视野红外自动验光仪克服了传统电脑验光仪内置视标限制,可以在开放视野、双眼同时注视的条件下测量不同距离调节刺激所引起的调节反应。

(三)相对调节

负相对调节(negative relative accommodation,NRA)是指在双眼付出一定量调节和集合的基础上,保持集合不变,能放松的最大调节量,即在全矫的基础上加正镜至模糊,所增加的正镜量为负相对调节量。正相对调节(positive relative accommodation,PRA)是指在集合保持固定的情况下,能调动的最大调节量,即在远距矫正的基础上加负镜至模糊,所增加的负镜量为正相对调节量。

NRA/PRA 所表达的是在双眼保持正常融像的前提下,被测眼增强调节和放松调节的能力。测试时双眼是同时进行的,此时调节改变所引起的调节性聚散变化可通过融像性聚散得到代偿。该测试是视功能测试的一部分,常规应用于老视验配中(详见第七章老视),对主诉近距离工作有视觉疲劳等症状者,亦作为常规测量。具体测量方法如下:

在综合验光仪中放好被检者的远距屈光矫正度数(非老视者),如果被检者为老视者,再加上近附加度数;将近距注视卡放在 40cm 处,照明良好,光源需要照亮注视卡;调整好近瞳距,确认双眼均无遮盖。指导被检者注视近距视力表上最佳视力上一行或两行的视标。先做 NRA,即双眼同时增加正镜片(以 +0.25D 为增率)直至被检者首次报告视标持续模糊("首次"是指被检者注意到视标变模糊但仍能阅读出来),记录增加的正度数总量。将综合验光仪中的度数重新调整到起始度数,让被检者确认此时视标是清晰的,开始做 PRA,即双眼同时增加负镜片(以 -0.25D 为增率),直至被检者首次报告视标持续模糊,记录增加的负度数总量。如 NRA/PRA:+2.25/-2.50;NRA/PRA:+1.00/-1.00。

正常非老视者:NRA:+2.00(±0.50)/ PRA-2.37(±1.00),老视者:变化较大,但是近附加和 NRA 的总量不超过 +2.50D,当老视近附加合适时,NRA 和 PRA 的绝对值应该是相等的。

笔记

（四）调节灵活度

调节灵活度是指调节刺激在不同水平变化时人眼所作出的调节反应速度，即测量人眼调节变化的灵敏度。调节刺激在两个不同的水平交替变换，每次变换后视标一旦变清晰，请被测者立即报告，并随即变换调节刺激，如此循环反复，计算一分钟内的循环数（完成两个调节刺激水平下的检测算一个循环）。调节刺激的改变可以用镜片度数的不同或注视视标距离的不同来改变，前者常称为"镜片摆动法"，后者称为"距离摆动法"。

测量调节灵活度的标准方法是采用一对一侧为 +2.00D 而另一侧为 −2.00D 镜片的反转拍（flipper）进行镜片摆动法测量。测量在近距屈光矫正的基础上进行，起始 +2.00D，测试距离通常为 40cm，要求看近距视标 0.8～1.0 大小（4.9～5.0）的视力行，测量 1 分钟内的循环数（circle per minute，CPM）。

使用大字母视标、低度数镜片反转拍、较近测量距离，则调节灵活度数值会增大，所以检查者必须维持一致的测量技术指标。调节灵活度的测量与强度工作效力有关，所以 Rouse 等建议如果在一分钟测试中被测不通过，则需重复第一、二分钟和第三分钟，如果灵活度速率还在测试平均分以下，或者第二分钟和第三分钟中递减，则说明测试不通过。

调节灵活度可在单眼或双眼状态下测量，主要适用于非老视病人，所使用的基本工具有：2.00D 反转拍、近距视力表、眼罩、偏振眼镜和偏振阅读片和记时表、照明光源等。被检者配戴全矫眼镜，检查者手持阅读卡，距离眼镜平面 40cm。双眼同时测量时，最好使用偏振片来监测是否存在单眼抑制，单眼时不需要用。整个测量过程需提供良好的照明。

若负片通过困难，表示调节张力不足；正片通过困难，表示调节无法放松，正负片均通过困难说明调节灵活度差。若单眼不能通过，双眼通过考虑调节问题；反之考虑聚散问题。

单眼调节灵活度示意图具体测量过程如下：遮盖被检者左眼，手持反转拍将 −2.00D 镜片放在其右眼前。使其通过镜片能清楚看到近 40cm 处阅读卡，翻转反转拍后开始计时，此时被检者眼前放置的是 +2.00D 镜片，一旦阅读卡变清晰时被检者立即报告，检查者则迅速将反转拍换至 −2.00D 镜片，阅读卡再次变清晰时被检者报告，此时完成一个循环，重复上述测量至 1 分钟时间结束。记录 1 分钟内共有多少个循环，重复以上程序测量左眼（图 6-37）。

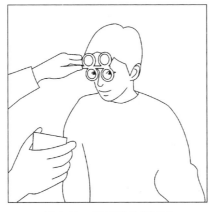

图 6-37 采用反转拍测量

双眼检查时让被检者双眼配戴偏振眼镜，将偏振阅读片放置在阅读物前。重复以上步骤测试双眼状态下的调节灵活度，测试过程若发现一眼无法看到阅读物，则说明存在单眼抑制，做好记录。分别记录单眼和双眼调节灵活度，如 OD：12cpm；OS：11cpm；OU：5cpm。

（五）集合幅度

集合幅度是指双眼内转能保持双眼单视的最大内转量，是集合功能表达的重要参数之一，临床常用集合近点法（NPC）进行测量，即在双眼保持融像状态的聚散能力。NPC测量的具体方法参见本节感觉融像和运动融像的检测部分。

（六）正负融像性聚散

为了测量正负融像性聚散度，即测量双眼的集合/散开力，我们必须使被检者的双眼同时朝内或朝外运动，棱镜可以达到这个目的。我们让被检者注视一视标（通常选择较差眼最好视力上一行的单个视标），将棱镜放在双眼眼前，通过增减棱镜量使被检者的眼球发生相应移动。

如果我们将底朝内的棱镜（BI棱镜）放在双眼前时，光线通过棱镜朝基底偏折，将像移向各自视网膜黄斑的鼻侧，被检者为了保持融像，使该物像重新落在双眼黄斑区，双眼眼球必须外转，因此，双眼前的底朝内棱镜引起病人双眼散开。当双眼前的棱镜度数增加时，被检者双眼继续散开以保持物像始终在其双眼黄斑部位置，直至其双眼无法继续朝外转动时，他将看到双像，此时所加的棱镜量代表了被检者的负融像性聚散范围（negative fusion vergence，NFV）（图6-38A）。

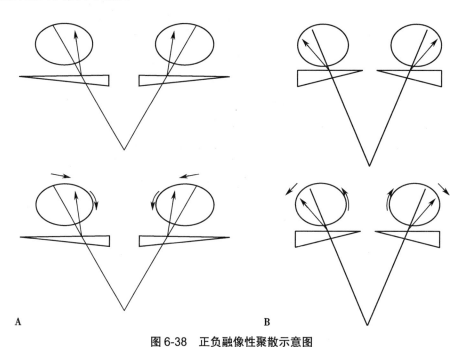

图6-38 正负融像性聚散示意图

A. 负融像性聚散　B. 正融像性聚散

同理，当我们将底朝外棱镜（BO棱镜）放在双眼前时，引起双眼集合。随着眼前底朝外棱镜度数的增加，两眼继续集合以保持物像始终在其双眼黄斑部位置，直至被检者双眼无法继续朝内转动时，他将看到双像，此时所加的棱镜量就是被检者的正融像性聚散范围（positive fusion vergence，PFV）（图6-38B）。

做水平聚散度测量时，请被检者注视视标，当视标出现模糊时报告（模糊点），当视标出现双个时报告（破裂点），当视标又变回成单个时报告（恢复点）。

模糊点：表示被检者的正融像性聚散无法代偿由棱镜引起的视网膜视差，引发调节性集合代偿，故无法保持原有的调节状态，但仍然保持双眼单视。

破裂点：表示被检者调动所有的聚散能力仍然不能保持双眼单视，因融像被打破而出现复视。

恢复点：说明被检者从复视状态重新回到双眼单视，在破裂点出现后通过减少棱镜量使诱发的视网膜视差下降到被检者又能用聚散系统代偿的范围。

笔记

　　当我们测量水平聚散度时，我们记录三个数据：①被检者报告出现模糊时的总棱镜度数；②被检者报告出现双像时的总棱镜度数；③被检者报告重新变成单一像时的总棱镜度数。

　　集合/散开能力的测量分为水平方向测量和垂直方向测量、远距测量和近距测量。因为临床上垂直测量数据利用很少，所以常规只做水平方向的远距和近距集合/散开力测量。以下举例描述远距测量，近距测量除使用近距视标、调整近瞳距以及增加照明外步骤同远距测量。

　　集合/散开力水平方向（远距）测量：在综合验光仪上将被检者的远距屈光矫正度数和远瞳距调整好。选择被检者双眼中较差一眼最佳视力上一行单个视标为注视视标。检查者将 Risley 棱镜摆到被检者双眼注视孔前，将刻度均调到垂直零位（图 6-39），使其能在水平位调整棱镜度。

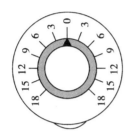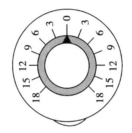

图 6-39　Risley 棱镜摆放位置

　　指导被检者睁开双眼，问他看见什么。此时应该看到一个清晰的视标，如果看到两个视标，结束该检测，诊断为"复视"。指导被检者注视视标时尽量保持视标清晰，请被检者出现以下现象时报告：①视标模糊（模糊点）；②视标变成两个（破裂点）；③视标又变为单个（恢复点）；④视标移向左边或右边，这时说明一只眼睛被抑制，通过询问视标朝哪一个方向移动就可以判断哪一眼被抑制。视标会移向非抑制眼前的棱镜顶的方向，例如：如果检测 BO 聚散时，被检者报告视标移向左边，说明右眼在注视，左眼被抑制。

　　先做 BI 检测再做 BO 检测。这是因为 BO 检测所诱发的调节和集合有可能无法短时间内完全放松，从而有可能影响 BI 的检测结果。以每秒 1$^\triangle$的速度同时增加双眼前棱镜，有时被检者并没有感觉视标模糊（模糊点）就直接看到视标变成两个，当被检者报告"视标变成两个"（破裂点）时，要继续增加一定的棱镜量。然后以同样的速度同时减少双眼前的棱镜度，直到被检者报告"视标又变成单个"（恢复点）。

　　记录当被检者分别报告模糊点、破裂点和恢复点时的双眼棱镜度数总和。若没有观察到模糊点，则用"x"表示；若测得恢复点时的棱镜方向与原来相反（如：做 BO 检测，报告恢复点时双眼前棱镜为 BI），则用"−"表示，举例：远距聚散力：BI x/10/4；BO 12/18/8；远距聚散力：BI 右眼抑制；BO 4/6/−2。

　　正常参考值：根据 Morgan 标准（临床成人人群）：远距 BI x/7/4，标准差 x/3/2；远距 BO：9/19/10，标准差 4/8/4。根据 Saladin 和 Sheedy 标准：远距 BI x/8/5，标准差 x/3/3；远距 BO 15/28/20，标准差 7/10/11。

（七）AC/A 比率

　　如上文所述，调节和聚散是一个联动系统，调节变化会引起相应的聚散，而聚散也会诱发调节的改变。临床上比较常用的表达该系统关系的参数为调节所引起的集合，其测量结果可以表达调节/聚散系统的功能。

　　Müller 试验证明，调节和集合一起出现，当出现一定的调节量时，不同个体会出现不同量的集合,因此用每单位调节引起的调节性集合(以棱镜度来表示)和每单位调节(以屈光度 D 来表示)的比率来表示它们之间的关系,即 AC/A 比率。AC/A 比率有一个正常的分布范围,65% 的人群的 AC/A 比率在 3/1～5/1 范围内,平均为 4/1,AC/A 比率对某一个体来讲相对稳定,但随年龄的增长会有些变化。

临床上有两种方法确定 AC/A 比率:梯度性(gradient)AC/A 和计算性(calculated)AC/A,这两种方法均称为临床性 AC/A 或刺激性 AC/A 测量。临床上我们所给的调节刺激量并不等同于被检者产生的调节反应,所以临床测量往往测不出反应性 AC/A 比率。

1. 梯度性 AC/A(gradient AC/A) 用 gradient 方法测量 AC/A 比率时,我们作两次近距 Von Graefe 测量:第一次用矫正处方测量,然后在该处方上加 +1.00D 或 −1.00D 后再测量一次,然后比较两者的隐斜量。+1.00D 或 −1.00D 使调节刺激改变了一个单位,调节刺激的改变将引起调节性集合的改变,而隐斜视的变化量取决于被检者的 AC/A 比率,如果被检者的 AC/A 为 4,那么当我们增加处方 +1.00D 时,其近距隐斜视将改变 4 个棱镜度。

正镜片减少调节,从而减少调节性集合,正镜片使外隐斜视变大内隐斜视变小。

负镜片增加调节,从而增加调节性集合,负镜片使外隐斜视变小内隐斜视变大。

举例:(每一例为不同的病人)

例 1: NLP 为外隐斜视 $4^{\triangle}$($4^{\triangle}$ exophoria)

加上 +1.00D 后 NLP 为外隐斜视 $8^{\triangle}$

gradient AC/A:4/1

例 2: NLP 为外隐斜视 $3^{\triangle}$

加上 −1.00D 后 NLP 为内隐斜视 $2^{\triangle}$

gradient AC/A:5/1

2. 计算性 AC/A(calculated AC/A) 调节性集合可以用远距注视到近距注视的隐斜视变化量来表示,如果我们知道远距和近距的隐斜视(在同样的屈光矫正处方下),我们就能计算病人的 AC/A 比率。计算性 AC/A 可以用两种方法获得:

(1)"大 N"方法计算 AC/A(图 6-40)

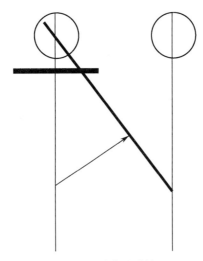

图 6-40 "大 N"方法计算 AC/A

例 1: 如图 6-41,远距时 4exo,近距时 6eso。当从远距变到近距注视时,他调节 2.5D,集合需求为 $15^{\triangle}$,则总集合量为 4+15+6=$25^{\triangle}$,所以该被检者

$$AC/A=25/2.5=10/1$$

笔记

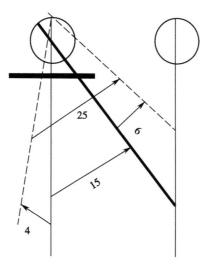

图 6-41　远距时 4exo,近距时 6eso。当从远距变到近距注视时,调
节 2.5D,集合 25(4+15+6)。所以该病人 AC/A=25/2.5=10/1

例 2: 如图 6-42,远距时 4eso,近距时 2exo,注视从远距改变到近距时,他调节 2.5D,集合需求为 15$^\triangle$,总集合量为 15-(4+2)=9,该被检者的 AC/A=9/2.5=3.6/1

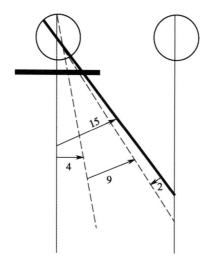

图 6-42　远距时 4eso,近距时 2exo。注视从远距改变到近距时,调
节 2.5D,总集合量 9[15-(4+2)]。该病人的 AC/A=9/2.5=3.6/1

(2)用以下两条公式计算 AC/A 比率:

1)集合需求=近距离(用 D 来表示)×瞳距(用 cm 来表示)

生理性外隐斜视 =NLP-DLP

外隐斜视为 +

内隐斜视为 -

例 3:病人的瞳距为 6.0cm

集合需求 =2.5D×6.0=15$^\triangle$(此处忽略镜架平面至转动中心距离)

DLP 为 4 exo

NLP 为 6 eso(40cm)

AC/A=[15-(-6-4)]/2.5=25/2.5=10/1

2)AC/A=IPD(cm)+NFD(m)(H_n-H_f)

IPD= 瞳距

笔记

NFD= 近距注视距离

H$_n$= 近距隐斜视（内隐斜视为"+"，外隐斜视为"-"）

H$_f$= 远距隐斜视

例 4：PD=6.0cm

DLP=2 exo

NLP=10 exo @ 16″

AC/A=6+0.4（-10+2）=2.8/1

　　我们可以利用 AC/A 诊断双眼视问题，某些双眼视异常有很高的 AC/A 比率，另一些类型的双眼视异常有很低的 AC/A 比率。我们也利用 AC/A 来预测处方改变对病人的隐斜视所产生的影响，低 AC/A 的病人处方改变后对其隐斜视影响较小，高 AC/A 者正好相反。

　　计算性 AC/A 的结果经常比梯度性 AC/A 高些，因为计算性 AC/A 一次在近距测，一次在远距测，结果中包含近感知性集合，因此计算性 AC/A 测量受近感知性集合的影响；而梯度性 AC/A 均在近距测量，两者均有近感知性集合，可以抵消，因此不受近感知性集合影响。

（郭　锐）

参 考 文 献

1. 杨雄里. 视觉的神经机制. 上海：上海科学技术出版社，1996.

2. Nancy B Carlson，Daniel Kurtz. Clinical Procedures for Ocular Examination. Third Edition. New York：McGrow-Hill Medical，2003.

3. 刘家琦，李凤鸣. 实用眼科学. 第 3 版. 北京：人民卫生出版社，2010.

二维码6-3
扫一扫，测一测

笔记

第七章

老 视

本章学习要点

● 掌握：老视的发生机制、生理改变及临床表现。
● 熟悉：老视的验配及常见矫正方法的优缺点。
● 了解：老视矫正方式的新进展。
关键词：老视 调节 近附加

随着年龄的增长，眼的调节能力（调节幅度）逐渐下降，从而引起病人出现视近困难等症状，以致在近距离工作中，必须在其屈光不正矫正的基础上附加凸透镜才能有清晰的近视力，这种现象称为老视（presbyopia）。老视是一种生理现象，不是病理状态，也不属于屈光不正，是人们步入中老年后必然出现的视觉问题，人们通常称之为"老花"或"老花眼"。

本章将对老视发生发展的原因、老视的检测方法以及老视的矫正方法进行深入的讨论，其目的是认识老视发生的生理学基础，掌握老视的临床表现并对老视进行正确的诊断和处理。

第一节　老视及其发生发展

老视的发生和发展与年龄直接相关，其发生迟早以及严重程度还与其他因素有关，如原先的屈光不正状况、身高、阅读习惯、照明、地理位置、药物使用以及全身健康状况等。

一、年龄与调节

老视的实质是眼的调节能力的减退，年龄则是影响调节力的一个最主要的因素，随着年龄增长，调节能力呈线性下降。调节（accommodation）即视近物时眼球屈光力的增加，是通过睫状肌的收缩、悬韧带松弛和晶状体的塑形、变凸来实现的。老视发生的调节机制目前尚无定论，主要有以下两种理论。

（一）Helmholtz 理论

晶状体的厚度及赤道部直径在一生中不断增加，因为前囊膜下上皮细胞在晶状体赤道部不断分化成新纤维，向晶状体两侧添加新的皮质，并把老纤维挤向核区。这些改变主要发生在晶状体前段。于是随着年龄的增加，晶状体厚度及密度逐渐增加，弹性逐渐下降，变得越来越僵硬而导致其调节的能力随年龄增加而呈现绝对性下降的趋势。晶状体的塑形、变凸是通过晶状体囊（主要是前囊）来介导的，晶状体囊的弹性也随年龄增长而逐渐下降（图 7-1）。

（二）Schachar 理论

晶状体悬韧带分前部、赤道部和后部 3 部分，人眼调节是通过晶状体悬韧带牵拉其赤道

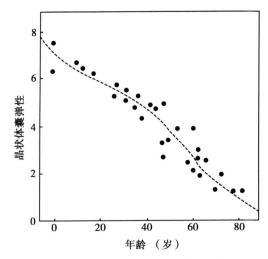

图 7-1 不同年龄人的晶状体囊弹性

部来增加晶状体直径得以实现的,晶状体赤道部直径随年龄增长而增加,睫状体与赤道部间的距离逐渐减小,有效收缩距离减小,从而调节幅度下降,出现老视。

另外,尽管睫状体由于纤维组织的缓慢蓄积而变得肥大,实际上其本身的收缩功能不会随年龄增长而发生明显下降,但因生理情况下成年人眼前节(从角膜至晶状体后表面)深度不变,所以晶状体的增大、增厚会引起晶状体中心前移、前房变浅,进而引起葡萄膜向前移位,致使脉络膜无法为收缩的睫状肌及虹膜提供足够的回退空间,以上改变也会导致调节功能下降。虽然目前尚不知晶状体悬韧带有何年龄性改变,但睫状体和晶状体随年龄增大互相接近必然影响晶状体悬韧带的张力。

在人生的早期,人眼的调节力是很大的,约为 15.00~25.00D,自儿童时期开始,随着年龄的增大,调节力也逐渐下降,每年大约减少 0.25~0.40D,这样到了 40 岁左右,眼的调节力已不足以舒适地完成近距离工作,"老花"在这些人中开始出现,到了 50 岁左右,调节力更低,大部分都需要进行老视矫正了(图 7-2)。Hofstetter 通过统计学分析,发现调节力与年龄呈线性关系,提出了年龄与老视关系的经验公式:

最小调节幅度 =15-0.25× 年龄(临床上最常引用)

平均调节幅度 =18.5-0.30× 年龄

最大调节幅度 =25-0.40× 年龄

老视的出现是由于眼调节不足所造成的。当人们视近时所使用的调节力小于其调节幅度一半以下时,才感觉舒适并能持久注视,若所需调节力大于调节幅度的一半时,则很可能就会出现老视症状。例如:某人的习惯阅读距离是 40cm,阅读时需要的调节力为 2.50D(调节刺激等于距离的倒数),若要舒适阅读,他必须拥有两倍于所需调节力以上的调节幅度(即 5.00D),才不容易出现疲劳症状,若调节幅度下降到 5.00D 以下,则可能出现老视症状。

二、与老视发生发展相关的其他因素

处于同一年龄段的人,老视的发生也会在有的人中早一些、有的人中迟一些,因为除了和上述的调节幅度密切相关外,老视的发生和发展还与以下因素有关:

(一)原有的屈光不正状态

通常来讲,远视眼较近视眼在视近时需要更大的调节力,特别是在屈光不正未进行矫正时。因为远视者为了代偿远视度数,看眼前相同距离物体所需的调节量高于近视者,无论是配戴框架眼镜还是接触镜进行矫正,远视眼比近视眼出现老视的时间早。近视者配戴

笔记

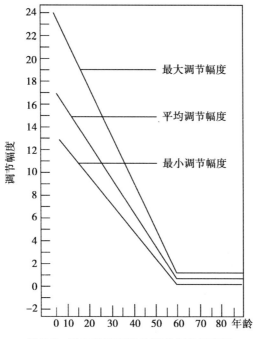

图 7-2　随年龄而下降的调节幅度示意图

框架眼镜后,由于镜片离角膜顶点存在 12～15mm 距离,负透镜的棱镜效应减少了同样阅读距离的调节需求;而近视者配戴接触镜后,由于接触镜配戴在角膜平面,因此缺少额外的棱镜效应,相同情况下其老视的症状表现得较框架眼镜者明显。基于相同的原理,远视与近视刚好相反,远视配戴接触镜者较配戴框架眼镜者老视症状的出现可能会晚一些,因为角膜接触正镜片更有利于放松调节。

（二）用眼习惯

调节需求直接与工作距离有关,工作距离越近则其调节需求越大。因此,从事近距离精细工作者(习惯于较近的用眼距离)容易出现老视的症状,他们比从事远距离工作的人出现老视要早。

（三）身高

个子高则相应的手臂更长,因此他们可以把阅读物放的更远以提供更大的工作距离,也是一种减少调节需求的方法,因此高个子者出现老视症状要晚一些。

（四）地理位置

由于温度对晶状体的影响,生活在气温较高地区的人们会较早出现老视症状。如生活在赤道附近的人们就比较早出现老视症状,而且这些地区人们老视的进展也较其他地区快。

（五）药物的影响

服用胰岛素、抗焦虑药、抗忧郁药、抗精神病药、抗组胺药、抗痉挛药和利尿药等的病人,由于药物对睫状肌的作用,会比较早出现老视。

（六）其他影响因素

例如近距离工作时的照明条件和全身健康状况等。

三、老视的临床表现

老视者的不适感觉因人而异,因为它与个人基础屈光状态、用眼习惯、职业及爱好等因素都有关。例如,一位从事近距离精细工作者对老视的主观感觉就会比以观看远距车辆和交通灯为主要任务的交通警察强烈得多。

笔记

老视的一般症状如下：

1. 视近困难　病人会逐渐发现在往常习惯的工作距离阅读时，看不清楚小字体，病人会不自觉地将头后仰或者把书报拿到更远的地方，因为这样所需的调节力变小，字体容易看清，而且阅读距离随着年龄的增加而增加。

2. 喜欢在强照明下阅读或工作　因为足够的光线既增加了书本背景与文字之间的对比度，又能使病人瞳孔缩小，以减少像差和加大焦深，从而提高视力。

3. 视近不能持久，易疲劳　因为调节力减退，病人要在接近双眼调节极限的状态下近距离工作，所以不能持久；同时由于调节集合的联动效应，过度调节会引起过度的集合，故看报易串行，字迹成双，最后无法阅读。某些病人甚至会出现眼胀、流泪以及头痛等视疲劳症状。

第二节　老　视　检　测

2005 年的一项流行病学调查显示，全球有 10 亿老视人口，其中 5.17 亿人未规范配镜，致使 4.1 亿人无法从事近距离工作，这种情况有 94% 发生在发展中国家。可见规范矫正对"老花"病人的生活及工作至关重要，尤其是对近距离工作需求大的病人。

老视验配的第一步就是进行屈光不正的检测，即进行规范的验光程序，准确验光并完全矫正屈光不正是老视验配成功的开端，因此，检查者必须建立这个观念，并首先掌握规范的验光程序。

在完全屈光矫正的基础上再进行近附加的测量，包括试验性近附加和精确近附加的确定。检查时需在标准工作距离和在双眼同时视的状态下进行。临床一般通过调节幅度（AMP）测量、融像性交叉柱镜（FCC）测量或根据被检者年龄和屈光不正状况进行推测来确定试验性近附加；然后在以上初步阅读附加基础上通过负相对调节 / 正相对调节（NRA/PRA）来获得精确近附加。在精确近附加的基础上，还要根据配戴者的身材和个体需求，如习惯阅读距离，习惯阅读字体等以及试戴情况进行调整，最后确定处方。

一、试验性近附加的确定

如上所述，获得试验性近附加的方法主要有以下三种：

（一）测量调节幅度（amplitude，AMP）

测量调节幅度，并根据"保留一半原则"确定初步近附加。临床上比较常用的获得调节幅度的方法主要有以下三种：

1. 移近 / 移远法　包括单眼测试和双眼测试两种，在老视验配中，更常用的是单眼测试，通常先测右眼，再测左眼。让被检者一眼注视视标（近距最好视力的上一行视标），并保持视标清晰，并要求其在视标首次出现持续模糊时和再次清晰时立即报告。缓慢将视标从眼前 40cm 移近被检者，直至被检者报告视标出现持续模糊为止，此时视标与眼镜平面的距离为移近法的终点。要求被检者仍注视该行视标，检查者将视力表继续移近被检者使得视标模糊，然后缓慢移远，直到被检者报告视标再次变为清晰为止。测量近距视力表离眼镜平面的距离为移远法的终点，分别换算成屈光度并取平均值即为测量的结果。使用同样方法测量另一眼的调节幅度。

2. 负镜法　将近距视力表固定在眼前 40cm 处，两眼分别进行检查，通常先测右眼，再测左眼。让被检者一眼注视视标（近距最好视力的上一行视标），并保持视标清晰，并要求其在视标首次出现持续模糊时立即报告。逐步在被检眼前增加负度数镜片，直至被检者报告视标出现持续模糊为止，退回前一片，记录所增加的负镜片的总屈光度。由于近距视力表放在眼前 40cm 处，因此调节幅度应该等于所加负镜片总度数（取正值）加上工作距离的

笔记

屈光度（+2.5D）。使用同样方法测量另一眼的调节幅度。

3. 根据 Donder 调节幅度表推算（表 7-1） Donder 通过大量临床人员的测量结果，列出了不同年龄组的调节幅度情况，可以供我们参考。从表中的调节幅度数据我们可以大致地推知，不同年龄组所需的阅读附加的范围。

表 7-1 Donder 调节幅度表

年龄（岁）	幅度（D）	年龄（岁）	幅度（D）
10	14.00	45	3.50
15	12.00	50	2.50
20	10.00	55	1.75
25	8.50	60	1.00
30	7.00	65	0.50
35	5.50	70	0.25
40	4.50	75	0.00

（二）以年龄和原有的屈光不正状况为依据，直接推测试验性近附加度数

在原有屈光不正矫正的基础上，根据被检者年龄和屈光不正状况（表 7-2），双眼同时添加所选择的近附加度数，然后要求被检者对阅读卡进行阅读。根据清晰度或舒适与否，可适当增加或减少阅读附加度数。

表 7-2 根据年龄和屈光不正状况确定初步近附加度数（D）的参考值表

年龄（岁）	近视/正视	低度远视	高度远视
33～37	0	0	+0.75
38～43	0	+0.75	+1.25
44～49	+0.75	+1.25	+1.75
50～56	+1.25	+1.75	+2.25
57～62	+1.75	+2.25	+2.50
>63	+2.25	+2.50	+2.50

（三）融像性交叉柱镜（fused cross cylinder，FCC）测量

即通过测量病人的调节滞后情况来确定其所需的试验性近附加度数。融像性交叉柱镜测量法也是通过使用 JCC 来完成的。如图 7-3 所示，FCC 视标为两组相互垂直的直线。检查时，在被检眼前加上 ±0.50D 的交叉柱镜，将负柱镜的轴位（红点）置于 90°的方向上，视网膜上的像就会由于附加了这个交叉柱镜而从原来的一个焦点变成两条互相垂直的焦线，并且由于固定了交叉柱镜的方向，所以水平焦线在视网膜前面 0.50D，而垂直焦线在视网膜后面 0.50D（图 7-4）。当被检者注视眼前 FCC 视标时，如果调节反应等于调节刺激，最小弥散斑落在视网膜上，则看到水平和垂直的两组线条一样的清晰；相反，如果被检者的调节能力不足，那么，最小弥散光圈就不能聚集在视网膜上，而是在视网膜后，从而感觉到横线比竖线清晰一些，这时逐渐在被检眼前增加正镜，使整个光锥前移，直至最小弥散光圈聚集在视网膜上，也就是被检者报告"横竖一样清了"，那么，所加的正镜就是所需的初步近附加。这种方法比较适合老视初发的人群。

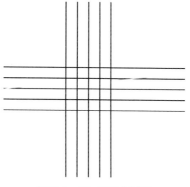

图 7-3 FCC 测试视标

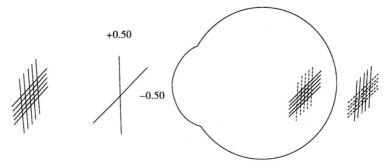

图7-4 融像性交叉柱镜的成像原理

具体测量方法如下：先在综合验光仪上调整好被检者的屈光不正矫正度数，调整好近瞳距后再将 FCC 视标放置在被检者眼前 40cm，此时让环境亮度保持昏暗使被检者景深减少，从而增加检测灵敏度；然后在被检者双眼前同时放置交叉柱镜（红点在垂直位，白点在水平位），并询问 FCC 视标中水平线和垂直线的清晰情况。此时会出现以下几种情况：

1. 如果被检者报告垂直线条比水平线条清，则减低照明。

2. 如果减低照明后被检者报告水平线条比垂直清或两组一样清，直接进入第 4 步。

3. 如果减低照明被检者仍然报告垂直线条较清，则翻转 JCC 后再比较：如果被检者仍报告垂直线较清，则诊断其为"垂直偏好"；如果此时被检者报告水平线较清，则诊断其为调节超前。

4. 如果一开始被检者就报告水平线条较清晰或两组线条一样清晰，则在被检者双眼前同时以 +0.25D 的级率增加镜片度数，直至被检者报告垂直线条清晰；然后，双眼再同时减少正度数，直至被检者报告水平和垂直线一样清；如果没有报告一样清，则保留水平线清时的最正度数作为终点。比如，FCC=+1.00D。

二、精确近附加的确定

负相对调节（negative relative accommodation，NRA）/ 正相对调节（positive relative accommodation，PRA）是指在集合相对稳定的状态下，双眼同时增减调节的能力。在初步近附加的基础上，通过测量负相对调节 / 正相对调节获得精确近附加，将负相对调节和正相对调节检测结果相加后除以 2，所获度数加入到原试验性近附加的结果中，即为精确近附加度数。

NRA/PRA 步骤如下：首先在综合验光仪上放置好被检者先前测量得到的试验性近附加度数，在充足照明的情况下指导被检者注视近距视力表（40cm）上最佳近视力上一行或两行的视标，然后进行 NRA 测量，即双眼同时增加正镜片（0.25D 增率）直至被检者报告视标出现持续模糊，退回前一片，记录在初始状态下所加正镜的度数为 NRA 检查结果；再将度数重新调整到原先的试验性近附加度数，让被检者注视相同的视标并确认视标是清晰的，开始测量 PRA，即双眼同时增加负镜片（0.25D 增率）直至被检者报告视标持续模糊，退回前一片，记录在初始状态下所加负镜的度数为 PRA 检查结果。

三、老视验配流程的综合阐述

通过以上几种方法，可以获得被检者在一般情况下的近附加度数，但是，在实际的验配过程中，还要根据被检者的个人具体情况，在该基础上进行调整以确定最后的处方。

使用试镜架试戴，可以评估被检者实际戴镜情况，帮助检查者调整并确认最终的近附加处方。将先前测出的视近处方放置在试镜架上，在充足照明的情况下让被检者手持近视力表（或阅读材料），并放在他平时习惯的阅读距离，确认此时视标能看得清晰。然后让被检者将视力表逐渐移远至视标刚好变模糊，此为最远清晰点。再将视力表逐渐移近至视标刚好变模糊，此为最近清晰点。被检者习惯的阅读距离应位于最远和最近清晰位点对应的屈光度中点，如清晰范围相对于被检者习惯的阅读距离靠前或靠后，应对近附加度数进行相应的调整。例如被检者习惯的阅读距离为 40cm，对应屈光度为 +2.50D；测量最远清晰点为 50cm，对应屈光度为 +2.00D；最近清晰点为 33cm，对应屈光度为 +3.00D；则阅读距离对应的屈光度正好位于远近清晰点对应的屈光度中点，此时的近附加度数合适。假设同一个被检者，测量最远清晰点为 50cm，最近清晰点为 20cm，则清晰范围靠前，近附加度数偏高，应适当降低近附加度数。之后让被检者进行 10～15 分钟试镜阅读，如有不清或不适再根据实际情况进行微调。

以下通过举例来阐述老视的验配流程。此被检者为男性，48 岁，无屈光不正，习惯性阅读距离为 40cm，以"视近模糊"就诊。

第一步：试验性近附加的检测（根据调节幅度"保留一半原则"）

+2.50D　40cm 阅读距离转换成屈光度

−1.50D　检查被检者的调节幅度为 3.00D，减去其一半

+1.00D　为试验性近附加

第二步：精确阅读附加度数（通过 NRA/PRA）

NRA/PRA=+1.25D/−0.75D（在试验性近附加 +1.00D 的基础上进行）

+0.25D　NRA 和 PRA 之和除以 2

+1.00D　试验性近附加（第一步获得的结果）

+1.25D　精确近附加

第三步：根据被检者个体情况调整处方

+1.25D　由第二步获得

+0.25D　根据被检者的阅读习惯在试镜架配戴和阅读后调整的度数

+1.50D　将该度数放置在试镜架上，并确认最终处方

第四步：开具处方 OU：plano（平光）　　　Add：+1.50D

第三节　老视的矫正

一、框架眼镜

配戴框架透镜以补偿调节力的不足，是最经典有效的矫正老视的方法，根据镜片的设计不同，框架眼镜又分为单光镜、双光镜和渐进多焦点镜三种基本类型。

（一）单光镜

老视用单光镜即单焦点透镜进行矫正，其优点是价格相对便宜、对验配及镜片生产加工的要求相对较低，缺点是只可用于近距离工作，故使用性上欠方便，一般适宜于正视，同时视远、视近切换频率低的老视者使用。

（二）双光镜

用双光镜矫正老视是将两种不同屈光度整合在同一镜片上，使其成为具有两个不同屈光力区域即两个焦点的镜片。因为临床上，大部分病人存在不同类型和不同程度的屈光不正，同时由于老视而视近时需额外增加近附加的度数，所以验光师需要对视远和视近分别进行矫正，这时就使得视远和视近时需要两种不同的镜片处方。显然，双光镜会更加有优势，因为省去了老视者频繁切换远用、近用眼镜的不便。

双光镜中将矫正视远的部分称为视远区，用作视近矫正的部分称为阅读区或视近区。

笔记

两者的屈光度的差值就是近附加的度数。因为视物的要求以及习惯,视远区通常安置在镜片上半部,视近区安置在镜片下半部;而且视远区的视场要比视近区的视场大(图7-5)。双光镜根据视近区的附加工艺不同又分为整体型和熔合型两种。

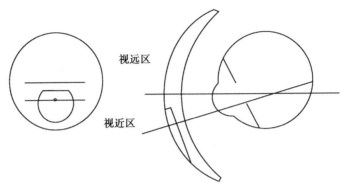

图 7-5 双光镜的设计原理和眼球转动的关系

由于镜片的两个区域存在陡然不同的屈光力,所以双光镜片不可避免存在像跳和像位移的光学缺陷。同时由于镜片被分为两个屈光区域,所以双光镜片或多或少会存在"分界线"的问题,容易"暴露年龄"。验光师在开出双光老视镜处方时一定要跟老视者解释清楚。

(三)渐进多焦点镜

双光镜同时解决老视者视远、视近两种需求,当老视程度轻、眼睛还有一定的调节力时,可通过调节的增、减分别通过视远区或视近区看清部分中距离的物体(即介于正常远距离与近距离之间)的物体。可是,对于老视程度较高者,其眼的调节力很弱,如果仍然配戴双光镜,则其看中距离物体的清晰度会受到影响。

因此,若一个镜片能同时满足看近距离、中等距离和远距离物体的要求,将会是理想的老视矫正眼镜。近些年来,为了同时看清远、中、近距离并且避免"像跳"现象,也就是为达到对所有距离的物体都有一个清晰且连续性的视觉,渐进多焦点镜应运而生。

1. 设计原理 渐进多焦点镜的设计原理就是在整个镜片或者在镜片上的过渡区域内具有渐变的屈光度。渐进多焦点镜片的光学区分远光区、过渡区、近光区三部分。其远光区以及近光区的度数为固定值,也就是视远屈光度和视近屈光度(即视远屈光度加上近附加),而过渡区则是由视远屈光度向视近屈光度逐渐过渡的区域,也就是逐渐减少镜片正面的曲率半径(图7-6)。

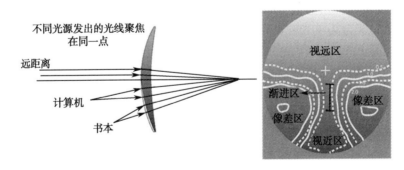

图 7-6 渐进镜设计原理
分远光区、过渡区、近光区三部分
过渡区是由视远屈光度向视近屈光度逐渐过渡的区域

笔记

2. 优点 渐进多焦点镜在所有距离均可提供清晰的视觉,同时由于曲率的改变是逐渐过渡进行的,故在不同屈光度区域之间无"像跳"现象,分界线也很难用肉眼看出,整个镜片外表看来很像普通单光镜片,因此外形比较美观,不易"暴露年龄"。

3. 缺点 由于渐进多焦点镜片的特殊性,其设计时屈光度是连续变化的,那么在屈光度变化区域的两侧必然存在像差,渐进多焦点镜的周边不可避免地存在像差,像差的变化梯度和分布范围与远光区和近光区的大小以及过渡区的宽度和长度相关。因此,渐进多焦点镜使用时需要改变用眼习惯,练习从中央的远光区、过渡区和近光区视物,避免通过周边像差区视物,故要求眼球水平运动相应地减少,而用头位运动来代替,这需要一个学习过程,通常原先有近视眼并配戴眼镜者容易适应。另外,中、近距离的视野比较小,而且随着近附加度数的增加会变得更加明显;一些中度以上远视、较高散光和屈光参差明显者可能不适应这种镜片。其他的缺点还包括验配及加工的难度较单光镜和双光镜大,价格也较单光镜和双光镜贵。

但由于渐进多焦点镜具有独特的优点,而且其设计技术近些年也迅速发展,向着"更宽的视野范围"和"迅速的适应过程"这两个目标不断推陈出新,这也是渐进多焦点镜片使用者最为关注的问题。目前,渐进多焦点镜已在国内外得到广泛使用,成为中老年老视者的首选矫正方法。

二、接触镜

用于老视的接触镜有两种矫正方式:同时视型和单眼视型。

(一)同时视型

同时视型接触镜包括区域双焦、同心双焦、环区多焦和渐变多焦等类型(图7-7)。此类接触镜要求中心定位良好,移动度小于0.5mm;同时制订配镜处方时,要求适当减少其看近的正屈光度,并尽量增加其看远的正屈光度,使远、近间的屈光度差缩小,这样可以减少配戴同时视型接触镜时出现的重叠光影现象,提高验配的成功率。对于这类接触镜的验配,视远屈光度正常的配戴者成功率较高。

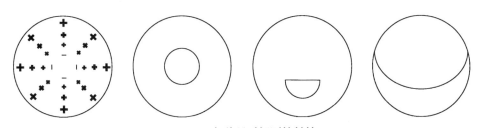

图7-7 各种同时视型接触镜

(二)单眼视型

单眼视又称为"一远一近视力",该方法将一眼矫正远视力以用于看远,另一眼矫正近视力以用于看近,利用视觉皮质优先选择清晰像的原理来抑制一眼的模糊像。尽管同时视型接触镜不断发展和改进,但是单眼视型作为一种久经考验的老视矫正方法,仍然具有相当高的成功率,特别适合年轻时一直配戴接触镜,而现在依然希望配戴接触镜的老视者。

单眼视型验配时,在一般检测的基础上,需要确认优势眼(dominant eye),一般将优势眼作为视远眼,另一眼为视近眼。也可以将近视度数较低的眼作为视远眼而近视度数较高的眼作为视近眼。

单眼视验配时,需要注意以下问题:①由于老年人角膜敏感性降低,更应注意角膜健康和安全;②有特殊双眼视觉要求者、大瞳孔者等不太适合;③中高度散光者不太适合。

因为观念、护理等种种因素,国内老视病人中角膜接触镜的使用尚不普遍,但在欧美地区已经开始广泛使用角膜接触镜矫正老视。

笔记

三、手术治疗

老视的手术治疗可以分为以下两大类：一类是为矫正老视为目的而开展的手术，包括角膜激光手术、射频传导性热角膜成形术和巩膜扩张术；另一类是在进行老年性白内障或其他眼内屈光手术时，利用现代晶状体技术同时达到改善老视的目的。

（一）角膜激光手术

准分子激光角膜屈光手术已经在近视矫正方面得到了广泛应用，它的手术方式也一直在更新换代，从 PRK、LASIK 和 LASEK 到波前像差引导下的个体化切削、Q 值调整及 Kappa 角补偿等，其精确性及安全性不断得到提升。随着技术的日益成熟，在西方国家不少学者开始研究其在老视方面的应用价值。LASIK 是目前老视矫正手术的主要方法之一，绝大部分病人在术后 1 个月可获得理想视力，随着时间延长，术眼屈光度数和近视力均表现出不同程度回退，至 3 个月时趋于稳定，但仍能基本保证病人视近要求，可能读书看报时阅读距离稍远，但可不配戴老视镜。LASIK 并非针对病因解决老视，仅仅是缓解症状，因而随着时间的增加老视依旧会逐渐加重。角膜基质内飞秒切削术（INTRACOR）是当前较为新颖的一种老视治疗术式，术程中首先确定病人的固视光点，然后以该光点为中心用飞秒激光束在角膜基质层做 5 组同心圆柱状切割，通过增加角膜中央区曲率来矫正老视。在基质内切割的同心圆柱体深度、间距、所用飞秒激光的能量根据病人的角膜厚度、角膜曲率的不同会有所差异。该术式无需制作角膜瓣，维持了角膜表面的完整性，且用时短，15 至 20 秒即可完成手术，术后 3 年内术眼的裸眼近视力较术前明显改善，90% 以上的病人感觉术后用眼舒适。角膜激光手术一般采用双眼互补术，矫正其中一眼（通常是主视眼）的远视力，用于视远，而矫正其中一眼（通常是非主视眼）的近视力，用于视近，达到所谓的"单眼视"（monovision）效果，其原理与配戴接触镜类似。Daniel B Goldberg（1999 年）通过对 432 个超过 40 岁的老视者进行术后的随访调查，发现 96% 的病人表示效果满意，认为这是一种安全、有效的治疗方法，其对于原屈光度为中、轻度远视者往往有较满意的治疗效果。

还可以通过准分子激光切削制作多焦角膜，使角膜成为一个多焦的形态，从而同时提高人眼近距及远距的视力。其主要原理是增加眼球的焦深，从而不必依赖于晶状体而得到假性调节能力。尽管多焦角膜增大了病人的焦深，使其获得了假性调节，从而在角膜曲率平坦的部分是用来视远，而陡峭的部分用来视近，但是相对于普通的切削模式来说，其对角膜生理形态的影响更大，在病人不满意手术效果时不容易恢复到本来状态。

另外，对于低度近视的眼睛来说，还可以通过非球面优化切削使术后角膜成为一个超长椭圆形状。在视远时，由于其周边角膜曲率比中央角膜曲率平坦，周边光线经眼球屈光系统折射后会聚于中央光线会聚点之后，从而增大焦深；而在视近时，由于瞳孔近反射，瞳孔缩小，周边光线不能进入眼球，只有中央区的光线可以进入眼球，会聚于视网膜上，从而视近。这种方法人为地增大角膜负球差来增加病人的假性调节能力。

此外 Acufocus 报道使用飞秒激光在角膜层间做一个袋状隧道，将一个带小孔的小镜片放入视轴中心，利用针孔原理，缩小入瞳孔径，从而增大焦深，提高病人近视力。其优点是技术简单并且可逆，但是有降低亮度以及美容的问题，同时目前尚缺少前瞻性的临床资料。

总而言之，目前激光矫正老视已经取得了很大的发展。由于其重要的临床意义以及广阔的发展前景，将会有越来越多的新技术出现，从而最终找到一种更加安全有效的方法。

（二）晶状体手术

用于矫正老视的晶状体手术是指病人在进行白内障手术或者透明晶状体取出术时，通过植入有矫正老视功能的人工晶状体（intraocular lens，IOL），使病人术后不仅恢复远视力，同时获得一定的近视力。

笔记

1. 单眼视设计 IOL 植入术　上文提及的单眼视验配方法也用于单焦 IOL 植入术,一般主导眼术后矫正成正视或 ±0.25D,非主视眼术后预留屈光度相差比较大,范围为 −0.75～−2.75D。单眼视设计 IOL 植入术矫正老视效果较好,但术后可能会有一些不适,如视疲劳、双眼焦点不同、距离感欠佳等,这些需要一个适应过程;此外,部分病人视觉质量会有所下降,如立体视、对比敏感度、视野、屈光参差等。因此术前需要选择合适的病人、准确预测术后效果,并精确计算两眼植入 IOL 度数。

2. 多焦人工晶状体植入术　多焦人工晶状体(multifocal IOL, MIOL)是随着白内障手术的发展而出现的,利用光的衍射和折射原理设计而成,主要分为 3 类:衍射型、折射型及折射衍射混合型。衍射型 MIOL 是基于光的衍射原理而设计,即光在遇到障碍时速度会减慢并且方向也会改变。衍射型 MIOL 表面存在衍射区,当光线经过衍射区时,会形成远、近焦点,它有两种光线分配,一种为平均分配,远、近焦点的光线分配各占 41%,剩余的 18% 为高阶衍射;另一种为不均等分配,近焦点为 70% 或 30%,远焦点则为 30% 或 70%。折射型 MIOL 光学部前表面由 3～5 个逐渐变化的屈光度环形光学区构成,光学部后表面则为球面,光线经过折射后形成视远、视近的多焦点。折射衍射混合型 MIOL 则为两者的结合,中间部为衍射型,周边部为折射型。

无晶状体眼和有晶状体眼均能行 MIOL 植入。无晶状体眼 MIOL 植入能为病人提供良好且稳定的远、近视力,提高脱镜率,病人满意度较高,但术后可能出现对比敏感度下降、眩光、光晕等不良视觉反应,因此在临床应用上仍需注意。前房型 MIOL 植入也可获得较好的老视矫正效果,且无需行晶状体取出术,但它的应用应遵循严格的标准:①前房深度应≥3.1mm,并且房角开放;②角膜内皮细胞计数应≥2000 个 /mm²;③晶状体透明,没有黄斑变性。前房型 MIOL 植入的并发症包括角膜内皮细胞丢失、瞳孔变形、慢性葡萄膜炎、瞳孔阻滞性青光眼和白内障等。

3. 可调节人工晶状体植入术　可调节人工晶状体(accommodative IOL, AIOL)主要依靠睫状肌的收缩,通过囊袋和玻璃体的作用使 IOL 光学区前移,从而产生一定的调节能力,获得清晰的视力。现有的临床研究显示 AIOL 带来的矫正视力及脱镜率优于单焦 IOL,但长期效果仍需进一步研究。AIOL 的局限性包括:①有限的调节力影响术后效果;②病人睫状肌应具备收缩功能,限制了一些病人的使用,如睫状肌收缩功能下降的高龄病人,悬韧带断裂者等;③随着术后时间的推移,AIOL 的调节力有下降的趋势;④术后病人后囊膜混浊可能加重;⑤植入 AIOL 需要更高的手术技巧,且该晶状体价格较昂贵。

4. 晶状体屈光术　飞秒激光在晶状体方面的手术已经得到了快速发展,为老视的治疗开辟了一种新方法。飞秒激光在晶状体内利用其光解作用按预设的深度及形状进行微切开,形成可滑动平面,进而起到软化晶状体、恢复部分视近调节力的作用。目前该术式尚停留在实验研究阶段,尚未大面积应用于临床。

5. 注入式 IOL 植入术　注入式 IOL 是在保证睫状肌、晶状体悬韧带及囊膜完整的前提下,将晶状体核和皮质清除后,在晶状体囊袋内注入透明的替代物,使其固化成晶状体的形状并富有弹性,通过睫状肌改变晶状体的囊膜形态进而提高调节力。注入材料有硅胶、光诱导聚合物、硅酮聚合物。注入式 IOL 植入术在动物实验上已经取得一定进展,但应用到临床之前仍有许多问题需要解决,如注入材料、手术方式、术后并发症等,长期效果及安全性也需进一步研究。

(杨智宽)

二维码 7-1
扫一扫,测一测

参 考 文 献

1. Glasser A, Campbell MC. Presbyopia and the optical changes in the human crystalline lens with age. Vision research, 1998.38(2): 209-229.

笔记

2. Holden BA，Fricke TR，Ho SM，et al. Global vision impairment due to uncorrected presbyopia. Archives of Ophthalmology，2009，126（12）：1731-1739.

3. Thomas BC，Fitting A，Khoramnia R，et al. Long-term outcomes of intrastromal femtosecond laser presbyopia correction: 3-year results.British Journal of Ophthalmology，2016，100（11）：1536-1541.

4. Holzer MP，Knorz MC，Tomalla M，et al. Intrastromal femtosecond laser presbyopia correction：1-year results of a multicenter study. Journal of Refractive Surgery，2012，28（3）：182-188.

5. Holzer MP，Mannsfeld A，Ehmer A，et al. Early outcomes of INTRACOR femtosecond laser treatment for presbyopia. Journal of Refractive Surgery，2009，25（10）：855-861.

笔记

第 八 章

视功能基本检查

本章学习要点

- 掌握：视野检查方法及结果分析；立体视觉产生的生理基础；瞳孔异常表现及意义。
- 熟悉：立体视觉检查方法；色觉检查方法及结果判读。
- 了解：视野计原理；色彩学说。

关键词 视功能检查 视野 立体视觉 色觉

视功能基本检查包括形觉（视力、视野）、立体视觉、色觉、视觉电生理检查等内容，本章将重点讲述视野检查、色觉检查、立体视觉检查和瞳孔检查。在眼视光学基础保健临床检查中，初始检查包含了以上项目的初筛检测，步骤相对简洁，但包含的内容及其相互关系复杂，意义重大，有助于临床诊治的科学分析和决策。

第一节　视野及其检测分析

一、视野概述

当一眼注视空间某一点时，它不仅能看清楚该点，同时还能看见注视点周围一定范围的物体。眼固视时所能看见的空间范围称为视野（visual field）。眼所注视的那一点，代表黄斑中心凹的视力，被称为"中心视力"，它约占视野中央 5° 范围；中心视力以外的视力又称为"周边视力"或"视野"，这是非常重要的视觉功能指标之一。正常视野须具备两个特点：①视野的绝对边界达到一定范围，即以白色光视标为例，单眼上方约 60°，下方略超过 70°，鼻侧约 70°，颞侧可达 100°；②全视野范围内各部位的光敏感度均正常，即除生理盲点外，正常视野内不应有光敏感度下降区或暗点。正常视野光敏感度以中心固视点最高，随偏心度增加而逐渐下降；世界卫生组织规定视野小于 10° 者，即使中心视力正常，也属于盲的范围。

二、视野的解剖学基础

（一）视网膜和视野的对应关系

视网膜感光细胞接受外界光线刺激，经光化学反应转换成神经冲动，通过双极细胞、神经节细胞，会合到视神经，经视交叉、视束、外侧膝状体、视放射到视皮质，形成视觉。这条视觉传导通路，就称为视路。

视网膜上每一个解剖位置与相应的视野对应。例如，黄斑中心凹对应视野的中心部分；

笔记

141

由于外界物体光线经屈光系统到达视网膜后是形成倒像，所以，鼻侧视网膜对应着视野的颞侧部分，颞侧视网膜则对应着视野的鼻侧部分，上方视网膜对应着视野的下方部分，下方视网膜对应着视野的上方部分。视盘为神经节细胞神经纤维的会合处，无感光细胞，故在视野检查中表现为在固视点颞侧15°左右的生理暗点。

（二）视网膜神经纤维分布特点

来源于视网膜的神经冲动经过视路到达视觉中枢，形成视觉。因此，视野的空间定位一直贯穿于整个视路。

从视网膜水平开始，感光细胞发出的神经冲动，通过双极细胞，到达神经节细胞，神经节细胞轴突所组成的视网膜神经纤维并非径直地会聚于视盘，而是大致分三部分：①乳头黄斑束，起源于黄斑部，呈直线状进入视盘颞侧；②上下方弧形神经纤维，起源于黄斑颞侧及上、下方，分别从颞侧水平合缝上下方呈弧形绕过黄斑，进入视盘上、下极；③鼻侧放射状神经纤维，起源于视网膜鼻上和鼻下象限，呈放射状直线进入视盘鼻侧。

视网膜神经纤维在视网膜平面进入视盘时排列的深浅层次也不一样。起源于视网膜周边部的神经纤维走行于神经纤维层的深层（靠近脉络膜），排列在视盘的周边；起源于视网膜后极部的神经纤维则走行于神经纤维层的浅层，进入视盘的中央（图8-1）。

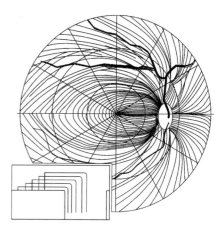

另外，从视神经、视交叉、视束、外侧膝状体、视放射一直到视皮质，神经纤维的走向都具有一定的规律性。所以，我们可以根据视野的改变来对颅脑内影响视路的各种病变（如炎症、肿瘤等）进行定位。

图 8-1 视网膜的神经纤维走向

1. 视神经水平 视神经球后段神经纤维仍保持着在视网膜内的排列关系，视神经远端（距眼球10~15mm以外）由于视神经轴心部位已无视网膜中央血管，黄斑的纤维逐渐转入视神经的轴心，其他纤维仍位于视神经的相应部位。

2. 视交叉水平

（1）来自双眼视网膜鼻侧的纤维交叉至对侧：鼻下方纤维进入视交叉后立即转向对侧，沿视交叉前缘的下方行进，越过中线后，向对侧视神经形成弓形弯曲，然后再转向后方，进入对侧视束的腹内侧。鼻上方纤维在视交叉的同侧向后行，在同侧视束形成一个较小的弓形弯曲，然后转向对侧，沿视交叉后缘的上部进入对侧视束的背内侧。

（2）双眼乳头黄斑束的纤维在视交叉中也进行部分的交叉：不交叉纤维在通过视交叉全过程中始终位于视交叉侧部的中央，交叉的纤维则逐渐向后、向内、向上行，最后在视交叉后部的上方附近进行交叉，然后走向对侧的视束。

（3）来自双眼视网膜颞侧的纤维则不交叉而直接进入视束。

3. 视束水平 每侧视束包括以下四种纤维：由同侧来的不交叉的视网膜颞侧纤维；由对侧来的交叉的鼻侧纤维；由同侧来的不交叉的黄斑纤维；由对侧来的交叉的黄斑纤维。由视网膜周边部上半部来的交叉和不交叉纤维位于视束的上内侧，由视网膜周边部下半部来的纤维位于视束的下内侧，乳头黄斑束纤维最初在中心部，以后逐渐位于视束的上外侧，其上部纤维位于上方，下部纤维位于下方。

4. 外侧膝状体水平 相当于视野双眼感觉的视网膜神经纤维占外侧膝状体的大部分，单眼感觉的颞侧半月仅呈细带状位于外侧膝状体的腹部（下方），黄斑部纤维占外侧膝状体背部（上方）的大部分，其上部纤维位于上内侧，下部纤维位于上外侧，视网膜上部的神经纤维位于外侧膝状体的下内侧，视网膜下部纤维位于下外侧。

笔记

5. 视放射水平　神经纤维向上方和下方呈扇形散开，越过内囊。来自视网膜上方的纤维居视放射的背部，下方纤维居腹部，黄斑纤维居中部。

6. 枕叶视中枢水平　来自视放射的纤维终止于纹状区，视网膜上、下方的神经纤维分别终止于距状裂的上、下唇，黄斑纤维则向后终止于距状裂上、下唇的后极。视网膜越接近中央部的神经纤维，其纤维投射越接近枕叶的后极部，相反，越接近视网膜周边部的神经纤维其纤维投射越接近枕叶的前部。

三、视野检查的原理和方法

（一）视野检查原理

视野检查的基本原理是在单眼固视的情况下，测定在均匀照明背景中所呈现的动态或静态视标（光斑）的光阈值，而同一光阈值的相邻点的连线便组成了该光标的等视线。其中光阈值指的是视野范围内某一点刚刚能被看见的最弱光刺激，而等视线则是指某一光标在视野中可见和不可见的分界线。

1. 动态视野检查法　动态视野检查法指的是用动态的方法来确定某一光标的等视线位置。光标是从视野周边不可见区向中央可见区移动以探测该光标刚好可见的位置，从不同方向探测到的这些点的连线即是该光标的等视线。

2. 静态阈值检查法　静态阈值检查法指的是在光标不动的情况下，通过逐渐增加该光标的亮度来确定视野中某一点从不可见到刚刚可见的光阈值的方法。在可见率 100% 和可见率为 0 的视标之间有一可见率为 50% 的视标，刚好能看到该视标的最小刺激强度即为该检查点的阈值。

3. 超阈值静点检查法　如前所述，等视线是某一检查光标各阈值点的连线，在等视线范围内该光标的强度属于阈上（超阈值）刺激。与阈值光标相比，超阈值光标应该更容易被看见，如果看不见，则提示有暗点存在，这种在某一等视线内静态呈现超阈值光标来探查暗点的检查法称为超阈值静点检查法。

（二）视野检查方法

1. 对照法　对照法是以检查者的正常视野与被检者的视野作比较，以确定被检者的视野是否正常。此法的优点是简单易行，不需任何仪器设备，而且可以随时随地施行，但前提条件是检查者的视野必须正常。

检查方法：令被检者与检查者对坐或对立，并且被检者双眼要与检查者双眼在同一水平，彼此相距 40～60cm。嘱被检者在整个检查过程中要注视检查者双眼，告诉被检者你将从不同的方向把视标移近他的视野范围内，并要求他一看到视标就要马上报告。

让被检者遮盖未检眼，把视标定位于被检者视野外，然后慢慢地移动视标进入其视野之内，直至被检者报告"看到"为止。分别从八个不同方位移动视标，并以检查者本人的正常视野作比较，记住被检者的视野范围。重复程序检测另一眼。在操作过程中，检查者也闭合非对应眼，同时一定要注意提醒被检者的被测眼注视检查者睁开的眼睛。

在临床上，经常使用指数来代替视标，故又称"指数视野"（finger visual field）。其检查方法与上述类似：两人对坐，四眼相望，检查者的手置于两者中间，先握紧拳头并置于正常视野边缘（用检查者的视野范围估计），然后随机举出某几个手指，让被检者讲出检查者举出手指的个数。分两眼进行并分别在各个方向进行检查。

对照法虽然方便，但只能初步测量视野周边的界限，不能检查其中有没有缺损区——即暗点，故只适用于下列情况：急于获得初步印象；不能做详细视野检查的卧床病人；不能很好注视的病人、小儿等。

2. Amsler 方格表检查法　Amsler 方格表用于检查中心注视区（约 10° 范围）的视野。

二维码 8-1
视频　常规视野检查过程

二维码 8-2
动画　正常视野和病理性视野

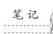

笔记

方格表是边长 10cm 的黑纸板,用白线条划分为 5mm 宽的 400 个正方格,板中央的白色小圆点为注视目标(图 8-2A)。

检查距离为 30cm,每方格相当于 1° 视野。要求被检者戴远矫正眼镜,注视中央白色固视点,并回答:

(1)是否看见黑色纸板中央的白色小圆点。如果看不清或看不见中央小圆点,则说明有相对性或绝对性中心暗点,并令被检者指出看不清或看不见的区域范围。

(2)是否看见整个 Amsler 方格表,包括 4 个角和 4 条边。如果看不见则令其指出哪一部分看不见。

(3)是否有某处某方格模糊或消失。如果有,同样令其指出模糊或消失的部分。

(4)所有小方格是否都为正方形,是否有某处的线条弯曲或变得不规则,如果有,同样令其指出变形部位。

图 8-2B 所示为一视野进行性缩小的视网膜色素变性病人用 Amsler 方格表的检查结果。

Amsler 方格表检查法迅速、准确,对检查黄斑部极有价值,同时对于 10° 范围内的中心暗点、旁中心暗点以及视物变形区的检测也十分有用。由于此法简单易行,方格表携带方便,检查可以独立完成、不需专业知识,所以可让病人自备,用于掌握病情的转归情况。

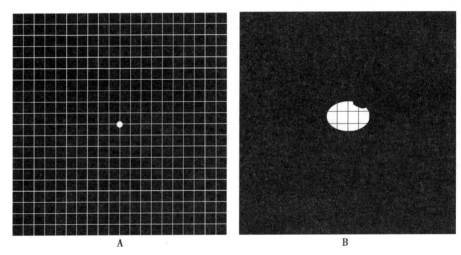

图 8-2 Amsler 方格检查
A. Amsler 方格表   B. 一视网膜色素变性病人视野进行性缩小

3. 视野计检查法   视野计(perimeter)是专门用来检查视野的仪器设备,其品种繁多,大致可以分为手动视野计和计算机自动视野计两大类。

手动视野计包括弧形视野计、平面视野计以及 Goldmann 视野计,其中以 Goldmann 视野计为代表,检查全靠视野检查者操作,而且检查结果往往因视野检查者的不同而存在差异,因此,视野检查者的技能是手动视野计检查的关键环节,其重要性甚至还大于视野计本身的优劣。

计算机自动视野计则全靠计算机程序完成检查工作,检查者只需要根据临床初诊意见,选择所需的专用检查程序,如青光眼程序、糖尿病检查程序、中央低视力检查程序等,机器就能自动监测并且自动记录分析结果,提示诊断。由于计算机自动视野检查在整个检查过程中由计算机自动完成,从而排除了检查者主观诱导作用对视野结果的影响,因此,计算机自动视野计能大大提高检查速度而且更客观,可重复性更好。目前各种各样的计算机自动视野计已经广泛地应用于临床工作。

笔记

（1）弧形视野计：弧形视野计属动态视野检查，该视野计为一半径33cm的半环弧形板。检查时，视标从弧形板内侧面的周边向中央缓慢移动，记录视标由看不见到刚好看见，由看得见到视标又消失在某处或以后又重新出现时的视野计弧度，分别从不同的径线进行检查，各径线刚刚看见视标的位置点在视野记录表上的连线即为受检眼的视野范围；而各径线上视标消失到重新出现的各位置点的连线即为可见视野中的暗点。

（2）平面视野计：平面视野计又称正切视野计，属动态视野检查，该视野计一般采用黑色绒布制成无反光布屏，屏的背面为白布，并以黑线标记出六个相间5°的同心圆和"米"字线，视野屏中央为一白色固视点。检查时常用1～2mm大小的白色视标，以1～2m的检查距离检查中央30°和15°的视野范围。

（3）Goldmann视野计：Goldmann视野计为一种投射式半球形视野计，可用于中心视野及周边视野的检查。由于该视野计的视标大小、亮度和背景光照度可以精确控制，因此其准确性、重复性和敏感性均较高，主要用于动态等视线检查和超阈值静点检查。

（4）自动视野计：自动视野计是利用计算机程序控制的静态视野检查，用不同刺激强度的光标投射到背景的不同位置上，然后让被检者汇报"看见"还是"看不见"，从而探查视野中各点的差别光阈值以及发现存在的暗点，判断视野的缺损情况。差别光阈值是指在恒定背景照明下，刺激光标的可见性为50%时的刺激强度，反映了视网膜的光敏感度。光阈值增高是几乎所有视野缺损的共同表现，不同类型视野缺损只是在缺损分布上和光阈值增高幅度上有所区别。所以自动视野计是从病人对光的敏感度检测来对视野缺损的程度做定量分析，精确地进行视网膜光阈值的定量测定，并以光敏感度的改变来定量描述视野损害的程度。计算机自动视野计能以数字图以及灰度图等形式表示视野检查结果。数字图是以数字的大小表示视网膜对应点的光敏感度，数值越大，光敏感度越高；灰度图则以灰度来表示光敏感度，视野缺损最严重处最黑，接近正常敏感处则为淡灰色。这样不但可以表示视野缺损的部分和范围，还能显示缺损的程度。所谓暗点，是指对所给予的刺激光标不能辨认出来、光敏感度下降的部位。如果提高刺激强度仍能辨认出，则称相对暗点；如果对最大刺激强度的光标仍分辨不出则称为绝对暗点。除了生理盲点外任何暗点都是异常视野的表现。

尽管计算机自动视野检查不但能表示视野缺损部分和范围，还能定量描述缺损的程度，但始终是一种主观的检查方法，其结果受心理、物理等多种因素的影响，故我们在分析视野检查结果时一定要结合被检者的临床表现、其他检查结果以及检查者本身的临床经验综合分析。在对检查结果分析时，首先应该确定的是该检查结果的可靠性，可以通过假阳性错误率、假阴性错误率和固视丢失率等指标对其进行评价。只有当检查的结果可靠的情况下，用以下视野指数对检查结果进行分析才有意义。

1）平均光敏感度（mean sensitivity，MS）：MS为受检区各检查点敏感度的算术平均数，该指标反映视网膜平均光敏感性，在青光眼早期尚未表现出明显暗点之前，可表现为MS的降低。

2）平均缺损（mean defect，MD）：MD为被检眼平均光敏感度与同龄正常人平均光敏感度的差值的算术平均值，局限性缺损对MD的影响较小，而弥漫性缺损时MD明显下降，正常人MD为0dB±2dB。视网膜节细胞弥漫性丧失时MD增高，当节细胞丧失20%时，MD可增加5dB左右。

3）总丢失量（total loss，TL）：被检眼每一个被检点实测的光敏感度与该点正常值相差大于4dB即为异常，超出4dB的部分可看作是光敏感度的丢失值，而视野中所有被刺激点丢失值的总和便是总丢失量，TL是评价视野光敏感度丢失深度的指标。

4）丢失方差（loss variance，LV）：视野缺损或光敏感度的下降往往不是均匀一致的，MD只能描述视野的平均丢失水平，LV是指用丢失量减去平均缺损得到的数值，它代表丢失量围绕平均缺损的离散程度，LV越大，表明丢失量变异越大，可能有明显的局限性缺损存在。

笔记

5）短期波动（short term fluctuation，SF）：自动视野计检查时，每次所得到的结果往往不能重复，这种重复测量时的离散趋势称之为短期波动，通常是选定 10 个刺激点进行二次阈值测定，然后计算 10 对阈值的合并方差，并用合并方差的平方根（root mean square，RMS）代表短期波动值。RMS 是描述每次视野检查时光敏感度阈值变异程度的参数，是判断视野检查可靠性和重复性的重要指标。局部光阈值离散增加是该部位即将出现视野缺损的先兆。正常短期波动值为 1.5～2.5dB。

6）校正丢失方差（corrected loss variance，CLV）：所谓校正丢失方差就是指用短期波动值对丢失方差（LV）进行校正所得到的值。由于 LV 没有排除测量误差，因此经短期波动值校正过的 LV——即 CLV 更能反映视野损害的真实情况，CLV 增大代表有局限性缺损的存在。

4. 其他视野检查方法 现代视野计的发展和青光眼视野学研究是密不可分的，随着对青光眼早期诊断的深入研究和检查程序的不断扩充和完善，现代视野计正向智能化方向发展，一些新的视野计，诸如测定周边视觉空间分辨能力的高通分辨视野计；用以测定视网膜神经节细胞减少程度的图形分辨视野计；用于青光眼早期诊断的黄蓝色视野计和倍频视野计等正在不断完善中。蓝黄色视野计也称短波长自动视野计，它利用波长为 440nm 窄频、直径为 1.8° 的蓝色 Goldmann V 视标作为刺激物，投射到 100cd/m² 照明强度的宽频黄色背景上，黄色背景可以最大限度地减少红、绿视觉的视锥细胞系统的影响，从而使得蓝色刺激物主要被蓝色视觉的锥细胞系列所注视到。研究表明青光眼早期视野损害以短波长为重，故短波长自动视野计对于青光眼的早期发现、早期治疗有重要意义。此外，还有将眼底形态学检查与视野检查结合在一起的微视野仪，微视野仪采用红外线实时观察眼底，在视野检查的同时同步检查注视点，确保刺激光标在视网膜上投射的高度精确性，尤其适用于黄斑病变病人的视野检查。然而，所有的视野检查方法均属于主观视功能检查，检查结果受到心理、物理等多种因素影响，因此给视野结果的解释带来一定困难，而且对于不合作的病人，几乎不可能查到应有的准确结果。此时应利用视觉电生理反应，如视网膜电图（electroretinogram，ERG）、视觉诱发电位（visual evoked potential，VEP）等来记录视功能，以求客观地反映视网膜及视神经通路的功能状况。

（三）自动视野计检查结果解读

现在临床使用的多为自动视野计，因此以自动视野计的检查结果为例。

1. 可靠性指标 自动视野计的检查一般有假阳性错误、假阴性错误、固视丢失 3 种"捕捉试验"来评价结果的可靠程度。当视野计未呈现光标但病人有所反应时记录为假阳性，当视野计在某些已证实为可见点部位呈现刺激强度更大的光标但被检者无反应时记录为假阴性。一般假阳性和假阴性数值在 5% 左右，若二者超过 20%，说明结果不可靠。在检查过程中，视野计不时以高强度光标刺激生理盲点，以检测受检眼的固视情况（生理盲点监测法）。若光标呈现在生理盲点时被检者反应，记录一次固视丢失，固视丢失率高表明受检眼固视差，结果不可靠。

2. 检查结果分析

（1）超阈值静点检查结果：阴性结果表示所有检查点均可被被检者看见，但并不意味着视野绝对正常，应结合光标刺激强度是单一水平还是阈值相关、检查点的分布范围和间距进行分析。单一水平刺激强度光标可以检测出受检区周边部暗点，但可能遗漏中心区同一深度的暗点，受检点之间距离过大可能漏掉较小的暗点。阳性结果表示有光标未被看见，但正常人也可能因为走神或眨眼遗漏光标，可根据以下特征判断是否为假阳性：①相邻数点看不见与散在数点看不见相比，前者属视野异常的可能性大；②在看不见的点上，增加光标刺激强度复查仍看不见，则多为异常；③不可见点位于受检区中心部位比位于周边部者意义更大；④看不见点分布于特定部位，如偏盲或弓形暗点，有较大诊断意义；⑤多次复查，

笔记

看不见点位置不变，异常可能性大。

（2）阈值定量检查结果：可从局限性缺损和弥漫性压陷两方面进行分析。局限性缺损主要通过与相对正常视野区或正常值比较来判断。一般在典型易受损部位 1 点光敏感度下降 10dB，相邻 2 点光敏感度下降 8～9dB，相邻 3 点以上的点光敏感度下降 5～6dB 可考虑局限性缺损。上述超阈值静点检查结果的判读要点也适用于阈值定量结果分析。弥漫性压陷也主要通过定量比较来认识。明显的弥漫性压陷较易识别，其平均光敏感度比正常值下降 10dB 以上，轻度弥漫性压陷则较难识别。一般 95% 的正常人平均光敏感度在正常值 ±3dB 范围内，99% 正常人平均光敏感度在正常值 ±4～5dB 内，因此，平均光敏感度下降>5dB 可考虑弥漫性压陷。此外，在除外眼部其他异常因素后，双眼平均光敏感度差值>2dB 可考虑较低光敏感度眼存在弥漫性压陷。

3. 利用综合指数判断

综合指数即前部所述的 MS、MD、LV、CLV、短期波动等指标，此处不再赘述。

（四）视野检查举例

下面以 Humphrey 视野计检查为例，简单说明视野检查的基本步骤。

1. 被检者坐在视野计前，头部固定于颌托架上，通常先查右眼再查左眼。如果被检者是第一次做视野检查，可先检查视力较好的一眼，并需向其做一些必要的示范检查，以使其熟悉整个检查程序。

2. 嘱其固视前方半球形背景的中央固视点。有屈光不正者应配戴矫正眼镜，但在最后进行结果分析时检查者应考虑镜框边缘可能对结果产生的影响。

3. 告诉被检者光标将以短暂闪光方式出现在背景的不同位置上，要求被检者如果看到光标就应尽快按按钮以示意"看见"。

4. 检查者选择并启动相关的检查程序，光标将在半球形的背景上自动出现。

5. 当选用的程序全部做完后，视野计就出现铃声，并且把视野检查结果记录成数字图及灰度图等形式。

6. 被检者一眼检查完毕后，需休息 5～15 分钟，再进行另一眼检查。

第二节 色觉及其检测分析

色觉（color vision），即颜色视觉，是指人或动物的视网膜受不同波长光线刺激后产生的一种感觉。产生色觉的条件，除视觉器官之外，还必须有外界的条件，如物体的存在以及光线等。色觉涉及物理、化学、解剖、生理、生化及心理等多个学科，是一个非常复杂的问题。

一、颜色的基本特征

色调、亮度和饱和度，为颜色的三大基本特征。其中缺少任何一种，都不能准确地确定一种颜色。

（一）色调

亦称色相或色彩，是颜色彼此区别的主要特征。在可见光中的所谓红、橙、黄、绿、青、蓝、紫就是色调。色调由波长决定，波长不同，色调也不同。某些有颜色的物体，在其反射或投射的光线中，什么波长占优势，它即呈现什么波长的颜色。

（二）亮度

亦称明度，指同一颜色在亮度上的区别。每一种颜色，不但有色调的不同，还有亮度的差别。例如深红和淡红，虽然色调相同，我们都称它们为红色，但两者显然是有区别的，其原因是由于亮度的差异。

笔记

（三）饱和度

即颜色的纯度。即使几种颜色的色调和亮度是相同的，如果饱和度不同，则它们之间仍有差别。一般来说，光谱色是最纯的，即饱和度最高。当某一光谱色同白色混合，则会因混合色中光谱色成分的多少，而成为浓淡不同的颜色。含白色的成分越多则越不饱和。

颜色的上述三大基本特征，既是相互独立，又是互相影响的。如果饱和度大，一般色调会比较明显，同时亮度也比较暗，反之亦然。有此三个特征，不仅可以准确地确定某一种颜色，而且还可以随着它们的改变而产生千千万万种不同的颜色。

二、颜色的视觉理论

入射眼内的各种波长的光是怎样在眼内及中枢引起生理变化的？这种生理变化过程是怎样形成颜色视觉的？色觉异常又是怎样形成的？解释这些色觉现象的理论通称为颜色视觉理论。到目前为止，有许多学说尝试解释这些色觉现象，每种学说均有其优点，但尚没有一个学说能完美地解释生活中的各种色觉现象。其中比较受人们重视的学说有 Young-Helmholtz 学说、Hering 学说和近代的"阶段学说"。

（一）Young-Helmholtz 学说

该学说又名三色学说，是基于 Newton 的三原色理论而提出的。三原色理论的主要论点是：所有的颜色，逻辑上均可由红、绿、蓝三种色光按一定比例匹配而成。所以 Young-Helmholtz 学说认为视网膜具有三种视锥细胞，分别主要感受红、绿、蓝三原色，并且其中一种三原色在刺激其主要感受视锥细胞外，还对其余两种感受视锥细胞产生刺激。例如，在红光刺激下，不仅感红色的视锥细胞兴奋，感绿和感蓝的视锥细胞也相应地产生较弱的兴奋。三种刺激不等量地综合作用于大脑，便产生了各种颜色的感觉。如果三种感受视锥细胞受到同等刺激则产生白色，无刺激则产生黑色。

对于色盲的解析，该学说认为，红色盲缺乏感红色的视锥细胞，绿色盲缺乏感绿色的视锥细胞，因为红色刺激感红视锥细胞的同时也刺激感绿视锥细胞，所以色盲者常红绿都分不清楚。

（二）Hering 学说

Hering 学说又名四色学说（表 8-1）。Hering（1878 年）观察到，颜色现象总是以白 - 黑、红 - 绿、黄 - 蓝这种成对的关系发生的，因而假定视网膜上有白 - 黑、红 - 绿、黄 - 蓝三对视素（光化学物质）。此三对视素的代谢作用包括通过破坏（异化）和合成（同化）两种对立过程。当白光刺激时，可破坏白 - 黑视素，引起神经冲动，产生白色感觉；无光线刺激时，白 - 黑视素合成，引起神经冲动，产生黑色感觉。对红 - 绿视素，红光引起破坏作用，产生红色感觉；绿光引起合成作用，产生绿色感觉。对于黄 - 蓝视素，黄光引起破坏作用，产生黄色感觉；蓝光引起合成作用，产生蓝色感觉，而我们感觉到的各种色彩则是这三种组合破坏或合成的结果。该学说认为色盲是缺乏一对视素（二色觉）或两对视素（全色盲）的结果。

表 8-1　Hering 的色觉学说

光线	作用的视素	视网膜上的反应	产生的色觉
白光	白 - 黑	破坏	白
无光		合成	黑
红光	红 - 绿	破坏	红
绿光		合成	绿
黄光	黄 - 蓝	破坏	黄
蓝光		合成	蓝

笔记

（三）近代的"阶段学说"

近年来，大量的实验结果表明，在视网膜内的确有三种感光视锥细胞，分别对红、绿、蓝三种色光敏感。另外，关于视路传导特性的研究结果，使 Hering 学说（四色学说）也获得了不少的支持。因此，有学者主张把色觉的产生过程分两个阶段：第一阶段为视网膜视锥细胞层阶段，在这一水平，视网膜的三种视锥细胞选择吸收光线中不同波长的光辐射，分别产生相应的神经反应，同时每种感光视锥细胞又单独产生黑和白反应；第二阶段是信息传送阶段，即在颜色信息向大脑传递过程中，不同颜色信息再重新组合、加工，形成"四色应答密码"，最后产生色觉。颜色视觉的这一学说，称为"阶段学说"，它把两个古老的完全对立的色觉学说巧妙地统一在一起了。这一新学说，显然更接近实际的色觉机制。

图 8-3 是 Walraven 等（1966 年）提出的阶段学说模式图。假定光线不同程度的引起红（R）、绿（G）、蓝（B）三种视锥细胞反应。同时三种视锥细胞输出的总和又形成亮度曲线——即黑白的不同比例组合，由（R+G+B）通道传递。红 - 绿机制（R/G）由感红视锥细胞和感绿视锥细胞输出之差形成；黄 - 蓝机制（Y/B）由所谓中间机制（R+G）和感蓝视锥细胞输出之差形成。

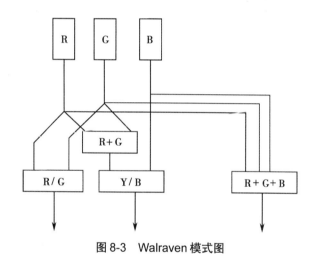

图 8-3　Walraven 模式图

这一学说对色觉异常的解释为：红色盲是由于感红视锥细胞的缺如，其结果是 R/G 机制不能活动，亮度通道由 R+G+B 变成 G+B，故在光谱的长波端出现亮度感觉的障碍。而绿色盲则是由于 R/G 缺如，所以其亮度通道不受影响，故其亮度感觉曲线与常人无异。

三、色觉异常

色觉异常，也称色觉障碍，是指对各种颜色的心理感觉不正常。色觉异常按其严重程度又分为色盲和色弱，色盲是指不能辨别颜色，色弱是指对颜色的辨别能力降低（图 8-4）。

二维码 8-3
拓展阅读
色觉异常

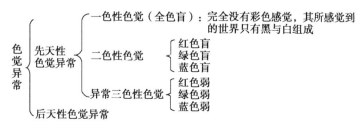

图 8-4　色觉异常分类

笔记

先天性色觉异常是一种 X 染色体连锁隐性遗传病,故男性多于女性。病人出生时已具有,绝大多数是双侧性,但个别也可以单眼发病,或者两眼色觉异常的类型及程度不同。先天性色觉异常与生俱来,在他们的一生中,"颜色"的含义,始终与正常人不同。因为他们对颜色的认识完全来自别人教授的经验,他们对颜色的感觉与正常人有本质的区别。但有些先天性色觉异常病人却可以工作一辈子而不发生大的色觉差错,原因就是他们可以根据物体的形态、位置、亮度等条件,来粗略地、低水平地区别各种"颜色"。

后天性色觉异常是因为某些视神经或视网膜疾病等眼病、颅脑疾病、全身疾病以及中毒所致。除色觉异常外,常合并视力、视野以及其他视觉功能障碍。后天性色觉异常乃后天才发生的,这类病人具有正常的感色功能,可以根据正常人的色觉进行推断。如果他们把红色看成黄色,则他们所感受到的"黄色"与正常人感觉到的黄色相同。由于其他视觉功能障碍远比色觉重要,故后天性色觉异常没有先天性色觉异常那样受人重视。

四、色觉检查

大千世界是绚丽多彩的世界,人的生活离不开色觉。从事交通运输、美术、医学、化学等职业的工作者,必须具备正常的色觉。色觉检查为临床眼病提供色觉异常的诊断依据,同时也是就业、入学、服兵役等体检的必检项目之一。色觉检查的目的在于确定有无色觉异常,鉴别色觉异常的类型以及程度。色觉检查属于主观检查,包括假同色图法、色相排列法和色觉镜法等方法。

(一)假同色图法

假同色图常称为色盲本(彩图 8-5,见彩图页),国内常用的有俞氏、贾氏和汪氏色盲本。虽然种类繁多,但多由以下三类图构成:

1. 示教图　主要是让被检者了解检查的方法以及要求。构成图形色斑的亮度、饱和度以及色调,均与背景色斑有明显的差别。在一般情况下,正常人及色觉异常者均能认出。如对这类图形读不出,可能为后天性色觉异常或伪色盲。

2. 检出图　此类图主要用于鉴别被检者的色觉是否正常。色觉异常者主要是靠亮度及饱和度而不是靠色调辨别颜色的,此类图形正是根据这一原理设计绘制。此类图的数字或图形,其中有些正常人读得出,色觉异常者读不出;有些正常人读不出,色觉异常者反而可以读得出。

3. 鉴别图　此类图是用作鉴别红或绿色觉异常者的。

每种色盲本均有其详细的使用方法以及结果的判断标准,但在使用各种色盲本时都应注意:

(1)视力:视力太差不能进行检查。屈光不正者须戴镜检查,但不能戴有色眼镜。

(2)距离:不管色觉正常与否,视角及亮度大时,辨色能力均有所提高。所以距离近时,视角大,亮度高,图形与底色的色调差别明显;但如太近,色调与亮度的差别即不明显,图形反而不易认出。距离远时,各色斑容易融合,图形认出容易。但如果太远,则正常者应读出的图形亦不能读出。所以,各种检查图都规定有一定的检查距离,多为 0.5m 左右。

(3)照明:最好能在自然弥散光下进行,有些色盲图,也可以在日光灯照明下进行。照明不应低于 150lx,以 500lx 为宜。

(4)判读时间:大多数检查时间规定在 5 秒内。为了取得正确的结果,必须对时间进行严格限制。因为色弱者往往能正确认出图案或数字,只不过是表现出辨别困难或辨认时间延长而已。

(5)其他:尽管单眼色觉异常非常少见,但确实存在,故希望有条件者尽量两眼分别检查。另外,色盲检查图为色素色,容易褪色及弄脏,在检查时,不要用手触及图面。不用时应避光保存,如有污染及褪色,即不能使用。

（二）色相排列法

此法为在固定照明条件下,嘱病人将许多有色棋子依次排列,将与前一个棋子颜色最接近的棋子排在其后面,根据排列顺序是否正确来判断有无色觉障碍及其类型与程度。常用的有FM-100色彩试验和D-15色盘试验。

1. FM-100色彩试验　此检查属色调配列检查法,可用于定性和定量测量。由93个色相子组成,其中8个为固定参考子,85个为可移动的色相子,共分四盒。每盒具有2个固定子分别固定于盒的两端,而21～22个可移动的色相子供被检者作匹配排列用(图8-6)。

检查时,要求在大于270lx光线环境和自然瞳孔下进行,并且要求两眼分别检查。须配戴矫正眼镜,但不能配戴有色眼镜。检查者首先将第一盒中色相子取出,随意放置,然后让被检者按颜色变化的规律进行排列。然后相继完成第2、3、4盒。最后把色相子背面标明的序号记录在记分纸上,画出其轴向图和计算出总错误分,并以此判断有无色觉异常及其类型和严重程度。

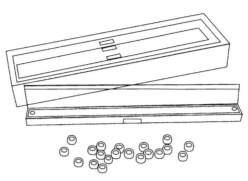

图8-6　FM-100色彩试验

结果分析:

（1）错误分:由于色相子数目很多,正常人也允许有错误的排列,但其错误的程度要比色觉障碍者轻。据黄时洲等(1988年)对我国120名正常人的双眼进行测定,其总错误分均值为113分,左、右眼和男、女性别之间没有统计学差别。但不同年龄之间则有统计学差别,20～29岁总错误分最低,小于20岁者分数稍高,大于30岁者随年龄增加而增加。他们还测定了各种类型红、绿色盲和色弱等病眼,总错误分可达400分以上。同时,还可以根据总错误分的高低,在正常人中选出色觉更优秀者。其结果表记录见图8-7。

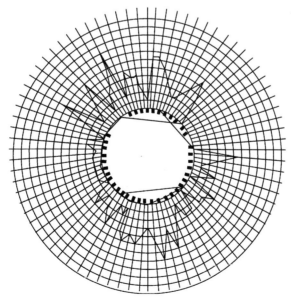

图8-7　FM-100色彩试验结果表

（2）轴向图:正常者轴向图的图形为接近最内圈的圆形图,若某区域色觉异常,则相应的色盘区图形向外移位,呈锯齿状。因为各种类型色觉异常的检查结果在轴向图上均有特

笔记

定的表现，故可以根据轴向图的形状，进行色觉的类型以及程度的判定。虽然正常人也会错误的排列部分色相子，但其错误部位在轴向图上杂乱无章，故可以将正常人和色觉异常者分辨出来（图8-8）。

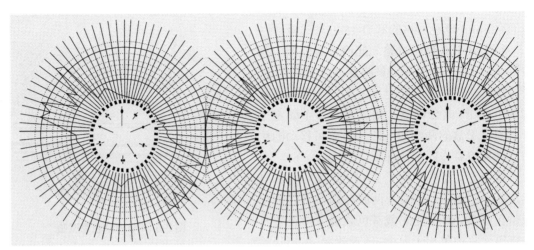

图8-8　不同类型色觉异常的特征性轴向图（由左至右依次是：绿色盲、红色盲和蓝色盲）

2. D-15色盘试验　此检查同属色调配列检查法。由于FM-100色彩试验操作比较复杂，检查需时太长，体积也较大，携带不方便，所以把FM-100色彩试验简化改良成D-15色盘试验（图8-9），它检查方法简便，判定比较容易。

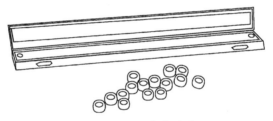

图8-9　D-15色盘试验

D-15色盘试验只需要16个色相子，1个固定于盒内作为参考，其余15个代表自然色中相等色调阶差的色相子。由于色相子少，色相子间的差别较明显，程度较轻的色觉异常者，比如色弱被检者，也可能正确地排列出这些色相子，故本检查和上述检查的目的不同，主要不是鉴别色觉正常或异常，而是对经检查图检出的色觉异常者进行类型和程度的确定。

D-15色盘试验的检查条件和步骤与FM-100色彩试验一样。最后，将记录纸上的点从标准色相子（reference cap）开始，按被检者所排列的色相子背面的序号依次连线，再依此连线的图形的轴向与各种色觉障碍的特异轴向相比较，从而知道被检者色觉障碍的类型以及程度（图8-10）。

结果分析：

（1）连线若顺着号数形成一圆形，视为正常（图8-11A）。如果连线将圆形图横切一根时，多是由于被检者不注意之故，可进行重新检查。如复查结果正常时，仍算通过。

（2）如果连线中有2根或以上平行横断线，视

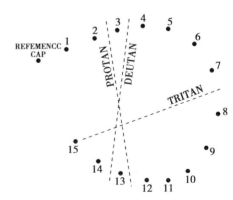

图8-10　D-15色盘试验结果记录纸
（PROTAN：红色盲；DEUTAN：绿色盲；TRITAN：蓝色盲）

笔记

为失败。红色盲、绿色盲、蓝色盲的特异轴已有指示线标出,如果横断线与其中一指示线平行,则可判定为该种色觉异常类型(图8-11B)。

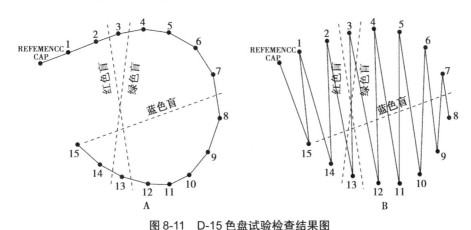

图8-11 D-15色盘试验检查结果图
A. 色觉正常的D-15色盘试验检查结果   B. 一红色盲病人的检查结果

色相排列法与假同色图法不同,其对检查时间没有严格限制。被检者允许有充足的时间排列,而且排列过程中,允许被检者更改色相子顺序,直至满意为止。但是,如果检查者事先设定一个时间限制往往能有助于鉴别正常者与色觉障碍病人。因为后者往往需要更多的时间去完成这个检查。正常人可以在2分钟内完成D-15色盘试验,2~3分钟内完成一盒的FM-100色彩试验。总的来说,检查者在运用色相排列法进行色觉检查时应该更重视被检查者排列的准确率而不是速度,因为低视力病人尽管色觉正常,通常也需要较多的时间才能完成这两种检查。

(三)色觉镜法

Rayleigh发现黄色觉可以通过红和绿的混合而获得,因此创立了有名的"红+绿=黄"的公式,色觉镜就是利用这个原理制作而成的。以Neitz公司色盲镜为例,被检者单眼通过目镜可以看到分为上下两半的圆形视野,上半含红、绿混合光,下半为黄光。检查时,被检者可以通过旋转混色旋钮调节上半视野中红光和绿光的配比比例,使上半视野呈现光谱色中从红到绿之间的各种色调,同时要求其调节另一用于控制下半视野黄光亮度的单色旋钮,直至被检者感觉上下两个视野的色调和亮度完全一致,此时,检查者记下被检者的所能达到的配比范围,并确定配比的中点,并根据这两个数值判断被检者的色觉障碍类型以及程度。

(四)常规色觉检查举例

以色盲本检查法为例,简单阐述临床上筛查色觉障碍的步骤。

1. 被检者配戴自己常用或习惯的近视矫正眼镜,手持遮眼板。

2. 在充足的自然光线下进行。

3. 检查者手持色盲检查本。

4. 检查距离为50cm。

5. 通常先遮盖左眼,检查被检者右眼。

6. 注意观察被检者,保证非检查眼要完全遮盖。

7. 让被检者依次阅读色盲本的每一页,辨认色盲检查图的数字或图形,应在5秒内读出。

8. 同法遮盖被检者右眼检查左眼。

分别记录每眼所能阅读辨认的页数,同时需要注明所用色盲本的版本。由于每本色盲检查本的第一张图画是作为示教或者是区别伪盲所用,而不是真正用于色觉检查,所以该页不能计算在内。然后根据检查结果参照色盲本前的说明作出色觉诊断。

举例:OD: 12/12　　　色盲检查图第5版　　　人民卫生出版社　　　第一组

OS: 11/12

第三节　立体视觉及其检测分析

一、立体视觉概述

所谓立体视觉,即三维空间视觉,是指双眼感知深度的功能,是双眼视觉中的最高级功能。

一个视觉功能正常的人不仅能看到周围物体的形状、颜色和运动,而且还要具有良好的立体视觉,而人的双眼在深度感知中具有重要作用,因为这一感知功能是单眼无法很好地完成的。

二、立体视觉产生的生理基础

(一)单视圆与Panum融合区

根据两眼视网膜对应的关系,如果双眼同时注视外界空间某一点时,两眼的中心凹同时受到刺激,并且形成双眼的单一视觉。由于眼球的后极部是一个弧面,所以若把视网膜上的每一对对应点与双眼结点的连线延长,必定在外界范围内相交并形成一个弧面,这个弧面所形成的圆(实际上并非正圆)就称为单视圆(horopter circle)。换言之,在单视圆上的每一个点都将在两眼视网膜对应点上成像,并被感知为单一物像。由于注视的远近不同,所以,单视圆便有无数个,并且注视距离越近弧度越大,越远弧度越小,即越接近平面(图8-12)。

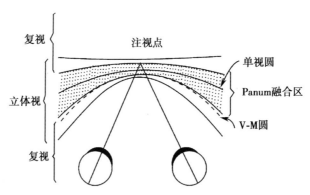

图8-12　单视圆与Panum融合区

后来,Panum(1858年)根据试验发现,形成双眼单视的点不一定需要准确地投影在两眼视网膜的对应点上,而可以是对应点周围的一个很小的区域内。换言之,在单视圆远近两侧一定距离范围内的物体,投射到两眼视网膜上,尽管并不在两眼视网膜对应点上,但经过大脑中枢融合后仍可产生单一视觉。单视圆远近两侧的这个范围就是Panum融合区(图8-12)。凡在Panum融合区以外的物体均会被双眼看成两个,此称为生理性复视。

(二)双眼视差与立体视觉

人的双眼视轴并非平行,而是稍稍向内倾斜的,而且双眼相距约一定距离(瞳距),所以当人们观看一个物体时,其实是从两个不同的角度区去观察的,左眼看物体的左边部分会

笔记

多些,右眼看物体的右边部分会多些。这样,远近不同的点,其刺激左右眼视网膜的点并非对应点,存在位置差,这就是双眼视差(binocular disparity)。

如图 8-13 所示,注视单视圆上一点 F,在左右两眼视网膜上的投影分别是 FL 和 FR,它们分别位于两眼视网膜的对应点上。但在 Panum 融合区内比 F 点近的一些的 B 点,在两眼视网膜上的投影分别是 BL 和 BR,它们却位于两眼视网膜的非对应点上。F 和 B 点在左眼视网膜影像之间的距离(BL 和 FL 之间的距离)大于它们在右眼视网膜影像之间的距离(BR 和 FR 之间的距离)。这就是 F 点和 B 点的双眼视差,通常表示为两物体所形成的集合角的差值,即 $\angle B_L BB_R - \angle F_L FF_R$。按惯例,Panum 融合区内的离观察者比 F 点近的那些物体(如 B 点)相对于 F 点之间的视差称为交叉视差。相反,Panum 融合区内的比 F 点远的物体(如 A 点),相对于 F 点之间的视差称为非交叉视差。超出 Panum 融合区以外的物体则会因为生理性复视而变成两个像,而在 Panum 融合区内的物体,不但不出现复像,而且这种轻微的差异正好是形成立体视觉的生理基础(图 8-14)。

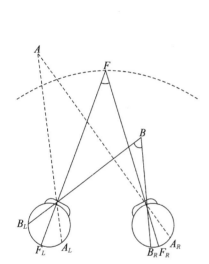

图 8-13 双眼视差示意图

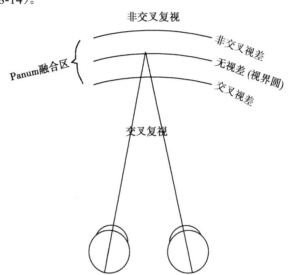

图 8-14 交叉与非交叉视差示意图

理论上,单视圆上的双眼单视,应该是一种无立体视的双眼单视。然而,人的两只眼睛是左右分开的,当两眼同时注视单视圆上的一点时,在两眼视网膜上形成的物像也必然存在一定的视差;再者,单视圆并非正圆,所以单视圆上的两点所形成的集合角仍存在差别,故也能形成双眼视差。所以,实际上在单视圆上也有立体视。

双眼视差提供了物体之间的相对深度信息,是产生立体视觉的一个主要因素,但它并非是形成立体视觉的唯一因素。在日常生活中,我们经常会发现某些没有良好双眼视觉的病人(恒定性斜视、单眼病人等)也有一定程度的"立体视"。那是因为除了双眼视差外,随生活经验获得的物体远近的大小恒常性、几何透视、物体的阴影,还有晶状体的调节、光线、颜色反差等许多因素都可以提供一些深度线索,而这些线索只要单眼即可感知,称为深径觉的单眼提示(monocular cues to depth)或准立体视。

三、立体视觉的衡量单位

立体视觉的衡量单位为立体视觉锐敏度(stereoacuity),也称立体视锐度,是指人们在三维空间分辨最小相对距离差别的能力,是以双眼视差的最小辨别阈值来表示的。

在科学研究领域里,立体视锐度的测量是用 Holward-Dolman 立体视觉计进行的(图 8-15)。立体视锐度的计算公式为:$S=\dfrac{206\,265 \times a \times b}{d^2}$($S$ 为立体视锐度;a 为瞳距;b 为两立杆的距离；d 为角膜顶点到固定立杆的距离）。立体视的有效范围 $D=\dfrac{b \times 206\,265}{S}$，所以，如果一个人的立体视锐度为 20″，那么他能有的立体视最大距离应该是 600m。换言之，对 600m 以外的两个物体，即使它们之间的距离有所增加，这个人也不能分辨出。因而，我们以肉眼观察所有天体（与人的距离远远大于其立体视的有效范围），既无立体感，也无远近之分，尽管各个星体实际相差很远，但在我们眼中仍好像两点悬挂在同一平面上一样。

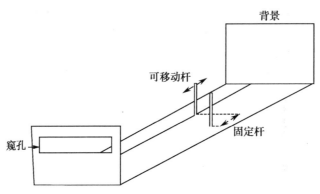

图 8-15　Holward-Dolman 立体视觉计

检查开始时，检查者将移动杆（movable rod）移至与固定杆（fixed rod）间任意距离，让被检者通过窥孔（aperture）窥视两杆并推动移动杆直至其感觉两杆处于同一平面。

四、立体视觉的检查与分析

（一）立体视觉检查的意义

立体视觉与人们日常生活和工作有密切关系，因而立体视觉检查具有其重要意义：

1. 职业和工作之所需　例如飞行员、机动车驾驶员、运动员、显微外科医师和精密仪器的制造工人等必须具有优良的立体视觉功能，因为这直接关系到工作效率、工作质量以及人身安全。因此，在选拔上述有关专业人员时都应进行立体视觉检查。

2. 有助于诊断各种双眼视功能异常　例如，恒定性斜视病人在使用随机点立体视检查图卡（random dot stereograms, RDS）检查时没有立体视，而在线条图检查中却可以表现出较差的立体视；间歇性斜视病人可以有也可以没有正常的立体视；而非斜视性集合功能异常病人通常具有正常的立体视。另外，立体视觉检查在双眼视功能异常和某些眼球运动障碍的治疗当中也有重要意义。例如立体视视标刺激有助于解除单眼抑制，Cooper 和 Feldman 的研究发现随机点立体视检查图卡（RDS）有助于提高间歇性斜视、集合功能不足等病人的融合范围。

3. 立体视觉检查可用于判断斜视矫正术、人工晶状体植入、角膜屈光手术以及斜视正位视训练等治疗的疗效。

4. 大脑某些部分的损伤会影响立体视功能，故有些学者尝试利用立体视功能检查来协助诊断神经系统疾病。

（二）立体视觉检查的方法

所有立体视觉的检查都是基于双眼视差的原理。检查立体视锐度的仪器有不同的种类，从图卡到计算化的仪器均已用于实验室和临床检查中，基本上可以分为两大类：一类属于二维的检测方法，具有视差的图卡都是二维平面图形，观察时要分离两眼视野，因此使用时被检者要求戴特种眼镜（偏振光眼镜或红绿眼镜）。这一类检测器有 Titmus 立体视检查图卡、Randot 立体视检查图卡、Frisby 立体视检查以及 TNO 随机点立体图（彩图 8-16，见彩图页），还有国内颜少明和郑竺英于 1984 年合作研发的《立体视觉检查图》等。二维的检测

笔记

图卡由于价廉和携带方便而在临床上广泛使用。另一类属于三维检测方法，被检者不需戴任何眼镜，如上述的Holward-Dolman立体视觉计及电脑测量仪等，但临床上少用，常用于研究领域。现就临床上常用的五种检测方法进行介绍：

1. Titmus立体视检查图卡 Titmus stereo test整套图卡由三部分组成：3000″立体视锐度的"大苍蝇"视标，400″~100″立体视锐度的"小动物"视标以及800″~20″立体视锐度的"圆圈"视标（彩图8-16，见彩图页）。

使用时需要被检者配戴偏振光眼镜，并在40cm的检查距离进行。如果被检者有屈光不正要配戴相应的矫正眼镜。

"大苍蝇"视标是用作立体视锐度的粗查。一个具有正常立体视锐度的人配戴偏振光眼镜，因为交叉视差的作用，他会感觉到大苍蝇"飞起来"了。这时要求被检者"抓"住大苍蝇的翅膀，正常反应应该是"抓"在图卡平面与被检者双眼之间的空间上。如果被检者"抓"在了图卡平面上，则可能表示被检者完全没有或只有很差的立体视（小于3000″），也可能被检者还没有明白检查要求。这时，应该把图卡上下颠倒过来，再让被检者去"抓"大苍蝇的翅膀，这时的大苍蝇是"陷入"图卡平面了，所以正常人应该"抓"在了图卡平面上。

"小动物"视标共有A、B、C三排，每排有五只，并且其中有一只是"立体"的。询问被检者"哪一个动物'凸'起来了？"。如果被检者不确定，检查者应该鼓励其猜测，结果正确同样有效。各行分别代表不同的立体视锐度（400″~100″）。这种视标对于小孩尤其适用。

"圆圈"视标能够精确地确定被检者的立体视锐度。总共有9个菱形，每个菱形各有4个小圆圈，其中一个由于交叉视差的作用而"凸"了起来。同样要求被检者按顺序讲出每个菱形中"是哪一个圆圈'凸'起来啦？"，直至被检者连续两个菱形的结果均为错误才终止，而以最后一个判断正确的立体视锐度作为结果。

正常成年人立体视锐度≤60″。

2. Randot立体视检查图卡 整套图卡由三部分组成：10幅400″~20″立体视锐度的圆圈图，400″~100″立体视锐度的3行"小动物"视标，以及2组250″和500″立体视锐度的几何图形视标。与Titmus类似但又有所不同，表8-2是上述两种立体视觉检查图卡不同视标所对应的立体视锐度。

使用时，被检者需在足矫的前提下配戴偏振光眼镜，在40cm处检查。让被检者依次辨认是否有凸起的圆形或动物，几何图形视标辨认4幅图中哪幅为空。

当被检者无法辨认第5幅圆圈图或动物图甚至几何图形，即立体视锐度<70″时，被视为立体视异常。

表8-2 Titmus立体视检查图卡和Randot立体视检查图卡不同视标所对应的立体视锐度（单位为″）

视标	图卡T	图卡R	视标	图卡T	图卡R
苍蝇/RDS	3000	600	7	60	40
圆圈1	800	400	8	50	30
2	400	200	9	40	25
3	200	140	10		20
4	140	100	A	400	400
5	100	70	B	200	200
6	80	50	C	100	100

3. TNO随机点立体图 TNO随机点立体图（彩图8-17，见彩图页）是用红绿二色印刷的随机点立体图卡，共有7张：前3张用于定性筛选有无立体视，第4张用于测定有无单眼抑制，后3张用于定量测定立体视锐度。

笔记

检查时要求被检者配戴红绿眼镜,检查距离为 40cm,首先用筛选图进行立体视的定性测试,嘱被检者正确识别在红绿背景中隐藏的蝴蝶、十字及三角形等图形,然后用定量图测量立体视锐度,嘱被检者正确识别隐藏的扇形图的缺口朝向,共分 480″、240″、120″、60″、30″、15″ 六级。正常成年人立体视锐度≤60″。

4. 第三代立体视觉检查图　1985 年,国内颜少明和郑竺英合作研发并出版了国内第一部《立体视觉检查图》。2004 年和 2016 年,颜少明分别对其做了改进,出版了第二代和第三代《立体视觉检查图》。第三代《立体视觉检查图》包括大视野立体盲检查图和低噪声立体视锐度检测图,并实现了裸眼 3D 的功能。

使用时,被检者在足矫的前提下无需配戴红绿眼镜,检查距离为 40cm,需在良好的光线下进行。首先应用 800″、1600″ 检查图进行定性检查,并可应用 800″、1600″、2400″ 检查图进行验证,若重复多次检查均不能识别通过,诊断为立体盲。通过立体盲定性检查者,继续进行定量检查。共 8 幅随机点检查图,视差分别为 800″、600″、400″、200″、100″、80″、60″、40″。

5. 同视机检查　同视机有定性的立体视图片以及定量的随机点立体视图片,因此能定性及定量检查立体视觉。检查方法为被检者坐在同视机前,调整下颌托及瞳距,使双眼视线与镜筒高度平行,先进行同时视觉和融合功能检查,如正常再用Ⅲ度立体视片先定性再定量检查立体视功能:将两画片同时放入镜筒片夹处,让被检者说出所辨认的图形或特征,检查者判断其回答的正确与否,并按所用的检查图号得出立体视锐度值。

对于立体视锐度的正常值,国际上还没有一个统一的标准。但研究发现,立体视功能随着年龄的增加而逐渐发育成熟,至 7～9 岁时达到成人水平(图 8-18)。同时,研究也发现不同的检测方法所获得的结果可能会有不少的差异。这是由于亮度、刺激图形的构形和复杂程度、刺激图形所呈现的视野部位等许多因素影响了立体视锐度。具体正常值可参考各种方法的使用说明。临床上,15″～30″ 的立体视锐度一般被认为具有很好的立体视功能。

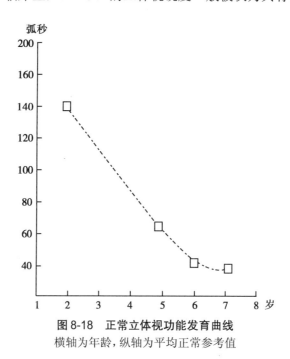

图 8-18　正常立体视功能发育曲线
横轴为年龄,纵轴为平均正常参考值

（三）立体视觉检查举例

根据检查需要选择偏振片或红绿色片,以立体视检查本为例简要说明检查步骤。

1. 在被检者近距矫正镜片前加戴偏振片或红绿色片。
2. 被检者手持立体视检查本。

笔记

3. 检查距离为 40cm。

4. 照明在后方,正对检查本。

5. 被检者在通常的阅读位注视视标,分辨哪一个视标相对其他视标是飘浮在上方的。

6. 继续辨认直到被检者连续给出两个错误的答案。

应记录所用的立体图类型,测试距离和测试结果。正常立体视者 <60″。

第四节　瞳孔检测分析

瞳孔(pupil),即眼睛虹膜中央的小孔,瞳孔大小是由动眼神经支配的瞳孔括约肌和由交感神经支配的瞳孔开大肌所控制,彼此在中枢紧密联系并相互拮抗。在瞳孔对光反射的传入和传出途径中发生的任何变化均会影响瞳孔大小的变化,瞳孔的这些变化对一些眼部疾病和神经系统疾病有着很重要的诊断价值。因此,瞳孔检查是临床眼科视光学检查中不可缺少的项目之一。

一、概述

正常的瞳孔位于虹膜中央,圆形,边界整齐。瞳孔的边缘上有一圈深色的呈花边状的卷边是来自虹膜背面的色素上皮。一般来说,正常成人瞳孔在自然光线下直径为 2~6mm,平均为 3~4mm,直径小于 2mm 称为瞳孔缩小,直径超过 6mm 称为瞳孔散大,双眼瞳孔大小应该相等或差别在 1mm 以内,大于 1mm 者属于异常。新生儿及老年人稍小,近视眼瞳孔比正视眼大,远视眼瞳孔比正视眼小。实际上瞳孔的大小受许许多多的因素影响,而且时时刻刻都在发生微小的变化,比如说在惊恐、激动时瞳孔散大,而在熟睡或深呼吸时瞳孔缩小。

瞳孔直径的大小能根据光线的强弱而发生改变,故瞳孔最重要的功能是调节进入眼内光线的量。例如,当人从光亮处进入暗室时,其瞳孔直径可增加 5 倍,即瞳孔的通光面积会增大 25 倍。当然,这个变化还远远不能使进入眼内的光量保持恒定,因为暗室内的光强度要比阳光下减弱近 100 万倍。实际上,人眼在不同亮度的情况下主要是利用对光敏感性不同的感光细胞(视锥细胞和视杆细胞)的切换从而使入眼光量保持相对恒定。

瞳孔的另一个功能是改变焦深。当瞳孔缩小时,焦深会增加;瞳孔扩大,焦深则降低。同时,瞳孔缩小,还可以使像差减少,故在亮光环境中,瞳孔的缩小有利于获得最佳的视力敏感度。

二、瞳孔的反射及反射弧

(一)瞳孔对光反射

光线照射入眼,瞳孔缩小;光线亮度减弱或移去后,瞳孔又逐渐扩大,这种瞳孔随光线强弱的变化而发生变化的反应称为瞳孔对光反射。临床上又把瞳孔对光反射分为直接对光反射和间接对光反射。光线照射一眼,该眼瞳孔缩小,此为直接对光反射;光线照射一眼,未受光刺激的对侧眼也同时出现瞳孔缩小,此为间接对光反射。

瞳孔对光反射是一种神经反射,其反射弧为:视杆、视锥细胞作为光感受器,它们所接受的光刺激随传入纤维(包含在视神经中)到达视交叉,并随视神经交叉和非交叉纤维,分别至对侧和同侧视束,进入大脑中枢后在到达邻近视中枢丘脑的外侧膝状体之前离开视束,经四叠体上丘臂进入中脑顶盖前区至顶盖前核,在核内交换神经元,其节后一部分纤维绕过中脑导水管与同侧缩瞳核(E-W 核)相联系,另一部分纤维经后联合交叉至对侧,与对侧的 E-W 核相联系。传出纤维由两侧 E-W 核发出,随动眼神经入眶,再进入睫状神经节,在此交换神经元,其节后纤维经睫状短神经进入眼球,支配瞳孔括约肌。由上述神经通路可知,一侧眼的光刺激可以同时引起双眼瞳孔收缩。瞳孔对光反射通路见图 8-19。

笔记

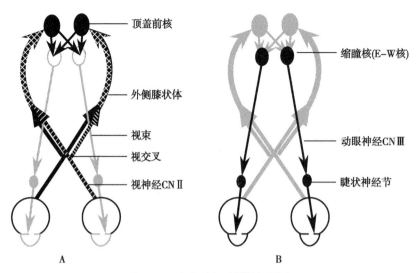

图 8-19 瞳孔对光反射神经通路
A. 对光反射传入系统　B. 对光反射传出系统

（二）瞳孔调节反射

瞳孔调节反射是指眼睛从注视远距离目标转向注视近距离目标的过程中，瞳孔逐渐缩小的这一反射。瞳孔调节反射的感受器同样是视杆和视锥细胞，其传入纤维与视神经同行，经视交叉、视束，并到达外侧膝状体并在此交换神经元，再进入枕叶纹状区，并在此交换神经元到达纹状前区。传出神经由此发出，经枕叶 - 中脑束到达中脑顶盖前区，然后到达 E-W 核和 Perlia 核（动眼神经的内直肌核）。自 E-W 核发出的神经纤维随动眼神经到达睫状神经节，在此交换神经元，再经睫状短神经到达各眼的瞳孔括约肌和睫状肌，而自 Perlia 核发出的纤维则到达各眼的内直肌。因而眼在视近的过程中，会有三个动作同时发生，即瞳孔括约肌收缩产生瞳孔收缩运动，睫状肌收缩产生晶状体的调节反应以及内直肌收缩产生集合运动。这三个动作发生在视近过程中，统称近反射。

近反射的目的是能保持近距离物体在视网膜上形成一个清晰的影像，而且使这两个影像都落在双眼黄斑上，这样才能完成双眼单视。

三、瞳孔的相关检查及其意义

检查瞳孔时，应注意其大小、位置及形状，还需要仔细观察边缘是否整齐，有无瞳孔缘虹膜后粘连、瞳孔缘虹膜撕裂，瞳孔区是否为机化膜遮盖等。现就检查瞳孔大小以及瞳孔相关反射的几种常用方法作简单地介绍：

（一）瞳孔大小的检查

如前所述，瞳孔的大小受到许多因素的影响，光线的强弱则是其中一个最重要的因素。所以我们在进行瞳孔大小的评估时，一定要记录光线的强弱情况。我们建议分别在暗环境和亮环境中进行两只眼的瞳孔大小的检查。为了防止侧面光线造成"不等瞳孔假象"，室内光源应置于病人正面稍上方或稍下方，而不应该让光线从一侧照过来。

瞳孔位于虹膜中央，所以测量瞳孔大小最简单的方法是以虹膜作为参考来估计。检查时，让被检者固视前方远处，检查者从旁观察，根据瞳孔占虹膜直径的几分之几来粗略估计瞳孔的大小（年长儿童和成年人的虹膜直径大约是 12mm）。除此之外，我们当然可以用透明的直尺直接测量，但最好的方法是使用 Hemisphere 瞳孔尺，这是一种眼科检查的专用尺，尺上刻有大小不等的半圆，检查时，让被检者直视远方，以尺上的半圆与被检眼的瞳孔直径作比较，即可迅速测出被检瞳孔的大小（图 8-20）。

笔记

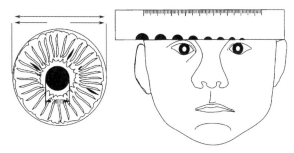

图 8-20　以虹膜为参考估计瞳孔大小（左），用 Hemisphere 瞳孔尺测量瞳孔大小（右）

正常参考值：在自然光线下，正常成人的瞳孔直径为 2～6mm，在暗环境中瞳孔直径可达 4～8mm，并且绝大多数正常人两侧的瞳孔大小相等。

除光线强弱外，屈光状态、年龄、精神状态、药物等许多因素都会影响瞳孔的大小，但当我们遇到瞳孔大小异常时，必须要警惕，因为太大、太小或者两侧直径相差超过 1mm 均提示可能存在神经系统的疾病；如果还合并上睑下垂、调节幅度减少、腱反射减弱或者眼外斜等则更高度提示某些神经系统综合征，如 Horner 综合征就表现为患侧瞳孔小于对侧，但瞳孔的一切反射仍存在，同时还伴有患侧上睑轻度下垂、眼球内陷以及患侧面部出汗减少等表现。所以当瞳孔大小检查异常时，一定要注意考虑神经系统疾病的可能性。

（二）瞳孔相关反射的检查

瞳孔的各种反射都必须具备完整的反射弧才能完成，而反射弧上任何一部分发生损害均可以导致反射的异常甚至消失。所以检查瞳孔的相关反射，无论对于发现眼局部情况，还是了解中枢神经系统反射弧各部的损害情况等，都具有很大的临床意义。

1. 瞳孔对光反射的检查　为了能更好地观察瞳孔的反应，检查瞳孔对光反射应在一间不是很亮的室内进行，当然又不能太暗，应足以让检查者观察清楚受检瞳孔的反应情况。

检查瞳孔对光反射时，一定要分别检查两眼的直接对光反射和间接对光反射。首先，让被检者直视前方远处并保持固视状态，检查者用手电筒先照射右眼，仔细观察该眼瞳孔收缩的幅度与速度，然后再用手电筒照射左眼，同样仔细观察该眼瞳孔收缩的幅度与速度，以上为检查瞳孔的直接对光反射。然后，检查者使用手电筒先照射右眼，仔细观察被检者左眼瞳孔收缩的幅度与速度，然后在左眼上重复同样的操作，这是检查瞳孔的间接对光反射。需要注意的是，检查时为了保证光源只照射一侧眼而对侧眼不受到光的照射，检查者最好用手将光线隔开，以免光线影响另一眼，而导致错误的结果。

为了能定量反应瞳孔对光反射的结果，我们建议使用以下记录方法。改变幅度：0= 瞳孔完全没有缩小，1= 瞳孔轻度缩小，2= 瞳孔中度缩小，3= 瞳孔明显缩小；改变速度：缓慢缩小记为"–"，迅速缩小记为"+"。

正常参考值：OD　直接对光反射 3+；间接对光反射 3+

　　　　　　　OS　直接对光反射 3+；间接对光反射 3+

2. 瞳孔调节反射的检查　瞳孔调节反射同样是一个定性、定量的检查。检查方法为让被检者直视前方远处（5m）并保持固视状态，记录其双侧瞳孔大小，然后检查者迅速在被检者右眼前约 25cm 处竖立一个视标（如一支钢笔或者刻有图案的尺子），并嘱被检者注视该视标，检查者仔细观察被检者右眼瞳孔收缩的幅度与速度，然后在左眼重复以上的操作。

正常人由远看近时，双侧瞳孔应缩小，并且缩小的幅度、速度相当。如果发现异常情况，应进一步做相关检查。

3. 交替光照试验（Marcus-Gunn test）　相对性传入性瞳孔反应障碍（relative afferent papillary defect，RAPD）又称为 Marcus-Gunn 瞳孔。若因视路的病变，仅一眼存在传入性瞳

二维码 8-4
动画　直接
对光反射

二维码 8-5
动画　间接
对光反射

笔记

孔障碍而另眼正常,或两眼传入性瞳孔障碍程度不对称,均会引起 Marcus-Gunn 瞳孔。通过交替灯光照射试验,可以发现被检者存在的 RAPD,其方法如下:

让被检者注视前方远处物体,并保持固视状态直至检查完毕。检查者用手电筒照射右眼 2～3 秒,然后迅速把手电筒移离右眼,照射左眼 2～3 秒,再把手电筒移回右眼,照射相同的时间,重复以上的操作 3～4 次。在这过程中,检查者要仔细观察被照眼,如果两眼被照时瞳孔收缩的程度和幅度相同,则认为 Marcus-Gunn 瞳孔阴性;如果两眼被照时瞳孔收缩的程度和幅度不同,则认为 Marcus-Gunn 瞳孔阳性。瞳孔收缩幅度小或者收缩慢、甚至放大的一侧为病变侧,可协助球后视神经病变的诊断。

该试验的原理是,当光线从健侧移向患侧时,一方面是患侧受光照刺激的传入冲动少,同时患眼还受到健眼撤除光照后的瞳孔开大反应的间接影响,故削弱了患眼的缩瞳运动。而当光线自患眼移向健眼时,由于患侧受光线刺激后的神经传入冲动明显减少,其对侧健眼的这一效应明显减低,健眼明显缩小。故双眼对光照的反应不对称(图 8-21)。

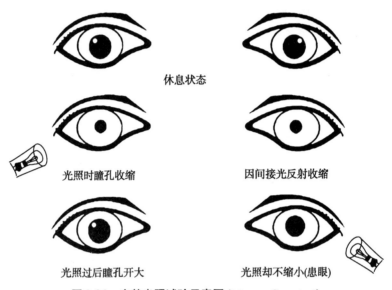

休息状态

光照时瞳孔收缩   因间接光反射收缩

光照过后瞳孔开大   光照却不缩小(患眼)

图 8-21 交替光照试验示意图(Marcus-Gunn test)

正常参考值:Marcus-Gunn test(−)

RAPD 阳性说明视交叉前瞳孔传入纤维受损,可作为判断任何原因所致的单侧或双侧不对称性视神经病变的一种客观检查瞳孔的方法。

(三)瞳孔检查方法举例

评价与瞳孔功能有关的神经通路的传入和传出系统。要求室内照明尽量昏暗,但容许看清被检者的瞳孔。具体步骤如下:

1. 指导被检者注视远距视标。

2. 检查者用手将被检者左、右眼隔开以遮挡光线,将光照向右眼瞳孔,观察右眼瞳孔大小和缩小的速度,重复两次。

3. 同样的方法观察被检者左眼瞳孔大小和缩小的速度,重复两次。

4. 交替灯光照射试验 将光照在双眼之间轮换,在各眼前停留 2～3 秒,观察光照刚照射时或至 2～3 秒左右各眼的瞳孔反应,重复 2～3 次。

5. 整个测试过程,注意观察瞳孔是否为圆形,双侧是否等大;若单眼瞳孔或双眼瞳孔直接或间接反射异常,或反应比较迟钝,应做瞳孔调节反应测试。

若所有的瞳孔反应正常,则可记录为 PERRL,MG(−);若出现异常,则需分别记录,如

笔记

二维码8-6
扫一扫，测一测

瞳孔不等大、反应迟缓等；若交替光照试验发现瞳孔回避，则记录为MG（+）或RAPD（+）。

（杨智宽）

参 考 文 献

1. 陈晓明. 自动视野计检查结果分析的基本知识. 中华眼底病杂志, 2003, 19（5）：313-316.

2. 李岩，汤欣，王兰惠. 短波长自动视野检查与标准自动视野检查的对比分析. 中国实用眼科杂志, 2012, 30（7）：780-783.

第九章

特殊视觉功能

本章学习要点

- 掌握：对比敏感度的定义、原理及意义；婴幼儿特殊视力检查方法。
- 熟悉：眩光、暗适应曲线的定义、检查方法和意义。
- 了解：动态视力、潜视力的定义和检查手段。

关键词 对比敏感度 眩光 暗适应 婴幼儿视力检查

临床上视力检查通常是在标准状态下进行检测，采用的视标也往往为 100% 对比度的黑白视标。但在实际生活中，物体往往并非为 100% 对比度，人眼会表现出不同的对比度视力。由于视网膜感光细胞分布不同，人们在暗处和明处时，视网膜感光细胞的敏感度不同，所表现的视力也不同。在很多相同条件下，由于其中某种因素的改变，如眩光源的干扰，也会对视力产生影响。由于视力的表达可以直接或间接地反映人眼与视觉感知有关的介质、感光细胞和视觉神经以及视皮质等因素的生理或病理变化，因此这些特殊状态下的视力检查成为临床检查和诊断的一部分。

婴幼儿由于存在配合和表达问题，根据各种视觉发育的特征，临床上形成了一套特殊的针对婴幼儿的视觉检查体系，因此，也将该视觉检测系统归入本章。

第一节 对比敏感度

从视敏度的角度将影响物体识别的参数归结为两个：空间频率和对比度。空间频率就是单位视角所包含的线条数；对比度则是由视标与背景的光强度来确定。可以用公式来表示：

$$对比度 = (L_{max} - L_{min}) / (L_{max} + L_{min})$$

L_{max} 代表空间上最高光强度，L_{min} 代表空间上最低光强度。

一、对比敏感度测量原理

对比敏感度（contrast sensitivity, CS）定义为视觉系统能觉察的对比度阈值的倒数，即对比敏感度 =1/ 对比度阈值。对比度阈值愈低，对比敏感度则愈高，视力愈好。常规的视力（或视敏度）检查是检测眼在高对比度环境下对目标的分辨能力，而对比敏感度是测量眼在不同背景亮度和不同空间频率下对目标分辨能力的敏感性。对比敏感度视力表的视标通常由一系列不同频率和不同对比度的明暗条纹组成。一类常用的条纹，明暗边界锐利，称为方波（square wave）或 foucalt 条纹，另一类条纹，明暗边缘模糊称为正弦波（sinusoidal wave），正弦波是组成任何图形的基本元素，方波可看成是几个正弦波叠加在一起的结果，因方波比较直观易于分辨，故较为常用（图 9-1）。

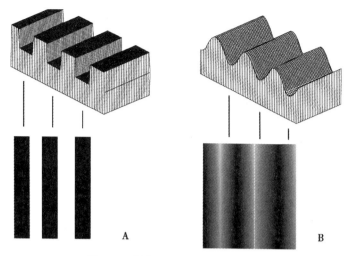

图 9-1　方波（A）和正弦波（B）条纹

　　对于某一确定的空间频率，视觉系统有对应的对比敏感度；反之，对某一确定的对比敏感度，视觉系统有对应的空间频率分辨力（形觉）。故可将不同的空间频率（即一定的视角内明暗相同数目不同的条纹）作为横坐标，将对比敏感度作为纵坐标，即可得出对比敏感度函数（contrast sensitivity function，CSF）（图 9-2），CSF 通过改变空间频率和对比度进行视功能的评价，依据心理物理学原理，更接近人眼视觉的实际情况，能更全面、客观、敏感地反应病人的视功能状态。某些疾病在用一般视力表不能查出视力减退时就已表现出对比敏感度曲线的异常，所以这种检查有助于更早地发现与视觉有关的疾病和视功能障碍。

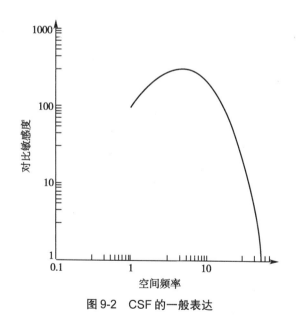

图 9-2　CSF 的一般表达

二、常用的对比敏感度检测手段及其测量和结果分析

　　自从 Campball 和 Robson 在 1968 年将对比敏感度函数的概念从光学引入视觉科学以来，眼科医师在临床工作中愈加重视采用 CSF 对眼科疾病的诊断和评估，因此发展出许多方法和装置，用于对比敏感度的检测。对比敏感度视力检查也分为近距和远距，检查距离分别为 40cm 和 3m，且对装置的照明有严格的要求。

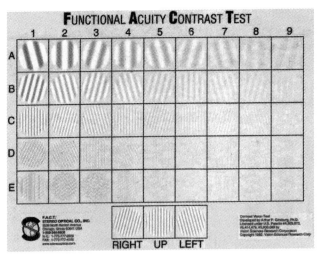

图9-3 F.A.C.T对比敏感度视力表

（一）F.A.C.T对比敏感度视力表

该表包含5行,每行为一种空间频率(1.5、3、6、12、18cpd),每行包含9个对比度水平,每行的对比度水平从0.6log水平按0.15log单位递增至2.26log水平。图形包括垂直,左倾斜15°,右倾斜15°三种(图9-3)。

检查方法:检查室在充分照明(85～120cd/m²)条件下进行,被检者屈光不正需被完全矫正。检查距离为3m(10英尺)。被检者从上到下,从左到右依次报告条纹方向。当被检者报告方向错误或报告空白时即该空间频率下的对比敏感度值,记录并绘制对比敏感度曲线(图9-4)。

同样的方式进行近距离(40cm)对比敏感度视觉测量,将缩小版的F.A.C.T视标(图9-3)放在近距离阅读杆上,测量及记录方式同远距测量。

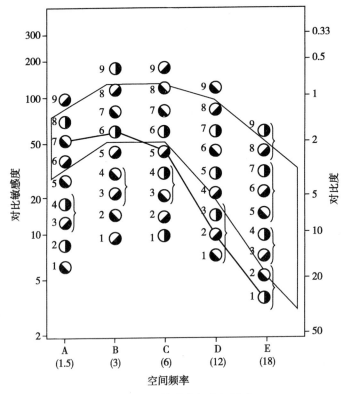

图9-4 对比敏感度视力记录表

笔记

（二）CSV-1000 灯箱

CSV-1000 灯箱包含 4 个空间频率（3cpd、6cpd、12cpd、18cpd），每种频率 9 个对比度水平，从 0.17log 水平按 0.16log 单位递增至 2.3log 水平（图 9-5）。

检查方法：检查距离为 2.5m（8 英寸），灯箱点亮时照度为 85cd/m²。被检者从上到下，从左到右依次报告是否看见条纹。当被检者报告空白时即该空间频率下的对比敏感度值，记录并绘制对比敏感度曲线。

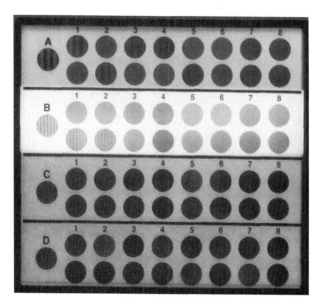

图 9-5　CSV-1000 灯箱

（三）Pelli-Robson 表

对比敏感度字母表无法测得多种空间频率的对比敏感度，所以应用不如以上方法广泛，现有的对比敏感度字母表主要包括 Regan、MAR 和 Pelli-Robson 表。本节以 Pelli-Robson 表为代表进行介绍。

Pelli-Robson 表包含 8 行，每行 6 个字母，每 3 个字母设置为一组对比度，对比度从 0log 水平按 0.15log 单位递增至 2.25log 水平（图 9-6）。

检查方法：检查距离为 1m，被检者从上到下，从左到右依次报告字母，每组字母需至少答对 2 个以上才能通过检测，记录能答对的最小对比度。

（四）对比度差异视力表

对比度差异视力表（different-contrast visual acuity charts）由王光霁等设计，大小为 45cm×45cm，由四张不同对比度的视力表组成（图 9-7），从右到左依次为表 1、表 2、表 3、表 4，其中表 1、表 2、表 3 视标为黑色，背景灰度逐渐变深，对比度分别为 90%、15% 和 2.5%，其对比度以几何级数递减，比值为 6。在表 4 中，视标为白色，而背景为黑色，恰与表 1 相反，而对比度相同为 90%。由于表 4 有较大面积的黑色背景，所以比表 1 产生的眩光要小。每表中共有 13 行视标，其大小也以几何级数递减，比值为 1.2589。对比度和空间频率平均以几何级数变化，而其记录用算术级数，这符合 Weber 和 Fechner 的生理规则。每行的视标之间的间距也等于上、下行视标大小的几何平均值。

检查方法与通常视力检查相同，明亮室内照明，被检者配戴最佳远距屈光矫正镜片。基本检测程序如下：

1. 被检者坐在距视力表 3m 的位置，通常先测右眼，再测左眼。

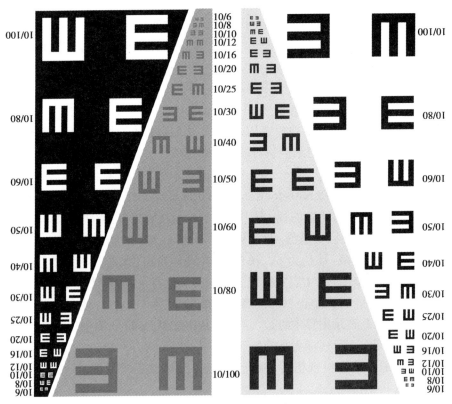

图 9-6 Pelli-Robson 表

图 9-7 对比度差异视力表

2. 测量次序由表1至表4，视标由大至小，直至被检者不能正确读出最小行的两视标为止，检查过程中尽量鼓励被检者读出下一行小视标。

记录表如图9-8所示，以某一病人的记录示例，他的右眼能读出表1、表4的第12行视标，表2的第11行和表3的第8行，连接记录表上对应的12、11、8即获得右眼的对比敏感度；左眼能读出表1的第11行视标，表4的第12行视标，表2的第10行和表3的第6行，连接记录表上对应的11、12、10、6即获得左眼的对比敏感度。

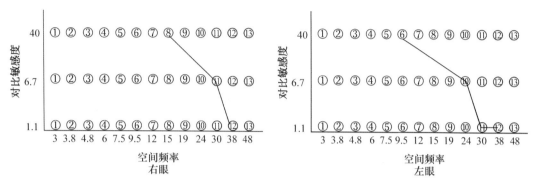

图9-8　对比度差异视力表记录表及其表达

（五）对比度视力检测仪

为了使临床上对比度视力测量更便捷有效，对比度视力检测仪也应运而生。对比度视力测量原理与普通视力测量原理一致，但其测量条件包括高对比度和低对比度。由于对比度视力代表不同对比度下的视觉能力，其结果与对比敏感度非常相似，但并不完全一样。在实际测量过程中，对比度视力测量与对比敏感度测量的不同点仅在于：对比敏感度是在空间频率固定的条件下通过改变视标对比度来测得对比度阈值，而对比度视力则是在固定对比度的条件下通过改变空间频率（即字号大小）来测定视力。

第一台计算机控制的对比度视力测量系统由 Mainster 等于 1981 年完成。该系统能测量 3 种对比度（99%、20% 和 5%）视力，并采用阶梯式心理物理测量方法。最新的多功能对比度视力测量仪（MFVA-100）能测定 4 种对比度（100%、25%、10% 和 5%）视力，采用的是 QUEST 的心理物理学方法。

检测仪由于电脑控制系统的介入，在对比度质量监控、视标显示、记录等方面有更客观的质量监控，同时在分析和记录方面可以达到自动化的程度，这对提高检测效率非常有帮助。

（六）快速对比敏感度测试

近年来，Lesmes 等人研制了快速对比敏感度测试方法（quick CSF method）。快速对比敏感度测试是一种计算机化的测试方法，其算法结合了贝叶斯自适应算法和信息论数学工具。与传统方法需要在多个空间频率下测量对比度阈值不同，快速对比敏感度测试法认为 CSF 曲线为一条类似抛物线的曲线，测试时直接估计曲线的形状和位置从而获得整条 CSF 曲线的精确信息，测试效率较高（图9-9）。

快速对比敏感度测试法采用经过滤波的字母或数字作为视标，观察距离为 4m。测试过

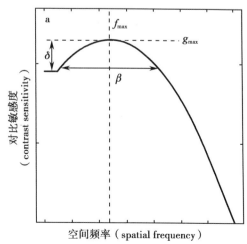

图9-9　快速对比敏感度测试方法的 CSF

程中,屏幕上呈现 3 个视标(图 9-10),被检者需要依次报告。其反应的正确与否将决定随后出现的视标对比度和空间频率。一般回答 15~30 次后测试仪将分析计算出一条 CSF 曲线,且具有较高的精度。

三、对比敏感度检测的意义

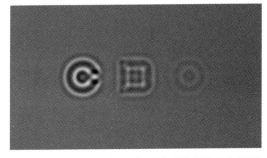

图 9-10　快速对比敏感度测试时呈现的 3 个视标

正常的对比敏感度是眼球光学对比敏感度和神经视网膜系统的对比敏感度的综合,因此眼球任何部分的光学变化或视网膜至视觉中枢传导通路的变化均可引起 CSF 曲线的变化。临床上所测的 CSF 实际上是总的 CSF,是光学调制传递函数(optical contrast sensitivity function,OCSF)和神经传递函数(neural contrast sensitivity function,NCSF)之积。

(一)CSF 与年龄

CSF 随年龄增长而下降。一般认为这是视网膜及视觉神经随年龄而改变所致,光学因素仅在最高空间频率起作用。也有人认为,这是随年龄增加而增加的眼内散射和像差等光学因素所致。由于 CSF 在各不同对比度均下降且低对比度尤甚,因此可以认为 OCSF 和 NCSF 两者都有原因。由于低对比度是通过视觉神经所增强,而低对比度 CSF 随年龄下降更多,故 NCSF 可能是更重要的因素。

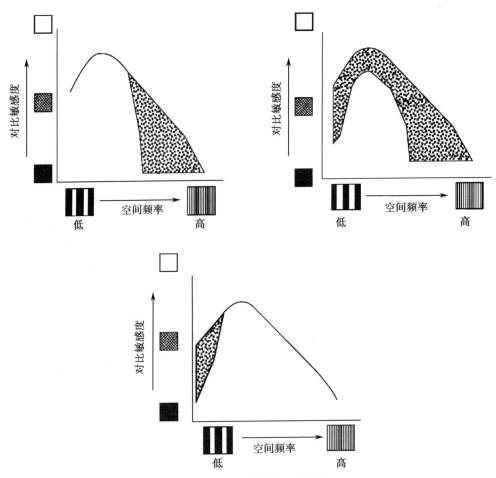

图 9-11　CSF 丧失的三种类型

左上表示高频率部分丧失;右上表示所有频率部分丧失;下方表示低频率部分丧失

笔记

（二）CSF 与疾病

不同特征的 CSF 丧失，临床症状也不同，或者说眼部不同部位不同程度的损伤，会表达出不同类型的 CSF 丧失。CSF 丧失情况主要分三类：①高频率部分丧失；②所有频率部分丧失；③低频率部分丧失（图 9-11）。视网膜神经系统的病变一般表现为低频段为主的对比敏感度曲线下降，角膜、晶状体等屈光介质病变一般表现为高频段对比敏感度曲线的下降。这些都可以作为早期诊断或辅助诊断的重要依据。

如白内障早期，由于混浊晶状体的广角散射，会引起高频段对比度视力下降，可以解释为何病人一般视力检查表现正常仍有视觉困难的主诉。

年龄相关性黄斑变性者，视觉系统 CSF 在高、中、低对比度的各频率均受损。

如视觉问题发生在视皮质，早期则出现 CSF 低频区的下降，随着病情进展全频段均会出现下降情况。

与繁多的眼病种类相比，CSF 的检测结果尚属于视觉功能问题的综合表达形式之一，无法作为某特定眼部问题的诊断指标，因此，临床更多是采用 CSF 评价综合视觉功能，其在眼科疾病临床诊治中的主要用途是：

1. 评估视觉功能和预计与视觉有关的功能，从而能指导被检者从业和选择生活方式。
2. 检测某些眼病的视觉功能以及在疾病发展过程中的视功能变化。
3. 评估角膜屈光手术和人工晶状体植入后视觉质量。
4. 辅助诊断某些眼病。

第二节 动 态 视 力

动态视力（dynamic visual acuity）是指眼睛在观察移动目标时，捕获、分解、感知移动目标影像的能力。通常将它定义为个体能够正确辨识移动中物体细微部分的一种运动视觉能力。这种能力包括通过动态视力捕捉影像和短时间内大脑信息处理的过程以及机体做出相应反应的过程。例如，射击运动中飞碟项目参赛选手都要利用动态视力捕捉飞碟的快速行为变化，在几毫秒的时间内射击，将空中飞行的飞碟击落；优秀的棒球运动员，可以看得到写在棒球上的阿拉伯数字，也可以捕捉到棒球的旋转方向和移动变化；人们日常活动也与动态视力密切相关，如驾驶、运动中视物等。

一、动态视力形成原理及分类

通常一个物像在视网膜上的成像覆盖若干个感光细胞，这些感光细胞有相应的光分布，当物体产生上下，左右或前后位移时，物体对人眼成像的视角和相对位置改变，原有感光细胞的光分布随即产生变化，进而改变神经纤维的放电活动，从而提供高敏感度运动视觉的生理基础。根据目标物的移动方向不同，可将动态视力分为两大类。

（一）DVA 动态视力

DVA 动态视力（dynamic visual acuity）是指视觉系统辨识左右、上下横向移动物体的细节信息的能力。DVA 动态视力在各类球类运动以及搏击运动等快速反应型竞技体育中发挥重要作用。可通过有意识的锻炼得到提高，如在电车或公车中，通过横向面的窗口向外看路上的招牌广告、路牌等；练习移动中观察，把一个写着文字或数字的网球，挂在天花板上让它左右地横向摆动，练习看清上面的文字或数字均可提高 DVA 动态视力。

（二）KVA 动态视力

KVA 动态视力（kinetic visual acuity）是指视觉系统对辨识朝向或背离运动物体细节信息的能力。良好的 KVA 动态视力对各类交通工具的驾驶安全起着关键作用。它同样可通

笔记

过有意识的训练得到提高,如日常生活中在自己开车的时候,练习看迎面而来的车子,快速地读取车子的车牌号码或看清楚车里面的人,或用一个写着符号的网球,让同伴在离你5m以外的距离向你扔来,在移动中,练习看清楚球上的符号可提高KVA动态视力。

二、动态视力检查的方法

动态视力的全面检测包括对DVA与KVA动态视觉功能的检测。但由于实验条件的限制,目前多数动态视力研究采用的是横向位移视标,针对DVA动态视力进行测量。现有DVA测量仪器主要包括两类检测方式:视标旋转或头部运动。头部运动检测方式常用于前庭功能评定,代表测试仪器有Micromedical Technologies和Dynamic Illegible 'E' Test。由于在变更头动方向的瞬间呈现的其实是静态视觉,且存在记忆效果,无法真正反映运动状态下的视觉分辨能力,导致测量结果差异大,目前DVA检测多采用视标旋转测量法,如Motorized Pegboard Rotator,Kirschner Rotator和我国温州医科大学研发的新型动态视力评估软件DVA-Ⅰ等。

三、影响动态视力检查的因素

照明、对比度及视标的运动速度等外部因素对动态视力具有潜在影响,视标方向的改变、环境亮度的影响、记录方式的限制及结果判断的不确定性是目前视标旋转型动态视力检测方式中存在的一些问题。个体因素对动态视力也具有潜在的影响,如年龄、性别、运动表现、竞技状态及针对性训练等,此外还包括眼球运动、前庭-眼动反射等生理、物理条件。由于目前尚无动态视力的金标准测量手段,各种测量手段的一致性较差,各文献报道成果不具备可比性,上述因素对动态视力的影响程度,影响机制尚未明确,有待评价体系的规范化和标准化。

四、动态视力检测的意义

相比于传统静态视力,动态视力能更全面地反映一定负荷状态下的视觉分辨力,是潜在的能提供最大信息量的视力测量方式,是一项重要的视觉质量评价指标。大量研究证实,动态视力的好坏直接影响运动状态下工作任务的完成质量,特别在体育运动视觉领域中得到了较大的关注。良好的动态视力在各种球类运动及跆拳道、拳击等快速反应型竞技运动中发挥着重要作用,尤其在某些特定的运动项目和选手位置上,如足球、手球、射击、乒乓球等运动项目,以及棒球、垒球赛中的击球手和曲棍球比赛中的守门员等,动态视觉功能显得尤为重要。全面、准确地对动态视力进行测试评估与合理训练,成为运动视觉领域的一项重要课题。

第三节　眩　　光

一、眩光的定义与分类

眩光(glare)是指视野中由于不适宜的亮度分布,空间或时间上存在极端的亮度对比,引起视物对比度下降,产生人眼无法适应的光亮感觉,可能引起视觉不适或丧失明视度。如在室外面对太阳光扔一个球,人眼将看不到这个球,因为过量的强光进入眼中"漂白"了视网膜,降低了我们所要注视场景的对比度(图9-12),眩光也是引起视觉疲劳的重要原因之一。

笔记

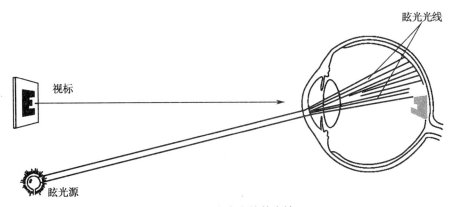

图 9-12　眩光产生的基本情况

眩光的来源是多方面的,可以是直接的,如太阳和灯光等;也可以是间接的,如平滑材料或水面的反射光等。眩光主要分为三种:①失能性眩光(disability glare):视野中任意眩光光源进入眼内后,产生的眼内散射作用,散射光对视网膜产生等效光幕,从而降低视网膜成像对比度,导致人眼视功能下降,常见的例子是由于光照在脏的挡风玻璃上而产生的视力丢失;②不适性眩光(discomfort glare):亮光情况下的不舒服感觉,与一直看固定的高亮度区域有关,比如在很亮的阳光下或很亮的光源直接照射的情况下看书,这种不适感觉可以通过视觉逃避而避免视力丢失,例如驾车时面对明亮的汽车前灯可以转过脸去;③光适应性眩光(dark-adapted glare):当人从暗室、隧道或其他暗地方到亮地方的感觉,会出现视力下降,这是因为眩光光源的余像产生中心暗点,当眩光光源移开时还依然存在,这种眩光是由于光感受器的光适应而产生的,当病人有黄斑疾病时将很明显。

二、眩光检测

(一)检测原理

我们可以通过以下简单的计算来说明眩光对对比敏感度视力的影响。我们假设测量一个投影视力表在暗室和亮室的对比度,根据对比敏感度的原理,在暗室时,视标的背景照明为97cdm^{-2},视标照明为3cdm^{-2},因此:

$$对比度=\frac{97-3}{97+3}\times100\%=94\%$$

然后我们将房间灯打开,相当于将50cdm^{-2}同时照在视标和视标背景上,此时:

$$对比度=\frac{147-53}{147+53}\times100\%=47\%$$

显然,这个小小动作将原对比度减少了50%,由于该投影视力表视标的对比度下降,因而落在视网膜上的视标对比度也相应地下降,从而影响了视力或视觉质量或视觉感知。用于眩光检测的视标分为两种类型:标准 Snellen 视力表视标和可变对比敏感度视标。可变对比敏感度视标可以采用:①正弦波条纹;②用不同对比度制作的 Snellen 视标;③不同对比度的 Landolt 环。以上视标或视力表配上眩光光源则构成眩光检测系统,一般采用的光源为环形光源围绕检测视标(图9-13)。

(二)眩光检测方法

1. simple pen torch glare assessment　一种较粗略的测量方法,以笔灯作为眩光源和视力表为视力检测工具,通过比较有、无眩光源的视力差异来反应眩光影响。

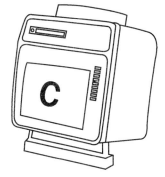

图 9-13　Miller-Nadler 眩光检测仪

笔记

2. brightness acuity tester（BAT） 一种简单的手持式设备，设备一侧有一发光半球，半球中间有一圆孔。被检者通过该圆孔去阅读视力表，通过比较有、无眩光源的视力差异来反应眩光。

3. 对比敏感度视力表结合眩光源 通过在对比敏感度视力表两侧放置一大灯作为眩光源，开启和关闭眩光源测量对比敏感度来反应眩光影响，目前是常用的临床检测手段。

4. 散射光测量仪 通过直接测量人眼内的散射光值来定量眩光大小，是一种客观测量法。如 Straylight meter、C-Quant 等。

三、眩光的外部因素和内部因素

外部因素主要为各种照明光源，包括太阳光、照明灯光、公路车灯等的直接照明，同时也包括间接反射照明，如雪地反射、水面反射和平滑路面反射等。

眼内因素主要是由于眼内各屈光介质或各屈光界面问题，出现的对入射光产生漫反射而产生眩光的现象，如角膜水肿、角膜瘢痕和白内障等。正常情况下，年轻人眼漫反射约占入射光的 10%～20%，随着年龄增大，人眼各屈光介质发生一些变化，漫反射量增加，从而眩光变得明显。

四、眩光的解决方法

眩光对人眼视觉质量，生活质量和安全驾驶均会造成一定影响，可通过以下手段减少眩光的影响：

1. 改善工作生活环境，减少眩光源的产生 如在墙体涂色层减少反光，使用可调亮度及角度的台灯等。

2. 配戴镜片 如偏振镜片和染色镜片等，但需要注意的是，他们不仅减少了眩光的不适感觉，但同时会降低视网膜的整体照度，并减少引起暗视觉的蓝紫光的入射，故并不适合在夜间使用。

3. 手术治疗 若是因为眼病问题而产生严重的眩光，如角膜瘢痕、白内障等，则应通过治疗手段尽快解决。

第四节 暗 适 应

当从光亮处特别是强光下进入暗处时，起初对周围物体无法辨认，以后渐能看清暗处的物体，这种视网膜适应暗处或低强光状态而出现的对光的敏感度逐渐增加、最终达到最佳状态的过程称为暗适应（dark adaption）。暗适应与人眼受到强光刺激的程度和时间都有关系，受到刺激的光强度越大，达到完全适应所需的时间越长。在人眼的暗适应过程中，视锥细胞和视杆细胞光敏感性变化的速率不同，这种动态变化可以通过检测暗适应曲线得到证实，因此，暗适应检测可以反映人眼对光的敏感度是否正常，对许多视网膜疾病的诊断具有临床意义。

一、暗适应曲线

暗适应曲线是描述暗适应过程中人眼的光刺激阈值变化的曲线。正常情况下，当人眼从亮处进入暗处时，最初 5 分钟对光敏感度提高很快，之后渐慢，12 分钟时提高又加快，15 分钟后又减慢，直到 40～60 分钟达到稳定状态。在 10 分钟左右曲线的转折点，代表由视锥细胞的暗适应过程转为视杆细胞的暗适应过程（图 9-14）。

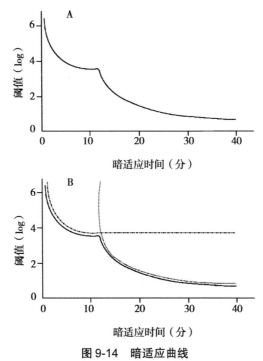

图 9-14　暗适应曲线

A. 典型的暗适应曲线,刺激光线波长为 420nm　B. 点线为由视杆细胞感知的刺激反应,
点横线为视锥细胞感知的刺激反应,视锥和视杆细胞共同感知的结果用实线表达

从暗适应曲线中我们可以发现几个重要现象:①整个暗适应过程大约需要 35 分钟,变化阈值为 5log 单位(对光敏感度增加 100 000 倍);②曲线分为两部分,第一部分为视锥细胞阈值,约 10 分钟,第二部分主要为视杆细胞阈值,约 25 分钟,两者交接处形成一个角,称为杆锥交叉点(rod-cone break)。通过曲线前后两部分之间的差异(相差大约 3log 单位)可以表达视锥和视杆细胞阈值差(rod-cone threshold difference)。

二、暗适应曲线的检测

暗适应曲线的检测可以对夜盲这一主观症状进行比较客观和量化的评定,所以可用以诊断和随访各种可以引起夜盲的疾病,例如视网膜色素变性、维生素 A 缺乏症以及一些对视紫红质光化学反应发生间接或直接影响的视网膜疾病和全身疾病等。

暗适应曲线的检测方法有:

(一)对比法

是一种简易方法,由被检者和正常暗适应功能检查者,一起进入可控制光亮度的暗室,在相同距离和条件下分别记录被检者和检查者在暗室内可辨出周围物体所需的时间,通过比较并粗略判断被检者的暗适应功能。

(二)暗适应仪

用一定的刺激光和记录装置记录下暗适应曲线的过程,包括阈值和时间值。常用的有 Goldmann-Weele 计、Hartinger 计以及与计算机相连的自动暗适应计等,其中一些仪器也可做明适应检查。检查时,被检者坐于暗适应仪前,开亮灯光,让其先注视仪器中乳白色玻璃板 5 分钟,然后关灯,把乳白色板换成有黑色线条的间隔板,逐渐加强板上亮度,当被检者看到黑白线条时,立即告诉检查者,检查者即在表上记录此点,每 1~2 分钟重复一次,以后可相隔较长时间予以重复,检查时间持续 1 小时,最后将各点连成曲线,即暗适应曲线。

笔记

三、影响暗适应曲线的因素

（一）波长

标准暗适应曲线采用的是 420nm 波长的光，若波长较长，如 650nm，则获得的暗适应曲线将仅表达视锥细胞部分，完全不同于标准曲线，因细胞对不同波长光的敏感性不同所以曲线表达也不同（图 9-15）。

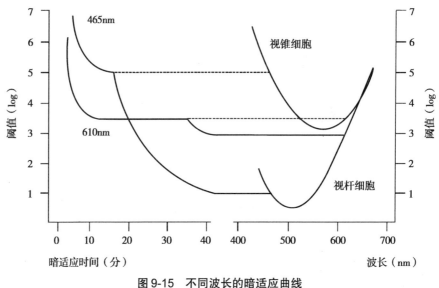

图 9-15　不同波长的暗适应曲线

（二）刺激视标的大小和位置

刺激视标应覆盖黄斑中心凹和周边视网膜，通常采用 10° 直径的视标达到以上标准曲线。若刺激视标很小，如 0.5°，局限在中心凹，则可能仅获得视锥细胞曲线（图 9-16），这个方法可以证明在中心凹没有视杆细胞。

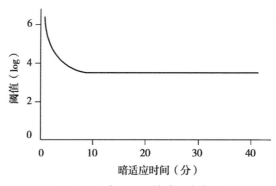

图 9-16　中心凹处的暗适应曲线

四、常见视网膜疾病的暗适应曲线

检测暗适应曲线在视网膜疾病诊断方面有一定的临床价值，如在诊断视网膜色素变性（retinitis pigmentosa，RP）方面。RP 发生时视杆细胞先于视锥细胞受损，在疾病早期表现为视杆细胞的问题，在暗适应曲线上则表现为视杆细胞曲线异常，如曲线时间延长或阈值线上翘（阈值增高），而此时视锥细胞曲线基本正常（图 9-17）。

笔记

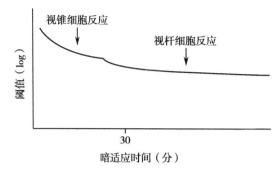

图 9-17　早期视网膜色素变性的暗适应曲线

第五节　潜　视　力

部分患有白内障或其他屈光介质病变的病人，其视网膜功能可能并发改变。因此，在术后改善屈光介质透明度后，视网膜的潜在视觉功能便成了术后视力的决定性因素。术前准确的潜视力评估，对手术决策的判定起着关键作用。现有的潜视力评估方法包括潜视力仪、干涉条纹视力计、游标视力、视觉电生理法等。

一、潜视力检查仪

评估视网膜潜在视觉能力时，为得到较好的视敏度，必须去除屈光介质混浊或屈光不正的影响。因此就产生了潜视力检查仪（Minkowski 等，1983 年），该仪器通过投射直径为 0.15mm 的点光源于瞳孔平面，内含 Snellen 视力表视标，通过晶状体的透明窗口，投射到视网膜上，从而可以直接测得病人的 Snellen 视力。

二、干涉条纹视力计

当两束相干光线在瞳孔平面产生两个像点时，就会出现干涉，并在视网膜上形成高对比度的格栅图形（Enoch 等，1979 年）。对于一定程度的屈光介质混浊，激光束仍能通过屈光介质在眼底形成干涉条纹，通过调节两束激光之间的角度来调节条纹的粗细和间距，直到病人能分辨出条纹，从而判断视网膜的视功能状态（图 9-18）。常见的干涉条纹视力计有 Rodenstock 视网膜计、Lotmar Visometer 干涉视力仪、Heine 视网膜计。

三、游标视力检查

游标视力检查是对被检者判断目标是否连续的能力的检测，比如判断两点是否重叠（图 9-19），这种发现连续性的视敏度相对不受光学模糊像的干扰。Enoch 等（Enoch & Knowles，1995 年）提倡应用游标视力来评

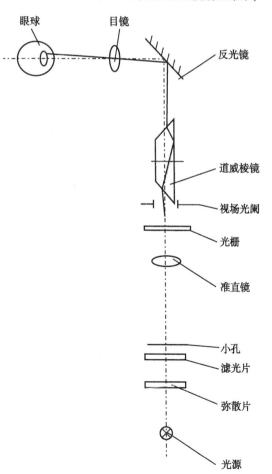

图 9-18　干涉条纹视力计光学原理图

笔记

估致密白内障后的视网膜的完善性,并把它作为一种评估白内障晶状体摘除后视力改善情况的方法。因为游标视力值就是连续差值的变化值,所以游标视力检查要求被检者做多次重复的检测。一般认为平均连续差值为 0,除非有视网膜像的光学畸变或视网膜结构的某些损害。

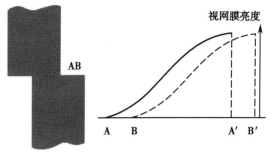

图 9-19　游标视力原理图

潜视力可用于探讨多种眼底病的发病机理、观察疗效、估计预后,并有一定的定量检测意义,具有其他方法不可取代的优势,值得在眼科临床工作中推广应用,但在使用的同时,应力求降低假阳性率和假阴性率。

第六节　婴幼儿视力检测

婴幼儿视力检查可以早期发现因各种先天性疾病引起的视力问题,从而在视觉发育敏感期进行相应处理,减少弱视的发生,由于婴幼儿的表达能力和主动配合能力欠缺,主要采用客观检查法评估婴儿视功能,对于年龄较大的幼儿可采用主观检查法。

一、客观检查法

(一)视动性眼球震颤(optokinetic nystagmus,OKN)

特定频率的条纹鼓在婴儿眼前慢慢转动,正常婴儿眼球会跟随注视,眼球跟随条纹鼓转动时称眼震颤的慢相,转回第一眼位时称眼震颤的快相。医师观察婴幼儿双眼是否转动并注意双眼是否为同时运动且是否协调,也可使用准确性较高的眼电图来记录 OKN(图 9-20)。增加条栅频率以用来测定婴儿的视力,可表达一定程度的视觉,排除神经系统的异常。

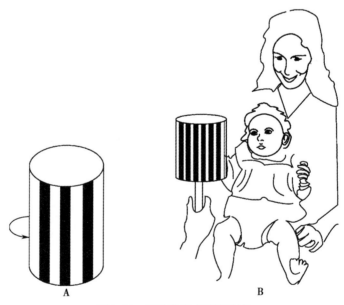

图 9-20　视动性眼球震颤检查
A. OKN 条纹鼓　B. 用 OKN 条纹鼓评估婴儿视力

笔记

(二)优先注视法或选择观看法(preferential looking test,PL)

采用强迫选择优先注视法的原理:使用两面分别是不同频率的条纹和一定灰度的无条

纹板,如 Keeler 卡、Teller 卡等,判断标准为观察者从窥孔观察婴儿的注视情况,婴儿注视方向的时间百分比。如果婴儿一次实验时间(30 秒)内注视条纹图案的时间百分比达到 75%,就认为该条纹能被婴儿所识别(图 9-21)。

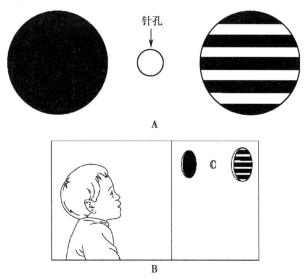

针孔

图 9-21 优先注视法
A. 中央窥孔及供婴儿注视的卡片   B. 检查者通过窥孔观察婴儿注视卡片的情况

(三)视觉诱发电位(visual evoked potential,VEP)

1. 闪光视觉诱发电位(flash visual evoked potential,FVEP) FVEP 的波形随年龄变化而变化,应按不同年龄段标准建立各自的正常值进行分析。可提示视觉发育成熟情况和视锥细胞的光感受能力,但不能提供立体视觉信息。

2. 图形视觉诱发电位(pattern visual evoked potential,PVEP) 波形相对稳定,变异较小,临床应用较多。3 个月的婴儿低、中频率 P_{100} 波潜伏期较长,6 个月对于低频率视知觉发育已达到成人水平,4~5 岁时中、高频率的 P_{100} 波潜伏期达到成人水平。

3. 扫描图形视觉诱发电位(sweep visual evoked potential,SVEP) 可用于检测婴儿所能感受到的视力或对比敏感度的阈值。稳态视觉诱发电位的波形近似正弦,振幅与刺激条栅对比度的对数呈线性关系,由此可推出 VEP 的振幅接近 0 时,所用刺激的空间频率或对比度。

(四)手持式自动验光仪

在自然瞳孔即非睫状肌麻痹状态下用 Suresight 手持式自动验光仪进行屈光检查,选用儿童模式,连续读数≥6 次的平均值为检查结果。在检查儿童屈光不正中有实际指导作用。

二、主观检查法

(一)注视和跟踪注视(fixing and following)

使用小灯源或熟悉的人脸(如母亲)观察婴儿能否注视和跟踪注视,这是检查新生儿视力的最好方法(图 9-22)。

(二)遮盖拒绝实验

如果婴儿眼睛能看见的话,会拒绝被遮盖,也可作为比较双眼视力的方法。

(三)遮盖试验

利用常规的遮盖试验,可以发现婴儿的一些视力问题。如交替性斜视或间歇性斜视,一般双眼视力相等;固定性单

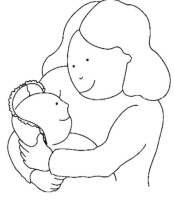

图 9-22 注视和跟踪注视母亲

笔记

侧性斜视该斜视眼一般有弱视。

（四）直接定位取物实验

需仔细观察婴儿的行为，视力差的婴儿会表现出随机性用手摸索感兴趣的东西，而视力正常的婴儿则会直接做出取物运动。

（五）选球实验

将各种大小白色的聚苯乙烯塑料球，滚在黑色背景的地板上，观察婴儿的取球行为。

（六）旋转婴儿测试

旋转婴儿测试（spinning baby test）方法只针对怀疑有视力问题的婴儿，检查者将婴儿面对面抱好，头部垫好抱着婴儿旋转，旋转停止时前庭性眼震（vestibular nystagmus）被诱发，若视力正常则很快消退，若为盲儿则眼震持续较久。

（七）幼儿视力表检查

1. 图片测试　一般用于两周岁的幼儿，图片由一系列大小不同的卡片组成，其大小组成与 Snellen 视力表相似。最常用的是 Kaypicture 测试卡。

2. Sheridan Gardiner 字母匹配测试（Sheridan Gardiner letter matching test）　一般用于三周岁以上的幼儿，检查者与幼儿相距 5m 或 6m，出示不同大小的字母卡片，幼儿则指出他自己手中卡片上的字母是否与之相同，常用的测试表如图 9-23。

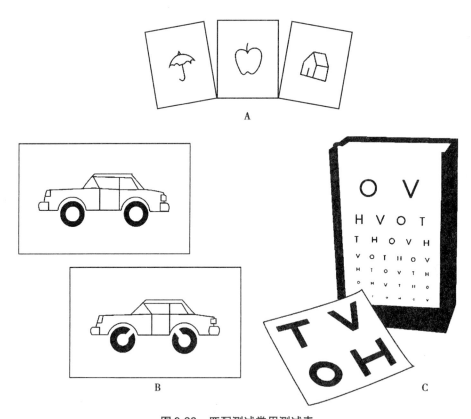

图 9-23　匹配测试常用测试表

A. 闪烁卡视力测试表　B. 汽车视力测试表　C. HOTV 视力测试表

3. 儿童图形视力表　由温州医科大学附属眼视光医院王晨晓等人设计的用于 2～5 周岁的儿童进行视力检查（图 9-24）。

笔记

标准检查距离：1米

小数	LogMAR	5分
0.1	1.0	4.0

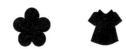

图 9-24　儿童图形视力表

（胡　亮）

二维码 9-1
扫一扫，测一测

参 考 文 献

1. Campbell FW，Robson JG. Application of fourier analysis to the visibility of gratings. Journal of Physiology，1968，197（3）：551.

2. Richman J，Spaeth GL，Wirostko B. Contrast sensitivity basics and a critique of currently available tests. Journal of Cataract & Refractive Surgery，2013，39（7）：1100-1106.

3. Pelli DG，Robson JG，Wilkins AJ. Designing a new letter chart for measuring contrast sensitivity. Clinical Vision Sciences，1987，2（3）：187-199.

4. Pomerance GN，Evans DW. Test-retest reliability of the CSV-1000 contrast test and its relationship to glaucoma therapy. Investigative Ophthalmology & Visual Science，1994，35（9）：3357-3361.

5. Mainster MA，Turner PL，Glare's causes，consequences，and clinical challenges after a century of ophthalmic study. Am J Ophthalmol，2012. 153（4）：p. 587-593.

6. Aslam TM，Haider D，Murray IJ. Principles of disability glare measurement：an ophthalmological perspective. Acta ophthalmologica Scandinavica，2007，85（4）：354-360.

笔记

第 十 章

眼 球 像 差

本章学习要点

- 掌握：波前像差的概念与分类；各种眼球像差的成因及成像特点。
- 熟悉：波前像差检查的影响因素；波前像差的描述方法。
- 了解：波前像差的检测原理、方法及临床应用。

关键词　波前像差　球差　彗差　色差

理想的成像状态是从物点发出的所有光线，经过光学系统后最后形成一个共轭焦点；或假设平面物体经过光学系统后所成的像落在一个平面上，并形成一个按准确比例缩放的物体的像（即物和像互为相似形）。然而实际的光学系统不可能达到这种理想成像，即成像无法实现绝对的清晰和没有变形。这种光学系统的实际像与理想像之间的差异称为像差（aberration）。由于人眼光学系统也存在缺陷，所形成的眼球像差将影响人眼的视觉质量。本章节将从像差的概念、分类、检查以及临床应用等方面对眼球像差进行阐述。

第一节　像差的基本理论

一、波前像差的相关概念

（一）波前

物理光学认为光线是一个行进的电磁波，波源发出的振动在介质中传播时，相同时间到达的各点所组成的面，称为波面（wavesurface），同一波面上各点的振动位相是相同的。我们将最前沿的波面称为波前或波阵面（wavefront）。波前和光线都能用于描述光波的行进，理论上点光源经过无偏差状态的均一介质产生球面波前，无限大平面物体产生平面波前（图10-1）。

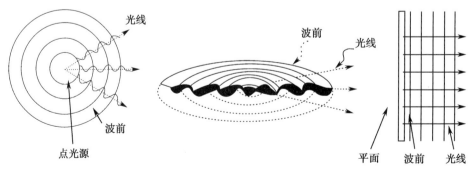

图 10-1　理想的球面波前和平面波前

笔记

（二）光程差

从一个点光源发出的光线可向各个方向传播，从一点到另外一点的光线行经路线称为光路路径长度（optical path length，OPL）。光程差（optical path difference，OPD）即为 OPL 之差。在一个完美的光学系统中，从物点到像点的各条光线的 OPL 是相等的，即 OPD 等于 0；而在一个有像差的光学系统中，通过不同部位的光线的 OPL 不相等，就存在光程差。

（三）波前像差

在理想状态下，点光源或平面光源经过光学系统后所成的像应是球面波前或平面波前。如果存在着几何像差，则对应的波面就存在偏差。实际光学系统所产生的实际波阵面和理想光学系统所产生的理想波阵面之间存在的偏差，称之为波前像差（wave front aberration）（图 10-2）。这个偏差可以用光程差（optical path difference，OPD）（单位为 mm）来表示。在实际的光学系统中，波前像差不可避免。它是衡量光学系统成像质量的重要指标之一。

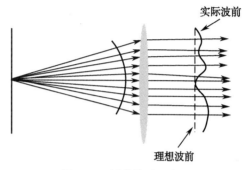

图 10-2　波前像差示意图

二、人眼系统像差的主要来源

早在 18 世纪中叶，人们就发现在眼光学系统中存在单色像差，如球差、像散、彗差、畸变等。后来人们通过研究发现，各种像差对人的视觉质量具有重要影响，在正常人眼的像差中，球差和色差是影响视网膜成像的重要因素，而像散和彗差等轴外像差居次要地位。

人眼的像差源于人眼本身光学系统所存在的缺陷。这些缺陷主要来源于角膜和晶状体：①角膜和晶状体表面不理想，其表面曲率存在局部偏差：以角膜前表面的不规则最常见，可因先天性或后天性角膜疾病、外伤或手术等引起。晶状体表面不规则可因晶状体前囊或后囊变性浑浊、色素沉着等导致；②角膜与晶状体以及玻璃体不同轴：可以是先天原因，如晶状体半脱位等，或是后天因素，如人工晶状体植入术后晶状体位置的变化甚至夹持等引起像差变化，其可能是术后彗差产生的原因之一；③角膜和晶状体以及玻璃体的内含物不均匀，以致折射率有局部偏差：如晶状体局部混浊造成局部折射率的改变；④人眼屈光系统对各种色光的折射率不同，因而不可避免地要出现色差。正是由于这些缺陷的限制，使得光线经过人眼的屈光系统后偏离了理想的光路，以至于在视网膜上无法形成清晰像点，导致视觉质量下降。

第二节　像差的分类

为了方便说明像差的成因，现以平行的入射光来探讨它们在几何光学上的差异。单色光产生的像差称为单色像差。而多色光（即由不同波长的光构成复合光）成像时，由于介质折射率随光的不同波长而改变所引起的像差称为色像差。

一、单色像差

包括球面像差、彗差、像散（斜向散光）、场曲和畸变等。

（一）球面像差（ spherical aberration ）

由光轴上某一物点向透镜发出单一波长的光束，在成像时，由于透镜球面上中央（近轴）和边缘（远轴）的屈光能力不同，使得光束不能再汇聚到像方的同一点上，而是形成一个以光轴为中心的对称的弥散斑，这种像差称为球面像差，简称球差（图 10-3）。

球差的大小与物点位置和成像光束的孔径角大小有关。当物点位置确定后，孔径角越小所产生的球差也就越小。在人眼成像时，瞳孔控制成像光束的孔径角大小，因此瞳孔的大小对球差影响明显。

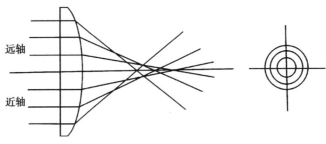

图 10-3　凸透镜的球面像差

（二）彗差（coma）

光轴外的某一物点向透镜发出一束平行光线，经光学系统后，在像平面上会形成不对称的弥散光斑，这种弥散光斑的形状呈彗星形，即由中心到边缘拖着一个由细到粗的尾巴，其首端明亮、清晰，尾端宽大、暗淡、模糊，就像彗星一样。因此，这种轴外光束引起的像差就称为彗形像差，简称彗差（图 10-4）。彗差是以它所形成的弥散光斑（图 10-5）的不对称程度来表示其大小的。它的大小既与孔径角有关，同时也与视场有关。人眼在暗环境下，彗差增加。缩小瞳孔可以减少彗差对成像的影响。

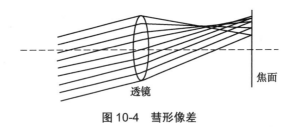

图 10-4　彗形像差

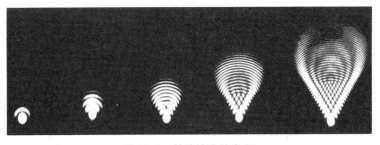

图 10-5　彗差的弥散光斑

人眼彗差通常由两个原因造成：①屈光成分不同轴；②瞳孔偏心（即视轴未经过瞳孔的几何中心）。其中后者多发生于扩瞳后。

（三）像散（astigmatism）

像散与彗差都是轴外像差，但与彗差不同，它是描述无限细光束成像缺陷的一种像差，只与视场有关，而与孔径角无关。由于轴外光束存在的不对称性，使得轴外点子午细光束的会聚点与弧矢细光束的汇聚点各处于不同的位置，两条焦线之间为不同形状的模糊斑，与这种现象相应的像差，称为像散（图 10-6）。子午细光束的汇聚点与弧矢细光束的汇聚点之间的距离在光轴上的投影大小，就是像散数值的大小。

笔记

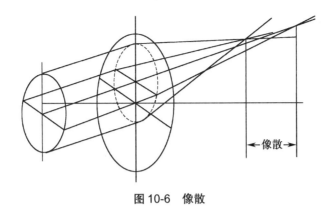

图 10-6 像散

（四）场曲（curvature of field）

当垂直于光轴的物平面经过光学系统后不能成像在同一像平面内，而是成在一以光轴为对称的弯曲表面上，这种成像缺陷称为场曲（图 10-7）。场曲也是一种与孔径角无关的像差。如果中央部的像清晰，周边部的像则模糊；如果周边部清晰时，中央部又模糊，这就是场曲的效应。

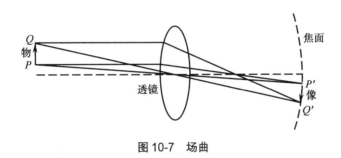

图 10-7 场曲

（五）畸变（distortion）

畸变是指物体通过光学系统所成的像在形状上发生了变形。这是因为实际光学系统中，视场中心处与视场边缘处有不同的放大率形成的。畸变不影响像的清晰度，只影响物像的相似性。由于畸变的存在，物空间的一条直线在像方就会变成一条曲线，形成像的失真，如图 10-8 所示。畸变分桶形畸变和枕形畸变两种类型。畸变与相对孔径角无关，而只与视场有关。

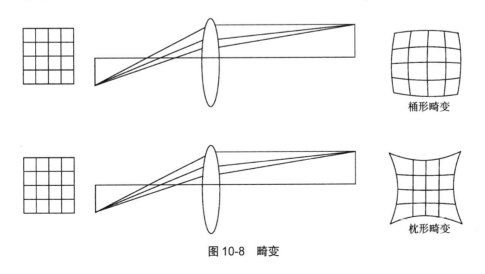

桶形畸变

枕形畸变

图 10-8 畸变

人眼的精细视觉依赖黄斑中心凹的解剖结构和生理特点，亮环境下瞳孔较小，黄斑对应的光线通常为近轴光线，因此像差小，视觉质量好。在暗环境下，瞳孔增大，球差和彗差增加，降低了视觉质量。像散、场曲和畸变对人眼成像质量影响相对较小。

笔记

二、色像差

白色光线实际上是由各种不同波长的单色光组成的,而不同波长的单色光在同一光学介质中具有不同的折射率,因此,在同一焦面上其聚焦点就不同,这种现象称为色像差(chromatic aberration),简称色差。红光波长较长,聚焦点较远,蓝光居中,绿光波长短,焦点最接近透镜。色差可分为位置色差和倍率色差两类。

(一)位置色差

光轴上物点发出的白色光线经透镜组后,不同波长光的聚焦点不同,在同一焦面上会引起彩色弥散斑,称位置色差。如彩图10-9(见彩图页)所示,位置色差的大小与视场无关。由于位置色差的存在,视轴上的点即使以细光束成像仍不能很清晰。

(二)倍率色差

由于透镜组对各种色光的放大率不同,导致同一物体经过透镜组后各种色光的高度(即像的大小)存在差异,称为倍率色差,又称放大率色差(图10-10)。倍率色差大小与孔径角大小无关,它影响轴外点的像质。

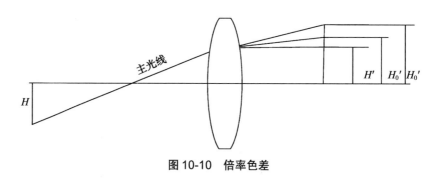

图 10-10　倍率色差

第三节　眼球像差的检测及应用

人眼波前像差的测量是对实际光线或者波面与其理想情况的偏离进行测量。其数据的捕获需要一种探测设备来收集人眼波前像差数据信息。数据采集好后需要把光电信号转换为数字信号并通过数学函数将像差以量化形式表达出来,最终呈现的是数值和二维或者三维的图形。

临床使用的检测方法大体上可分为主观性和客观性两种类型。客观型测量方法一般测量时间较短,采样密度较高;主观法采样密度较低,需要被检者的配合,因此耗时较长。主观性和客观性像差仪各有优缺点,主观性像差仪有准确性好、可测大像差、无损害、不受人工晶状体和瞳孔的影响等优点,但需要被检者的配合,因此通常耗时较长。被检者的移动以及需要配合是这种检查方法的缺点。客观像差仪有检查快、精确的优点,但需要用成像系统分析从视网膜上反射回的信息。因为反射回来的信息是从脉络膜视网膜多层次而来的,加之检测光经过角膜、晶状体、视网膜等均有反射,因此参照焦点平面并不像主观法那样准确,同时激光对眼底可有损伤。由于存在点间交叉,无法测量大像差,在检查小瞳孔和人工晶状体眼时会遇到困难。

根据不同的测量原理,下面逐一进行介绍。

一、各种波前像差的检查方法

(一)客观式像差仪

1. 外向型像差测量法　基于 Shack-Hartmann 像差理论而建立,Shack-Hartmann 波前感

笔记

受器通过测量眼底的点光源反射出眼球的视网膜像来测量波前像差。使一条细窄光束进入眼球，聚焦于视网膜上，光线从视网膜上反射出眼球，穿过一透镜组，聚焦在一个图像控制器（charge-coupled device，CCD）上。如受检眼无像差，则反射的平面波聚成一个整齐的点阵格子图，每一个点的图像准确地落在相应透镜组的光轴上。而当受检眼有像差时，则生成扭曲的波前，从而出现扭曲的点图像。通过测量每一个点与其相应透镜组光轴的偏离，就可计算出相应的波前像差。

2. 视网膜成像型像差测量法 以 Tscherning 像差理论为基础，通过计算投射到视网膜上的光线偏移而得出结果。它是由倍频 Nd：YAG 激光（532nm）发出的有 168 个单点矩阵的平行激光光束经瞳孔进入眼底，由连接计算机的高敏感度的 CCD 采集视网膜图像。由于屈光介质存在像差，投射到视网膜上的光线达到视网膜后产生偏移，其偏移可以通过投射在视网膜上的格栅观察到，通过视网膜图像分析受检眼的光学像差，即将视网膜图像上的每个点的位置与它们在理想状态下的相应位置进行比较，根据偏移的结果计算出相应的波前像差。基于此原理的像差仪包括 Allegretto 像差分析仪和视网膜光线追踪仪等。

3. 内向型可调节屈光测量法 以 Smirnov-Scheiner 理论为基础，其方法是通过对进入中心凹的每一光线进行补偿调整使之在视网膜上成像完善。其原理与临床应用的屈光计、检影镜很相似，所有进入视网膜的光线都向中央一点汇聚，通过在各轴向上对瞳孔的快速裂隙扫描而实现，眼底反光被 CCD 捕捉从而得到眼的波前像差。基于此原理的像差仪包括 Emory 视觉矫正系统和 OPD 扫描系统等。

（二）主观式像差仪

根据光路追踪原理设计，利用空间分辨折射仪以心理物理方法测量人眼像差。假设眼处于衍射的极限时，聚焦在无穷远，因而无穷远的点光源通过瞳孔不同区域进入眼内，将会聚焦在视网膜上的一点。当眼存在像差时，进入眼内的光线将不会聚焦在同一点上，点光源的像将是一个模糊像，该像点与中心发生了偏移，导致波前平面的光线射入眼球后由理论上的球面波变成了不规则的曲面波，通过数学换算，得到放大在瞳孔面上的眼底点扩散函数。基于此原理的像差仪有 WFA-1000 人眼像差仪。

二、波前像差检查的影响因素

（一）瞳孔大小

在正常瞳孔大小（4mm）时，眼高阶像差的平均值接近于零，当瞳孔增大至 7mm 时，各级高阶像差和总的高阶像差均增加，尤其是垂直彗差（C7，C17）和球差（C12），因此这些像差在散瞳后比散瞳前明显增加，其中球差（C12）差异具有统计学意义。因为当光线通过透镜时，由于周边部的屈光力比中央部强，周边部的光所形成的焦点比中央部形成焦点的位置靠前，因而形成球差。在正常瞳孔大小时，周边部的光线大部分被虹膜遮挡，所以球差不明显，加之，晶状体中央部密度和弯曲度均较大，角膜周边部较平，均可使球差减少。当瞳孔散大时，进入眼内的光线增加，而使球差增加。

（二）泪膜

研究结果显示，用表面麻醉药破坏泪膜后各级高阶像差均值都增加。Thibos 等也发现干眼病人在瞳孔中等大小时像差增加。泪膜的破坏所导致的角膜表面不规则性改变是高阶像差增加的原因。因此，在行波前像差检查时应在瞬目后形成良好泪膜的情况下完成，对泪膜异常者检查前可使用人工泪液改善泪膜以期获得准确可靠的像差结果；同时，泪膜破坏后像差的改变提示波前像差可能可以作为评估干眼病人视觉质量或干眼疗效的指标。

（三）年龄

年轻的个体，一般角膜球差为正值，晶状体球差为负值，角膜高阶像差在全眼所占的比

笔记

例相对较大,其中一部分由晶状体补偿。随着年龄的增长,像差成分和比例会因角膜、晶状体及眼睛其他结构的改变而发生变化,主要表现为晶状体球差朝正向发展,对角膜的补偿作用相对减少。此外,随着年龄的增长,角膜表面可能会因为变性或内皮细胞功能的下降使角膜的平整性发生变化而使角膜的高阶像差特别是彗差增加。

（四）调节

眼睛的调节会引起波前像差的变化,正常人眼调节时导致低阶像差发生改变,球镜度增加,高阶像差也发生改变。以球差为主,表现为由正值到零方向的变化,并有向负值方向改变的趋势。老年人因调节力差,球差很少发生变化。调节时也可能会产生彗差及其他高阶像差的变化,但相对较小。调节时瞳孔的缩小可以改善因调节引起的高阶像差的变化。调节幅度较大时,像差出现的显著变化可以造成视网膜成像质量的下降。

（五）其他

人眼像差在一天中测量时间不同会有轻微的差别。此外,行准分子激光矫正术时眼位由测量时坐位到仰卧位的改变及其相应的联动效应等多种因素均会影响到像差的表现。

三、波前像差检查结果的表述

波前像差主要用 Zernike 多项式以及波前像差图来描述。

（一）Zernike 多项式（Zernike polynomials）

Zernike 多项式是描述干涉图的波前像差的常用方法,为一正交于单位圆上的序列函数,通过 Zernike 多项式,可以将像差量化并分解,可以表达总体像差和组成总像差的各个像差,总像差的值等于所有 Zernike 系数的平方和。Zernike 多项式是指以半径和方位角定义的极坐标形式表示的多项式。Zernike 多项式的表示形式为:$Z_n^m(\rho, \theta)$,n 描述此多项式的最高阶,m 描述正弦曲线成分的方位角频率,ρ 表示从 0 到 1 的半径坐标,θ 表示从 0 到 2π 的方位角。

Zernike 多项式可以把波前像差分解为多阶成分的像差,常用的 Zernike 多项式为 7 阶 35 项,每一项的系数代表了相应的像差量。其中 0 阶表示各方向匀称、平整的波阵面,即无像差;1 阶表示沿着 x 轴和 Y 轴的倾斜(tilt);2 阶表示离焦(focus shift),其中 Z_2^0 为球性离焦(spherical defocus),Z_2^1 和 Z_2^{-1} 对应散光(astigmatism)。Z_3^{-1} 和 Z_3^1 为彗差(coma),Z_3^{-3} 和 Z_3^3 对应三叶草差(triangular astigmatism);Z_4^0 为球差(spherical aberration);5~10 阶为有着更复杂波阵面的像差,只在瞳孔非常大时才显露出影响。我们把低于三阶的像差称为低阶像差,而三阶及三阶以上的像差称为高阶像差。低阶像差对应于传统的散光、离焦、倾斜等,可以用球柱镜矫正;高阶像差对应于彗差、球差等非经典像差,无法用球柱镜矫正。每阶系数的均方根值(root mean square, RMS)可用于定量描述每阶像差的大小。Zernike 多项式也可以更直观地表示成以 n 为行数,m 为列数的金字塔,如图 10-11 所示。

N	m	-7	-6	-5	-4	-3	-2	-1	0	+1	+2	+3	+4	+5	+6	+7	
0									Z0								无像差
1								Z1		Z2							倾斜
2							Z3		Z4		Z5						散光、离焦
3						Z6		Z7		Z8		Z9					彗差等
4					Z10		Z11		Z12		Z13		Z14				球差等
5				Z15		Z16		Z17		Z18		Z19		Z20			二次彗差等
6			Z21		Z22		Z23		Z24		Z25		Z26		Z27		二次球差等
7		Z28		Z29		Z30		Z31		Z32		Z33		Z34		Z35	其他

图 10-11　Zernike 多项式

笔记

(二)波前像差图

在临床上,为了更直观地表达波前像差,可采用波前像差图。由于在一个完美的光学系统中光程差(OPD)等于 0,而在一个有像差的光学系统中,通过不同部位光线的 OPL 不相等,是存在光程差的,因此可以用伪彩色将这种差异表达出来,即是波前像差图。所以像差图与角膜地形图在表达上具有相似之处,但角膜地形图仅给出角膜第一表面的缺陷,而波前像差图则给出整个眼睛包括角膜、晶状体和玻璃体在内的全部波前像差分布。像差图可表示为二维平面图(图 10-12)和三维立体图(图 10-13)。

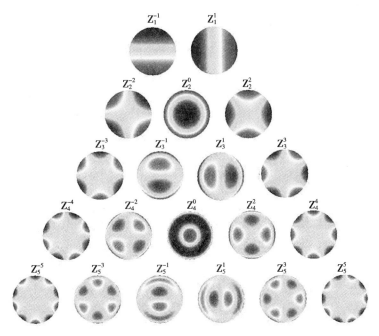

图 10-12　二维平面图

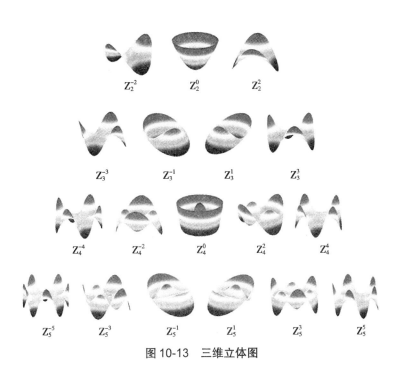

图 10-13　三维立体图

四、波前像差的临床应用

（一）角膜屈光手术中的应用

现有的屈光手术，包括早年的放射状角膜切开术（PK）和现行的准分子激光角膜屈光手术（PRK，LASIK，LASEK 和 Epi-LASIK），虽然矫正了屈光力，改善了中心视力，但也带来了高阶像差增加、夜间视力下降、眩光和光晕等问题。研究表明手术改变了角膜的像差，使其术后的高阶像差变大，并随瞳孔的增大而增大，切削越深像差变化越明显。因此，眼科专家引入像差引导的个性化切削，即根据每位病人不同的屈光数据，设计出最佳切削方案，术中将从眼球像差仪获得的像差数据输入准分子激光机治疗系统引导激光进行切削，以消除或减少那些可能导致视力不佳的高阶像差，重塑一个全新的角膜形态，从而显著提高术后成像质量。尽管技术远未达到实现完美矫正的境界，但如何优化波前像差引导的屈光手术是一个重要并富有挑战的研究课题。

（二）白内障、青光眼手术中的应用

人们已经观察到同术前相比，白内障和青光眼术后眼的波前像差增加，同时也发现行角膜切口和巩膜切口的白内障病人术后像差存在差别，这些结果均提示从提高视觉要求角度，各种手术方法和技术均有待改进，还有进一步探索的潜力。

（三）角膜接触镜、框架眼镜中的应用

硬性透气性接触镜（rigid gas permeable contact lens，RGPCL）可以在一定程度上纠正眼睛的像差，特别是对不规则散光所致的高阶像差有明显的降低。由于它的前表面是一接近完美的规则表面，并由泪液填充角膜的不规则表面，由于泪膜的屈光指数接近角膜屈光指数，大大减少了角膜散光和像差的影响。但常规 RGP 镜片矫正像差存在局限，因为它只能矫正角膜前表面像差，且其矫正像差量还受眼内散光和角膜散光的影响。应用像差分析仪可以从多角度评估 RGP 镜片的配戴质量，提供更加个体化的配戴建议，并可通过非球面的设计，一定程度上降低总体像差而起到增进视觉质量的效果。此外不同设计的软性角膜接触镜、框架眼镜等，均能够影响波前像差或产生不同的波前像差，从而影响视觉功能。

（四）人工晶状体（intraocular lens，IOL）中的应用

随着现代超声乳化技术的发展及人工晶状体材料和设计的改进，白内障病人术后视力已大为提高，但仍有部分病人视力检测好，而主观感觉却视物模糊。这些以前一直难以解释的现象，随着像差仪的出现都迎刃而解了。正常生理情况下，人眼角膜具有正性的球差，而晶状体有负性球差，这在一定程度上起到互相弥补的作用。而一般人工晶状体的球面设计，以及其在眼睛调节时发生的前后移位和偏轴，使植入后术眼的像差增大，尤其是球差。现在已应用非球面或消像差的人工晶状体来消除这一现象，进一步改善了成像质量。

（五）在疾病诊断中的应用

1. 干眼 正常人泪膜破裂前显示低水平的高阶像差，干眼者因泪膜不稳定，泪膜破裂后则显示有高水平的高阶像差。因此，波前像差检查有助于干眼的诊断。

2. 白内障 临床上经常会遇到病人视力与其晶状体混浊度不相一致的现象。可通过像差仪的检查发现轻度白内障病人的角膜像差与正常人群的角膜像差基本相同，而总像差则明显高于正常人，这可能是因为混浊的晶状体引起光线的散射和吸收从而导致晶状体局部屈光改变所致。这提示可应用波前像差检查辅助白内障的早期诊断。

3. 圆锥角膜 圆锥角膜表现出明显的不规则散光，波前像差检测到像差增大，可像角膜地形图一样能早期诊断圆锥角膜，可反映疾病进展情况。

4. 屈光手术术前检查及术后视觉质量分析 术前检查波前像差包括高阶像差的类型，RMS 和高阶像差的比率，是医师判断是否选择波前像差引导的角膜屈光手术的主要依据。

笔记

术后视觉质量如何是判断手术效果的重要依据,通过波前像差的检查可以对术后视觉质量进行全面的分析和判断。

总之,波前技术在眼科学和视光学的临床应用中正在蓬勃发展,前景广阔。

第四节　视敏度与眼球光学像差

一、视敏度的极限理论

根据眼球光学系统的成像原理,人眼的最小可分辨力和视网膜中心凹锥体细胞的大小有直接关系,而人眼视网膜锥体细胞的直径为 1.5μm,细胞间距为 0.5μm。在中心凹处两个锥体细胞隔着一个锥体细胞的间距约为 4μm,光线刺激三个水平排列的锥体细胞的外侧两个细胞,中间细胞不被刺激,视网膜就能分辨出来是两个点,这是从视网膜的解剖上来看的最小分辨力。理论上在没有其他因素影响的情况下,人眼的视敏度可以达到小数视力表的3.0 左右(图 10-14)。但是人眼在接受外界光线时还有受到光线传递中的物理特性之一衍射的影响,外界光线在眼睛的光学系统中传递,通过瞳孔时产生衍射,干扰在视网膜上的成像;同时,人眼的屈光系统并不是完美的光学系统,它存在着一系列光学像差,这些像差也会影响视网膜的成像,其中低阶像差可以通过光学镜片来矫正,而高阶像差的影响无法用单纯的球柱镜片来矫正。

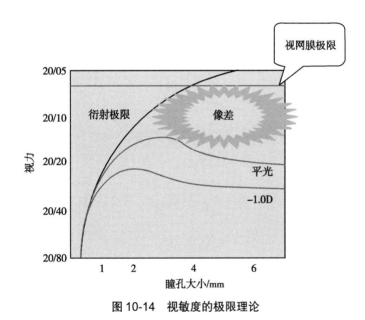

图 10-14　视敏度的极限理论

二、眼球光学像差对视敏度的影响

在人眼的所有光学像差成分中,针对不同的个体,不同的像差成分对视敏度的影响有一定的差异。低阶像差均会影响视敏度,但是可以通过镜片矫正,高阶像差中常见的彗差和球差均对视敏度有影响,彗差主要是出现物体的虚影,而球差主要影响的是眩光。在准分子激光屈光矫正近视手术后,由于角膜形态发生变化,角膜表面曲率变化趋势 Q 值由负值变为正值,术后球差明显增加,病人常常会出现夜间眩光加重的主诉。准分子激光中心准确性的偏差会导致术后病人出现不同程度的彗差增加,病人会出现视物双影或伪影的感觉。

通过一个临床病例,可以更好地理解眼球像差对视敏度的影响。

病例:男性,21 岁,双眼患近视性屈光不正 8 年,1 年前行双眼准分子激光近视矫正手术,矫正度数为右眼 −5.50DS/−1.00DC×180,左眼 −5.75DS/−0.75DC×180=5.0。术后主诉右眼视物模糊,检查:右眼视力 4.6,主觉验光:+1.25DS=4.9。像差检查:右眼高阶像差 RMS_h=0.45μm,彗差 Z_3^{-1}=0.412μm,$Z(3,1)$=0.892μm。考虑视物模糊的主要原因为彗差的增加。通过波前像差引导对病人右眼进行表层切削的再次手术治疗,术后右眼裸眼视力提高到 1.0,病人自觉症状消失,像差检查可见 RMS_h 值降低为 0.18μm,彗差 Z_3^{-1} 由 0.412μm 减少到 0.004μm,Z_3^1 由 0.892μm 减少为 0.18μm。这个病例充分说明了高阶像差对视敏度的影响。

许多研究表明人眼的高阶像差并不是完全对视敏度有害,现在已经出现分解像差成分观察不同像差对视敏度影响的设备,以便找出对视敏度有害的成分并通过手术等方式加以克服,从而获得更加完美的视敏度。

（贾　丁）

二维码 10-1
扫一扫,测一测

参 考 文 献

1. 王雁. 波前像差与临床视觉矫正. 北京:人民卫生出版社,2011.

2. 李耀宇. 眼波前引导的屈光手术学. 北京:人民军医出版社,2009.

3. 杨智宽. 临床视光学. 北京:科学出版社,2014.

笔记

第十一章

眼部健康检测与分析

本章学习要点

- 掌握：裂隙灯显微镜的检查方法及检查部位。
- 熟悉：眼压测量的常用方法；眼底检查的常用方法；角膜地形图检查方法；眼轴的测量方法。
- 了解：UBM 的检查方法及检查部位；前房角检查方法及房角结构。

关键词 裂隙灯检查　眼底检查　角膜地形图　眼轴测量

　　准确的病史采集和眼部检查，是做出正确诊断所必不可少的。在完成系统的病史采集以后，首先要进行的是眼部的一般检查，包括眼外部检查、眼前节检查、前房角检查、眼压检查和眼底检查等，必要时再进行眼部的特殊检查来进一步协助诊断。

　　眼部检查分为常规检查项目和特殊检查项目，常规检查内容包括眼外部的常规检查，主要为使用肉眼大致观察，以及使用裂隙灯显微镜和检眼镜等方式或技术，检测从眼表至眼底的基本情况，若发现有异常或怀疑有异常但以上方法尚不能确诊者，则进行深入一步的特殊检查项目，如角膜地形图分析、光学生物测量仪、相干光断层成像（optical coherence tomography，OCT）、角膜内皮镜、视觉电生理、视野、眼部超声、超声生物显微镜、荧光素眼底血管造影等检查。

　　眼部一般检查应在良好照明的条件下进行，通常先右眼后左眼，由外向内，动作轻柔。对于疼痛较重不能很好配合检查的病人，可滴用表面麻醉剂 1～2 次后再进行检查。

　　为了方便描述，本章按照检查技术所针对的组织部位来阐述，但在临床应用过程中，应根据病人具体情况，按照以下流程图，进行常规性检测，期间发现问题，则选择相应的特殊技术或方法进一步验证（图 11-1）。

第一节　眼外部观察与分析

　　通过眼外部检查，可以大致了解外眼的一些基本情况，为进一步的眼部检查提供线索；另一方面可以进行一些必要解剖数据的测量，为临床治疗措施提供依据。眼外部检查可以利用裂隙灯显微镜或一些简单的器械，如聚光手电筒和手持式放大镜等，大致检查眼部情况，包括眼睑、结膜、巩膜、泪器、眼球、眼眶等。

一、常规检查

（一）眼睑

注意眼睑皮肤颜色，有无炎症、伤口、水肿、皮疹、包块、压痛或捻发音；睑缘或眦部有

笔记

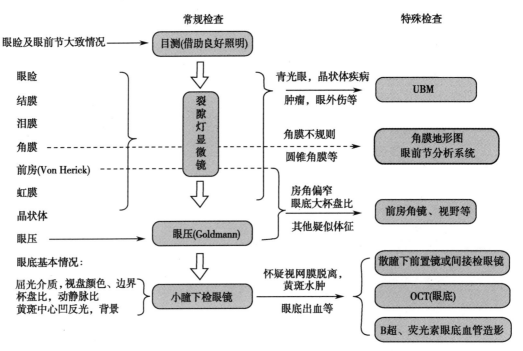

常规检查　　　　　　　　　　　特殊检查

图 11-1　眼部健康检查基本流程、基本内容以及特殊检测的适当选择

无潮红、鳞屑、糜烂，有无睑内翻、外翻、倒睫、上睑下垂、闭合不全、睑板腺开口有无异常等；两侧眼睑及睑裂大小是否对称，眉毛及睫毛有无脱落、变色等。

（二）结膜

观察结膜有无充血及充血的类型（结膜充血或睫状充血）和部位；球结膜有无松弛、水肿、干燥、血管异常、结膜下出血或色素斑；结膜囊有无异物或分泌物，属何性质；睑结膜血管是否清晰，有无充血、乳头肥大、滤泡增生、瘢痕形成，有无结石、新生物或睑球粘连等。

检查睑结膜和穹隆结膜时需翻转眼睑。翻转下睑时，可用拇指或示指将下睑向下牵拉，同时让被检者向上注视，下睑结膜即可完全暴露。翻转上眼睑的方法有两种：

1. 单手法　先嘱被检者向下看，将示指放在上睑部的眉下凹处，拇指放在睑板前面靠近睑缘，然后两指夹住眼睑皮肤等软组织，在把眼睑向前下方牵拉的同时，示指轻轻下压，拇指将眼睑向上捻转，上睑即被翻转。此法临床较常用。

2. 双手法　让被检者向下看，以一手的拇指和示指夹住眼睑中央处的睫毛和睑缘皮肤，向前下方牵引，以另一手的示指置于眉下凹处，当牵引睫毛和睑缘向前向上翻时，眉下凹处手指向下稍压迫眼睑，上睑即被翻转。

如用这两种方法都不能翻转上睑，可用棉签代替眉下凹处的手指。需要注意的是，对有角膜溃疡或眼球穿孔伤的被检者，切忌压迫眼球，以免造成更大的损伤。

（三）巩膜

注意巩膜颜色，有无黄染、充血、色素沉着、结节状隆起或压痛等。

（四）泪器

仔细检查四个泪小点位置是否正常、有无闭塞；泪囊部有无红肿、压痛，挤压泪囊部有无分泌物从泪小点排出，其性质如何；泪腺区有无红肿、硬块或压痛等。

（五）眼球

观察眼球有无增大、变小、突出、内陷、偏斜、震颤，朝各方向转动眼球有无受限。

1. 眼位检查　检查眼位可以用角膜映光法（Hirschberg test），通过反光点在角膜或结膜上的不同位置可以大致判断眼球的偏斜方向和程度。检查方法：让被检者注视 33cm 处的

笔记

点光源（可以用手电筒照射），正常眼位者角膜映光点位于双眼瞳孔中央，如果一眼反光点在瞳孔中心，另一眼偏离中心说明有斜视存在。

2. 眼球运动检查 嘱被检者向左、右、上、下、及右下、右上、左下、左上各方向注视，以了解眼球向各方向转动有无受限或亢进。

（六）眼眶

观察两侧眼眶是否对称，有无畸形、损伤，眶内有无肿块，触诊有无压痛等。

二、其他检查方法

（一）眼睑功能方面检查

1. 睑裂宽度 睑裂宽度是指眼睛平视正前方时，上、下眼睑之间的最大垂直距离。测量方法：让被检者平视前方，将测量尺"0"刻度对准下睑缘，观察上睑缘最高点在测量尺上的位置（毫米数），即为睑裂宽度。正常值是8～10mm，上睑缘遮盖角膜上缘1～2mm。

2. Bell 现象检查 嘱被检查者轻闭双眼，检查者用拇指轻轻提起上眼睑，正常情况下眼球处于上转位，为 Bell 征阳性。

3. 提上睑肌肌力测量 测量方法：用拇指向后压住被检者整个眉部，阻断额肌的抬眉作用。嘱其尽量向下注视，将直尺"0"刻度对准上睑缘，再嘱病人尽量向上看，上睑缘从下向上提高的幅度（毫米数），即为提上睑肌肌力。

（二）泪道检查

1. 荧光素试验 测量方法：先放一小棉片在受检眼同侧鼻腔下鼻道处，滴2%荧光素钠溶液在结膜囊内，经过0.5～2分钟，下鼻道处棉片染上颜色，证明泪道通畅或没有完全阻塞；如棉片的染色出现较晚或一直未被染色，则应考虑泪道狭窄或不通。

2. 泪道冲洗试验 测量方法：用小棉签蘸取0.5%～1%的丁卡因溶液放于内眦部，嘱被检者闭眼夹住，3～5分钟后取下，以麻醉泪小点。在装有5～10ml生理盐水的注射器上装一泪道冲洗针头，垂直插入下或上泪小点，约1.5～2mm深，随之慢慢把针头转为水平，沿泪小管走行缓慢伸入，碰到骨壁后稍向后退一点，固定针头徐徐注入生理盐水。泪道通畅时，冲洗液进入无阻力，液体全部顺利地流到鼻腔或咽部；部分泪道狭窄者，一部分液体流到鼻腔或咽部，另一部分自泪小点反流，而且阻力较大；泪道阻塞者，液体全部自上、下泪小点反流。如反流液带有黏液或脓性分泌物，提示鼻泪管阻塞合并慢性泪囊炎或泪小管炎。

3. X 线碘油造影法 该法用于进一步了解泪道的形状、阻塞及狭窄的部位及泪囊大小，为手术提供依据。

4. 诊断性泪道探通术 该法有助于证实泪道阻塞的部位。

（三）干眼的检查

可以通过泪液分泌试验、泪膜破裂时间、泪河宽度、泪液渗透压测量以及眼表印迹细胞学检查等来帮助诊断。

1. 泪液分泌量检测 泪液分泌试验（Schirmer test）分为基础泪液分泌（Schirmer-I test）和反射性泪液分泌（Schirmer-II test）。两者的区别在于前者检查前会使用表面麻醉药，后者不使用。测量方法：将一5mm×35mm泪液试纸条一端折弯5mm，将短端置于下睑中外侧1/3处结膜囊内，长端垂于下眼睑皮肤面，放置时勿刺激角膜，轻闭双眼5分钟后，观察被泪水浸湿的试纸长度，短于10mm为异常，主要用于评价泪腺功能；若要评价副泪腺功能，检查前先局部滴表面麻醉药，试纸浸湿长度短于5mm则为异常。

2. 泪膜破裂时间（breaking up time，BUT） 测量见本章第二节。

笔记

（四）眼球突出度测量

检测眼球突出度可用 Hertel 突出度计（Hertel exophthalmometer）测量。测量方法：嘱被检者平视前方，将眼球突出度计的两端卡在被检者两侧眶外缘，从反光镜中读出两眼角膜顶点投影在标尺上的毫米数，即为眼球突出度数值（图 11-2）。我国成人眼球突出度正常平均值为 12～14mm，双眼眼球突出度差值不超过 2mm。

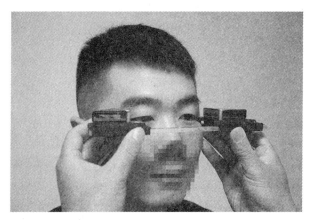

图 11-2　眼球突出度测量

（五）角膜直径的测量

临床上测量角膜直径常用水平可视虹膜直径（horizontal visible iris diameter，HVID）来表示。测量方法：让被检者平视前方，用测量尺完成，正常人角膜横径约 11.5～12mm，垂直径约 10.5～11mm。

（六）瞳孔直径测量及对光反射

1. 测量瞳孔直径　应在自然光和暗环境下分别进行和记录。让被检者平视前方，用专用的瞳孔测量尺（hemisphere 瞳孔尺）上标准瞳孔大小图示进行测量。自然光线下，正常瞳孔直径约为 2.5～4mm；在暗环境下，为 5～7mm。

2. 瞳孔光反射检查　直接对光反射检查：在暗室内用手电筒照射受检眼，该眼瞳孔迅速缩小的反应为直接对光反射；间接对光反射检查：在暗室内用手电筒照射对侧眼，受检眼瞳孔迅速缩小的反应为间接对光反射。

第二节　裂隙灯显微镜检测与分析

裂隙灯显微镜（slit-lamp microscope），简称裂隙灯，由照明系统和双目显微镜系统组成，是眼科常用的检查设备。裂隙灯用集中光源照亮检查部位，同周围部的黑暗呈现强烈的对比，不仅能观察到表浅病变，并且可以利用裂隙光带通过眼屈光介质形成的一系列"光学切面"，使角膜、房水、虹膜、晶状体、玻璃体等部位的正常结构及微小病变均清楚地显示出来。在双目显微镜的放大下，目标更具有立体感，增加了检查的精确性。裂隙灯显微镜主要用于检查眼前节的结构和病理变化，此外还可以通过结合其他附属设施检查前房角、眼压和眼底等。因此，裂隙灯检查在眼科临床工作中占有重要的地位。

一、裂隙灯及其使用方法

（一）裂隙灯的基本结构（图 11-3）

裂隙灯由光源投射系统和显微放大系统两个部分组成。光源由条形灯丝高亮度的卤钨灯泡提供，它发出的光线经过聚光镜成像于投射镜，在聚光镜的下方有裂隙控制装置，可

笔记

以任意调节裂隙的宽度；通过光阑控制闸可以调节裂隙的长度；通过滤光片可以调节无赤光、钴蓝光等不同颜色的光线。经过这些装置后的光线通过投射镜投射到一个 45° 反射镜上，再反射到被检眼。裂隙灯的显微镜系统由一组放大倍率为 10～50 倍的双目显微镜组成。裂隙灯的焦点必须和显微镜的焦点重合，而且可以在同一个旋转轴上，由一个控制杆同时控制裂隙灯和显微镜的上下前后移动，以确保两者的焦点合一。

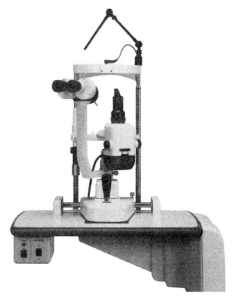

图 11-3　裂隙灯显微镜实物图

（二）裂隙灯的使用方法

1. 使用前准备　检查室内灯光要求昏暗，检查者用酒精棉球消毒额靠和颌托，调整裂隙灯升降台及座椅高度，使得检查者和被检者处于相对舒适位置。嘱被检者将额头和下颌分别放在额靠和颌托上，并调整好高度，使被检者外眦高度位于眼位线水平。将放大倍率调整到 6 倍或 10 倍，开启照明系统，调整好瞳距，检查者一手握调焦柄，另一手调整裂隙宽度并调整照明角度。

2. 裂隙灯的六种照明法　根据检查部位及病变所在位置和性质，临床上，常通过裂隙灯的六种照明方法进行检查：

（1）弥散照明法（图 11-4）：光源斜向投射并充分开大裂隙，使眼表处于一种弥漫性照明状态。此法所得影像比较全面，主要用于快速初步地检查眼前部组织，如眼睑、结膜、巩膜、角膜、虹膜以及晶状体的一般检查，如发现病变再改用其他方法。

（2）直接焦点照明法（图 11-5）：直接焦点照明法是最常用的检查方法，也是裂隙灯显微镜检查法的基础，其他方法均由此衍生而来。其基本特点是裂隙灯光焦点和显微镜的焦点重合。光源从右侧或左侧成 40°～65° 角投射到角膜组织上，将裂隙调到很细的宽度形成"光刀"，将显微镜的焦点投射到被检查组织上从而对组织进行细微地观察。而当强光照射到角膜、晶状体和玻璃体等透明组织时，光线可以穿过这些组织形成折射，同时组织内部结构的差异也会在不同的层面形成不同的反射，这样光线在这些透明组织上就能够形成一个灰蓝色的切面，可以清晰地显示照射组织病变的深浅层次、各组织结构的细微改变、组织的厚薄和弯曲程度等。此方法可以用于观察角膜、前房、晶状体和前部玻璃体的正常结构及异常改变。

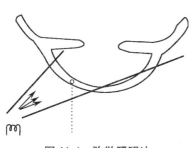

图 11-4　弥散照明法

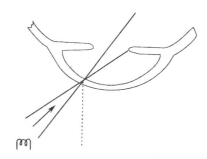

图 11-5　直接焦点照明法

（3）后部照明法（图 11-6）：将显微镜聚焦到检查部位，再将裂隙灯光线照射到所要观察组织的后方，借助后方组织形成的反光屏将光线反射回来，利用反射回来的光线检查透明或半透明组织。如裂隙灯光源取 45° 角投射至虹膜表面，在虹膜面上形成一个模糊的光斑，

笔记

该光斑反射回来的光线照射到角膜的后表面,检查者不去看边界清楚的被照处,便可看到在光亮背景上出现的角膜病变。此法适合于观察角膜后沉着物、角膜深层异物、角膜深层血管及角膜血管翳等。

(4)角膜缘分光照明法(图11-7):角膜缘分光照明法是利用角膜的透明性,先将裂隙灯光源投射到角膜缘上,此时,光线可以在角膜组织内形成全反射而在角膜周围出现明亮的光晕,同时将显微镜焦点聚焦在角膜上,可以清晰地显示角膜组织的透明度情况。该方法适用于检查角膜的云翳、水肿、血管、浸润和瘢痕等病变。

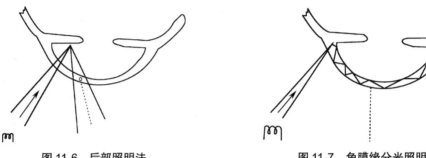

图 11-6　后部照明法　　　　　　　　图 11-7　角膜缘分光照明法

(5)镜面反射照明法(图11-8):镜面反光照明法是利用角膜和晶状体前后表面都非常光滑并具有镜面性质可以反射光线的特点来进行的一种检查方法。检查时,要求被检者注视正前方,将裂隙灯光源从角膜颞侧照射,裂隙灯光线的宽度掌握在0.3mm左右,裂隙灯的焦点调到要观察的目标上,如聚焦在角膜上,使其在角膜上形成一个长立方体,在角膜的长立方体的右侧可见一个很小而且很亮的反光,这就是角膜面的镜面反光点,观察镜面反光点就可以了解角膜表面或内皮面的形态学变化。如果将放大倍数调整至40倍,采用镜面反射的方法可以看到角膜内皮细胞的镶嵌形态,使用同样的方法还可以检查晶状体的前后表面。

(6)间接焦点照明法(图11-9):将裂隙灯光线聚焦在观察目标的旁边,而显微镜的焦点在目标上,便可以清晰地观察目标。该法可用于观察角膜血管翳及角膜病变的深度。

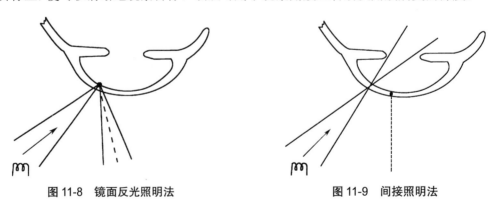

图 11-8　镜面反光照明法　　　　　　图 11-9　间接照明法

二、裂隙灯显微镜检查的内容和方法

(一)眼睑和结膜

采用弥散照明法,观察眼睑和结膜的正常结构和异常改变。如睑缘或眦部有无糜烂,结膜有无充血及充血的类型和位置;球结膜有无水肿、干燥、血管异常、结膜下出血或色素斑;结膜囊内有无异物或分泌物,属何性质;睑结膜血管是否清晰、有无乳头肥大,滤泡增生、瘢痕形成或睑球粘连等。

笔记

（二）泪膜

用消毒荧光素试纸，将其一端用生理盐水浸湿后，与结膜相接触。这时将裂隙灯的滤光片调换成钴蓝片，此时可见泪液呈现黄绿色，可测量泪膜破裂时间（breaking up time，BUT）。嘱被检者眨眼数次，荧光素将被均匀地涂布于角膜表面，然后让其睁眼并不再眨眼，开始计时直到角膜上出现第一个黑斑（泪膜破裂）时为止，如短于 10 秒则表明泪膜不稳定。

若将裂隙光线调细，可以在下睑缘的上方球结膜面看到泪河的形态，并评估泪河的高度。

（三）角膜

通过使用不同的照明方法来观察角膜情况，如角膜的大小、形状及弧度，是否透明、光滑，如有混浊应观察其厚薄、颜色、部位、范围、形态、深浅等，有无浅、深层新生血管、异物和角膜后沉着物等。在角膜、结膜上皮损伤或有溃疡时，可借助荧光素染色方法进一步观察。用消毒荧光素试纸条，将其一端用生理盐水浸湿后，与结膜相接触，此时如果角膜、结膜上有破损，则在钴蓝光下可见破损处有黄绿色染色，上皮完整处则不染色。如有角膜瘘，点荧光素后轻压眼球，在瘘管处则有房水流出，呈"溪流"状，冲淡黄绿色荧光。

（四）前房

利用直接焦点照明法将焦点移到前房内，并将裂隙光线的长度缩小，使入射光线形成一个小光柱投射到前房内，利用胶体溶液的 Tyndall 现象（即房水闪辉），观察前房水是否透明。正常前房水因蛋白含量很低，可以认为是透明的；一旦发现有 Tyndall 现象存在，说明前房水中蛋白含量增高，这是虹膜炎的重要临床体征之一。

Van Herick 裂隙灯估测法是临床较常用的一种用来评估前房角宽度的方法，将裂隙光束投射到角膜缘，方向与裂隙灯视轴呈 60° 夹角，判断周边前房深度（即周边角膜后壁与虹膜表面之间的距离）与周边的角膜厚度（corneal thickness，CT）之比，如周边前房深度相当于一个角膜厚度则记录为 1CT；如相当于 1/2 角膜厚度则为 1/2CT，以此类推。若周边前房深度≤1/4CT，该眼就有房角关闭的危险，需要用前房角镜进一步检查房角。

（五）虹膜

应用直接焦点照明法可以清楚地观察虹膜的结构和病变。主要观察虹膜纹理是否清晰，颜色是否正常，是否有虹膜震颤，有无新生血管，有无结节、萎缩或脱色素，有无撕裂、穿孔或异物，与角膜或晶状体有无粘连等。

（六）瞳孔

用弥散照明法可以观察瞳孔的大小、形状、位置及两侧瞳孔是否对称等大，有无粘连、闭锁、膜闭或永存瞳孔膜等。利用裂隙灯裂隙开、关了解瞳孔对光反射是否灵敏。

（七）晶状体

利用直接焦点照明法观察晶状体的结构和病变。将细小裂隙光带成 45° 角投射到晶状体，可以在晶状体上出现一个层次丰富的长立方体。将显微镜焦点移到晶状体前囊膜、皮质、核和后囊膜分别进行观察。如需检查晶状体周边部，应先将瞳孔充分散大，光源与显微镜的角度应降至 30° 以下。主要观察晶状体是否透明，位置是否正常，如有混浊要注意混浊部位、形状、颜色、范围及程度。

（八）玻璃体

用直接焦点照明法检查，将焦点移向晶状体的后面可以看到前部 1/3 玻璃体的切面图像，有纱幕样纤维随眼球运动而轻微飘动。前部玻璃体积血或发生炎症时，可以看到红色的血液或炎性渗出物飘动。通过玻璃体中飘动物的飘动度可以判断是否存在玻璃体液化及其程度。

笔记

（九）其他用途

裂隙灯显微镜可以配合前房角镜行前房角检查，也可以配合前置镜或三面镜行眼底检查，并可配置前房深度计、Goldmann压平眼压计、角膜内皮检查仪和激光治疗仪等，从而行使不同的检查和治疗。当配置数码照相机时便可对眼前节结构进行拍照。

裂隙灯检查时的参数选择见表11-1。

表 11-1　观察各种眼球结构裂隙灯参数的选择

眼部结构	裂隙光类型	照明角度（°）	放大倍率
眼睑	弥散光	30	低
结膜	宽六面体	30	低
角膜	窄六面体	30～45	中
前房深度	光学切面	60	中
房水	锥体	30	高
虹膜	宽六面体	30～45	中
晶状体	窄六面体	20～30	中
前部玻璃体	窄六面体	20～30	中

第三节　角膜形态检测与分析

一、正常角膜形态特点

角膜位于眼球最前方，主要作用是维持眼球形态、保护眼内容物及屈光。角膜是眼屈光系统中屈光力最大的组织，约 +43D，占眼总屈光力的 2/3，因此准确测定角膜形态是十分重要的。角膜呈非球面形态，即角膜从中央逐渐向巩膜移行时其曲率半径逐渐变大。角膜中央直径4mm内的区域接近球面形，越向周边越扁平。

二、角膜曲率计检测与分析

（一）角膜曲率计检查原理

角膜曲率计（keratometer）（图 11-10）基本原理：角膜曲率计的测试光标照射到角膜表面，经过角膜前表面反射后成像，根据光标及光标像的大小、光标和角膜之间的距离可计算出角膜曲率。理论上，在显微镜内放置一测量分划板可以测量出测试光标像的大小，但由于被检者眼睛一直在动，光标像也随之而动，难以精确测量。因此角膜曲率计中使用了双像棱镜。详见本系列教材《眼视光器械学》。

（二）临床应用和分析

角膜曲率计是基于角膜为球形的假设而设计的。因此，它用于测量中央直径约 4mm 内的角膜曲率。检查者通过目镜看到角膜上两对重叠的像，测量时只用中间的一组像。两个像间距的大小是由角膜弯曲度所决定的，曲率半径愈小，两像间距就愈小，反之就愈大。如在水平位将两像调整至恰好接触，两像的中心平分黑线连成一线，此时从

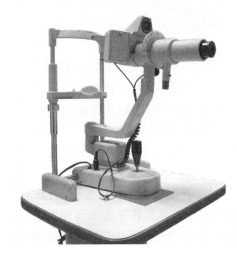

图 11-10　角膜曲率计实物图

笔记

曲率计刻度上可读出180°子午线的角膜曲率半径，同样方法可测出垂直位和（或）其他方位的曲率。测量结果用屈光度（diopter，D）或者角膜曲率（K值）来表示，一般角膜正常K值为43～44D。根据不同子午线的屈光度还可算出角膜的散光量和轴位。

对于屈光力在正常范围（40～46D）的规则角膜，所测值具有很高的准确性，常用于植入人工晶状体度数的计算，但对于过于平坦或过于陡峭的角膜，曲率计检查将失去其准确性，且不能了解角膜周边部的屈光状态。因此，在评估病变的角膜及角膜屈光手术前、后复杂的曲率分布状况时，或评估接触镜验配效果时，不可将角膜曲率计作为主要的检查手段，必须使用角膜地形图检查以获取更全面的数据。

三、角膜地形图检测与分析

角膜地形图仪（corneal topography）又称为计算机辅助角膜地形图分析系统，能够精确测量分析角膜前表面曲率状况，是研究角膜表面形态的一种系统而全面的定量分析手段。

二维码11-1
视频　角膜
地形图检查
过程

（一）计算机辅助角膜地形图分析系统由三部分构成（图11-11）

1. 改良Placido盘投射系统　将16～34个黑白相间的同心圆均匀地投射到角膜表面上，中心环直径可小至0.36mm，圆环几乎可覆盖整个角膜。

2. 图像监测及摄像系统　投射在角膜表面的环形图像可通过实时图像监测系统进行实时观察、监测与调整，在角膜图像处于最佳状态下，用高分辨率的数字视频摄像机进行摄影，摄像机与Placido盘轴线共轴，然后储存于计算机内以备分析。

3. 计算机图像处理系统　计算机先将储存的图像数字化，然后应用已设定的计算式与程序进行分析，再将分析结果用不同颜色的彩色图像显示在荧光屏上，并可同时显示数字化的统计结果。

（二）角膜地形图检查的应用

可筛选圆锥角膜等异常角膜病变；协助角膜屈光手术术前参数设计；评价角膜屈光手术效果；观察角膜病变愈合或手术后角膜形态的动态变化；应用于角膜接触镜及角膜塑形镜的验配。

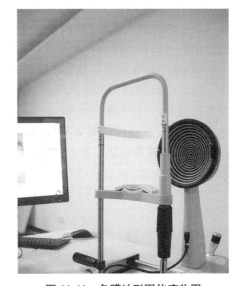

图11-11　角膜地形图仪实物图

（三）正常角膜地形图的常见类型及其表现

1. 圆形　约占22.6%，角膜屈光度分布均匀，从中央到周边呈逐渐递减性改变，近似球形（彩图11-12，见彩图页）。

2. 椭圆形　占20.8%，角膜中央屈光度分布较均匀，但周边存在对称但不均匀的屈光度分布，近似椭圆形，表明有周边部散光，但常规检查手段不能发现（彩图11-13，见彩图页）。

3. 对称领结形　占17.5%，角膜屈光度分布呈对称领结形，提示存在对称性角膜散光，领结所在子午线上的角膜屈光力最强（彩图11-14，见彩图页）。

4. 非对称领结形　占32.1%，角膜屈光度分布呈非对称领结形，提示存在非对称性角膜散光（彩图11-15，见彩图页）。

5. 不规则形　占7.1%，角膜屈光度分布不规则，提示角膜表面形状欠佳，为不规则几何图形。

（四）角膜地形图分析的常用参数

1. 角膜表面规则性指数（surface regularity index，SRI）　SRI是反映角膜瞳孔区约

笔记

4.5mm 范围内的表面规则性的一个常数,其正常值小于 0.5,如 SRI 值高则表示角膜光学质量不佳。

2. 角膜表面非对称性指数(surface asymmetry index,SAI) SAI 是反映角膜中央区相隔 180°子午线对应点角膜屈光力差值总和的一个常数,其正常值小于 0.5,SAI 愈大表示角膜表面愈不规则。

3. 角膜预测视力(potential visual acuity,PVA) PVA 指根据角膜地形图所反映的角膜表面性状所推断的视力。

4. 模拟角膜镜读数(simulated keratoscope reading,SimK) SimK 指角膜镜影像第 6、7、8 环的平均最大屈光力的读数和轴位及其垂直 90°方向上的同样三环的平均值及所在的轴位。

5. 最小角膜镜读数(minimum keratoscope reading,MinK) MinK 指角膜镜影像第 6、7、8 环的平均最小屈光力的读数和所在轴位。

四、眼前节分析系统

由于角膜地形图只能测量角膜前表面的曲率,没有后表面信息,不能检测角膜后表面曲率及高度,对角膜形态的描述存在局限性。在很多角膜扩张性改变中,角膜后表面改变常发生在前表面改变之前,而基于 Scheimpflug 光学原理的眼前节分析系统则能对角膜前、后表面的形态及高度提供更多的数据。

以 Pentacam 眼前节分析系统(Pentacam anterior segment analysis system)为例(图 11-16),Pentacam 眼前节分析系统是应用 Scheimpflug 光学原理,通过旋转断层扫描,获取眼前节多重图像,产生三维立体图,计算高度差,得到更大范围内的角膜前后表面曲率、高度,全角膜厚度、前房深度等眼前节参数。与传统的以 Placido 原理表达曲率的角膜地形图不同,Pentacam 能测量角膜表面高度数据,将其与最佳拟合参考面对比后得到相对高度数据,用以表达角膜形态,可以更敏感地反映早期角膜扩张性疾病。

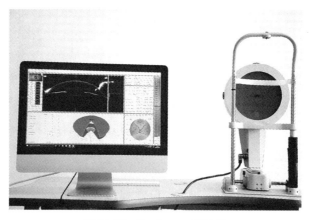

图 11-16　Pentacam 实物图

(一)Pentacam 检查原理

Pentacam 上有 2 个摄像头,其中中央的照相机用来监控固视情况及测量瞳孔,第二个旋转的 Scheimpflug 摄像头围绕固视点旋转 180°进行拍摄,2 秒内扫描 25 张或 50 张角膜截面图(取决于操作者的选择)。标准版本的 Pentacam 每张截图包括 500 个高度数据,而高分辨率 Pentacam 则包括 2760 个高度数据,计算机利用每幅图像上 2760 个数据点(取决于模式选择)或总共 138 000 个分析点进行角膜前后表面分析,得出角膜厚度、角膜前表面曲率、角膜前、后表面高度图,也可以对虹膜和晶状体前表面进行定位,测出前房深度、房角近似

笔记

值、前房容积以及 Zernike 多项式推算出的前、后表面像差等。

（二）临床应用及分析

Pentacam 眼前节分析系统主要用于角膜状态的评估，尤其是屈光手术前病人的筛查，其断层扫描技术（Scheimpflug 技术）是目前最佳且最广泛应用的早期圆锥角膜诊断方法；也可用于前房深度、虹膜及晶状体状态的评估。

采用屈光 4 联图（彩图 11-17，见彩图页）来反映角膜状态，尤其对发现角膜扩张性改变非常有意义。屈光 4 联图包括基于最佳拟合球面的角膜前、后表面高度图、角膜厚度分布图和前表面屈光力图。将角膜厚度空间分布、角膜厚度变化率、厚度图、厚度指数与"增强型"的最佳拟合球面结合便构成了 Belin/Ambrósio Ⅲ 增强型早期圆锥角膜筛查软件（Belin/Ambrósio enhanced ectasia display，BAD），该软件可以同时显示角膜前、后表面的高度图和完整的厚度图以及各指数（彩图 11-18，见彩图页），增强了对角膜扩张性病变筛查的敏感性，因此对屈光手术医生来说是一个很有用的工具。

第四节　前房角检查与分析

裂隙灯显微镜配合前房角镜或三面镜可以进一步了解前房角的细微结构及病变。前房角的宽窄及其在眼压波动时的宽度变化情况，对诊断和治疗各种类型的青光眼有重要价值。此外，前房角镜检查对前房角的异物或虹膜根部肿瘤、新生血管等的诊断也很有帮助。前房角镜分为直接前房角镜和间接前房角镜两种，分别采用的是光线的折射或反射原理，常需要在裂隙灯显微镜或手术显微镜下配合使用。直接式前房角镜有 Koeppe 型和 Troncoso 改良接触镜，间接反射型前房角镜有 Goldmann 前房角镜及 Zeiss 前房角镜两种（图 11-19）。目前间接式前房角镜较常用。

二维码 11-2
视频　前房角镜检查过程

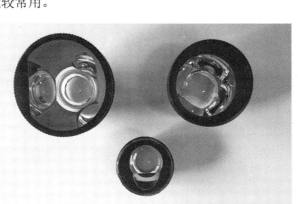

图 11-19　前房角镜实物图

一、前房角结构

前房角位于周边角膜与虹膜根部相连接处，由前壁、后壁及两壁所夹的隐窝组成，其前外侧壁为角巩膜缘，后内侧壁为虹膜根部和睫状体前端。前房角镜下从后往前所见的正常房角结构为：①虹膜根部，是衡量前房角宽窄的主要标志；②睫状体带，介于巩膜突与虹膜根部之间，由睫状体前端构成，为一条灰黑色带；③巩膜突，是紧接小梁网之后的一条极窄的黄白色带，也是前壁的终点；④小梁网（trabecular meshwork），亦称滤帘，是一条较宽的浅灰色透明带，随着年龄的增加，其透明度会降低而呈白色、黄色或深棕色；⑤前界线，即 Schwalbe 线，是一条灰白色发亮略突起的细线条，为后弹力层的止端，也是角膜与小梁的分界线。正常前房角解剖结构见（彩图 11-20，见彩图页）

二、间接前房角镜检查

目前临床上常用的前房角镜有 Goldmann 房角镜和 Zeiss 房角镜两种。下面以 Goldmann 三面镜为例进行检查步骤讲解。

（一）检查前准备

进行房角镜检查前，需首先在裂隙灯下检查被检者眼前段情况以排除房角镜检查的禁忌证，如严重的角膜外伤、溃疡或感染性结膜炎等。检查时被检眼滴表面麻醉剂 1～2 次进行表面麻醉，调整裂隙灯高度至病人和观察者均感舒适的位置。调整瞳距，双眼调焦，把放大率置于最低档，将裂隙调整为中等宽度的平行六面体，把双目显微镜的照明臂置于正前方的位置（即照明系统和观察系统夹角为零度）。准备消毒好的前房角镜。

（二）前房角镜的安装方法

被检者坐于裂隙灯前，调整下颌托至合适高度。检查者首先将甲基纤维素滴入房角镜（或三面镜）凹面，然后一手示指（或棉签）提起上睑，嘱被检者向上注视，用拇指向下拉开下睑，另一手拇指与示指持前房角镜将其下缘置入下穹隆部，然后向上转动前房角镜直到整个透镜都与眼球表面接触，此时让病人缓慢向正前方注视，房角镜便可附着在角膜表面（图 11-21）。

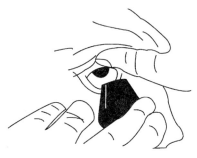

图 11-21　置入房角镜

（三）前房角的观察

1. 检查者一手控制和转动前房角镜，另一手调整裂隙灯操纵杆和裂隙光束使其聚焦在反射镜面上。首先转动前房角镜使其反射镜（三面镜中一个半圆形倾斜 59° 的"指甲盖"样反射镜）位于 12 点钟位置以观察下方 6 点钟方位房角，下方房角通常都是开放的，并且颜色最深，所以很容易辨认房角结构。

2. 将裂隙光带置于房角反射镜上，并前后移动显微镜使其清晰聚焦于房角结构上，调焦完毕后增大裂隙宽度或增加放大率来进一步观察。如果反射镜或透镜表面有反射光干扰观察，可以通过微调照明臂来消除（5°～10°）。

3. 如果检查者较难辨认出结构，可以缩窄光带为一个光学截面，并加大照明臂的角度至将近 20°。光带沿着角膜顶时会出现两条聚焦线，到达 Schwalbe 线时截断且合并为一条（图 11-22）。因为 Schwalbe 线实际上是一种突出物，所以当角膜光学截面经过这个组织时前后两条线会重合并会有轻微的弯曲，检查者可以以此来辨认。

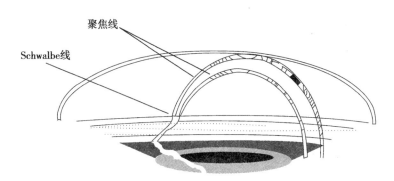

图 11-22　聚焦线定位 Schwalbe 线示意图

聚焦线
Schwalbe线

4. 将前房角镜顺时针多次旋转，依次完成全周房角检查。转动时，一只手固定透镜并保持接触状态，另一只手则转动透镜。裂隙光带跟随到反射镜的相应位置上，即反射镜在上或下的位置时，光带应为垂直；反射镜在鼻侧或颞侧位置时，光带应为水平。

笔记

5. 首先行静态下房角检查,让被检者向正前方注视(第一眼位),房角镜位于角膜中央,避免倾斜及施加压力,用窄而短的小光束进行观察。静态下前房角入口的宽度(角膜 - 小梁网与周边 1/3 虹膜表面之间两条假想切线夹角的角度)、周边虹膜形态、周边虹膜隆起的水平,可以真实评价房角的自然宽窄度(静态分级)和确定房角是否存在闭合。如为窄角应进行动态下的房角检查。

6. 动态房角检查的目的是人为增加房角深处结构(房角隐窝和虹膜根部附着处)的可见度,确定静态检查下发现的房角闭合是同位接触还是粘连性闭合。检查方法是通过改变注视眼位,即嘱被检眼向反射镜方向注视,便可观察到反射镜对侧的房角结构,以便了解虹膜根部真正的附着位置和睫状体带宽度(房角的深度);虹膜周边前粘连的形态、位置、部位与范围;房角结构的其他异常细微变化等。

(四)前房角镜的取出

用一手较松地拿住房角镜,另一手的示指在透镜边缘的下眼睑处施加压力来打破透镜与角膜之间的负压。切忌将透镜往前推。

用毕将前房角镜置于流动水下冲洗,用绵纸擦拭房角镜上的液体,透镜用硬性接触镜清洁剂清洗。

(五)前房角的描述及分类

1. 前房角分类　房角分类方法较多,有 Scheie 分类法、Shaffer 分类法和 Spaeth 分类法。中华医学会推荐使用 Scheie 分类法。

(1) Scheie 分类法:将房角分为宽、窄两型,窄角又分为 4 级(图 11-23)。宽角(W)为眼球处于原位(静态)时能看见房角的全部结构,否则为窄角。窄 I(N1)为静态下能看到部分睫状体带;窄 II(N2)为静态下能看到巩膜突;窄 III(N3)为静态下只能看到前部小梁;窄 IV(N4)为静态下只能看到 Schwalbe 线。动态下在改变眼球位置或施加少许压力时可判断房角的开闭,若可见后部小梁则为房角开放,否则为房角关闭。

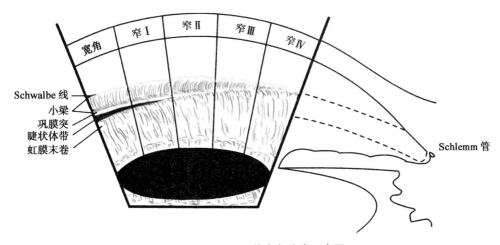

图 11-23　Scheie 前房角分类示意图

(2) Shaffer 分类法:根据静态检查下虹膜前表面和小梁网内表面所形成的夹角宽度将前房角分为 5 级。4 级最宽,0 级最窄。

2. 小梁网色素描述　小梁网色素分为 0～4 级:0 级为小梁网无色素;4 级为整个小梁网呈均质性色素覆盖。前房角内结构通常用以下缩写:

CBB: ciliary body band　睫状体带

SS: scleral spur　巩膜突

TM: trabecular meshwork　小梁网

ATM: anterior trabecular meshwork　前部小梁网

SL: Schwalbe's line　Schwalbe 线

房角镜的检查结果一般这样来记录。先画一个"X",隔出的四个区域分别代表房角的四个象限(图 11-24)。记下每个房角象限所见的最后面的结构,异常或不寻常的变化,并记录小梁网色素分级。

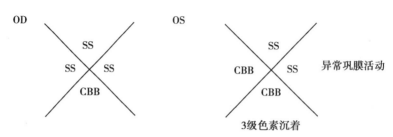

图 11-24　房角检查结构记录图

三、超声生物显微镜检查

(一)设备原理及特点

超声生物显微镜(ultrasound biomicroscopy,UBM)是 20 世纪 90 年代初加拿大医师 Pavlin 等设计的超高频超声诊断系统。UBM 主要组成部分有探头、控制系统、图像显示器及存储系统等(图 11-25)。探头主要由换能器组成,换能器是超声成像系统中最重要的组成部分。其基本工作原理与 B 超基本相同,但由于其换能器的频率更高,可高达 40～100MHz,可以在 4mm 的视域中实现线性扫描,在每一个线性移动位置,都传送一个超声波脉冲,返回换能器的背向散射回声转换为无线电频率的信号,此信号被放大、处理及检波,并在影像显示屏上显示超声图像。

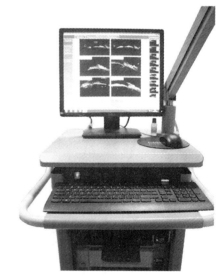

图 11-25　超声生物显微镜(UBM)实物图

目前临床上应用的 UBM 为 50MHz 的换能器,可以同时提供较高的分辨率及合理的穿透性,其最大分辨率可达 50μm,因此可以获得清晰的图像。UBM 是一种无创伤性检查,可在活体状态下清晰显示任意子午线的眼前段组织结构的二维图像,突破了既往眼前段结构在活体状态下检查的限制,可以清晰地显示虹膜、睫状体、晶状体赤道部和悬韧带、后房、周边玻璃体、眼外肌止端等结构(图 11-26),弥补了其他眼科检查方法的不足(如裂隙灯显微镜、前房角镜以及普通超声波检查等),为相关眼病的诊断及发病机制的研究提供重要信息。

(二)UBM 检查的适应证

1. 前房、房角及后房检查　了解前房深度(anterior chamber distance,ACD)、有无渗出或出血、前房角状态(开放或关闭)、后房情况等,对诊断青光眼类型及发病机制提供参考信息。并可测量沟 - 沟距离(睫状沟至睫状沟),为植入人工晶状体的选择提供参考依据。

笔记

2. 虹膜睫状体检查 了解虹膜厚度(平坦、肥厚)、虹膜膨隆程度、虹膜根部情况及附着位置,有无前粘连、虹膜根部有无断离、虹膜睫状体有无囊肿、有无睫状体脱离等。

3. 其他方面 了解晶状体有无半脱位、角膜病变如后弹力层脱离、脉络膜脱离、前部巩膜炎以及了解抗青光眼术后滤过泡等。

(三)检查方法

检查前需选用合适的眼杯,一般 22mm 与 24mm 的眼杯适合于成人,儿童可使用直径为 18mm 的眼杯。为避免探头损伤角膜,必要时可使用软性角膜接触镜,接触镜的 UBM 图像表现为与角膜弧度相同的中强回声光带,诊断时需加以鉴别。

检查步骤如下:

1. 被检者取仰卧位,奥布卡因滴眼行表面麻醉,嘱被检者注视正上方,将眼杯置于结膜囊内,注入耦合剂,将气泡排出。熟练情况下也可使用无菌生理盐水或蒸馏水替代。

2. 检查者坐于被检者的头部方位,一手固定眼杯,一手控制探头,保持探头与探查部位垂直以获得最佳图像。

3. 启动脚闸开始获取超声图像。

4. 冻结、存贮和回放图像。

二维码 11-3
视频 UBM
检查过程

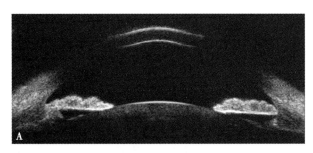

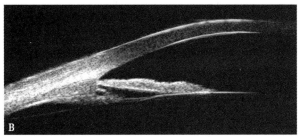

图 11-26 UBM 检查
A. 正常前房 UBM 图像 B. 正常前房角 UBM 图像

第五节 眼压测量与分析

一、眼压概述

眼压(intraocular pressure,IOP)是眼球内容物作用于眼球内壁所产生的压力。正常眼压平均值为 16mmHg,标准差为 3mmHg。从统计学的角度而言,正常眼压为 10～21mmHg,代表 95% 正常人群的生理性眼压范围,尚有部分正常人眼压超过 21mmHg,因此不能机械地认为大于 21mmHg 的眼压就是病理性的。对眼压的分析还需要考虑角膜中央厚度的影响,角膜中央较厚者,所测得的眼压值较实际值偏高,反之,角膜较薄者,尤其在准分子激光角膜屈光性切削术后,所测眼压值较实际值会偏低。判断眼压是否正常不仅

笔记

只看绝对值,还要关注双眼对称性和昼夜眼压的变化情况。正常情况下双眼眼压差不超过 5mmHg,且 24 小时内眼压波动在 8mmHg 以内。

正常眼压具有保持眼球固有形态、维持恒定的角膜曲率、维持屈光介质的透明性以及保证眼内容物的正常循环代谢等作用。因此,对视觉功能的形成和维持具有重要的意义。

二、眼压测量方法

眼压测量的常用方法有两种,一种是指测法,一种是眼压计测量法。眼压计又分为压陷式眼压计、压平式眼压计、非接触式眼压计、回弹式眼压计及电子压平眼压计。

(一)指测法

指测法是一种简单、快速的眼压定性估计方法,但需要大量的临床实践经验才能够较为准确地判断。操作时令被检者双眼向下注视,检查者以双手示指指尖放在上睑皮肤上,两指尖交替轻压眼球,感觉眼球的硬度。其记录方式为:Tn 表示眼压正常;T_{+1} 表示眼压轻度升高;T_{+2} 表示眼压中度升高;T_{+3} 表示眼压极度升高;反之 T_{-1}~T_{-3} 表示眼压逐渐降低。另外,检查者还可以根据眼球与前额、鼻尖以及嘴唇的软硬程度比较(分别相当于 T_{+3}、Tn、T_{-3})而大致地评估眼压。此方法属于粗测眼压的方法,只适用于病人无法配合眼压计测量或因眼部疾病(如结膜炎、角膜溃疡或混浊以及眼外伤等)不能使用眼压计测量者。

(二)压陷式眼压计

1. 测量原理　较常用的压陷式眼压计是手持式的 Schiötz 眼压计(Schiötz tonometer)。Schiötz 眼压计的测量原理是以一定重量的砝码放置在眼压计中轴上,通过底板对角膜造成压陷,根据角膜被压陷的深度间接反映眼压,并由相连指针指示的刻度计量角膜被压陷的深度,换算出眼压值。同一砝码重量下角膜压陷愈深反映眼压值愈低。其测量值受眼球壁硬度影响,眼球壁硬度较高时,测得的眼压值会偏高;眼球壁硬度较低时,测得的眼压值会偏低。因此需要用两个不同重量的砝码测量后查表矫正以消除眼球壁硬度造成的影响。眼压计测量砝码有 4 个,分别为 5.5g、7.5g、10g 和 15g。

2. 测量方法(图 11-27)　①测量前首先进行眼压计矫正,将眼压计置于测试版上,当指针读数为"0"便可正常使用;②接触角膜之前将眼压计底板进行消毒;③测量时让被检者处于仰卧位,首先奥布卡因滴眼液滴眼 2 次,相隔 5 分钟,嘱被检者直视上方一目标,可以让其伸出示指作为注视点,检查者右手持眼压计,左手拇指与示指分开被检者上、下眼睑,将眼压计底板轻轻放在角膜中央,使眼压计的中轴保持垂直,不要对眼球施加压力,先用 5.5g 的砝码测量,如指针指示的刻度小于 3,则需要更换 7.5g 的砝码,以此类推;④由刻度读数及使用的砝码重量查表换算出眼压值;⑤检查完毕随即用抗生素滴眼液滴眼,并消毒眼压计底板。

应该注意的是对于患急性结膜炎、角膜病变以及眼球有伤口的病人禁用此测量方法。

(三)Goldmann 压平式眼压计

Goldmann 压平式眼压计(Goldmann applanation tonometer)是一种国际通用的眼压计,由于它是将角膜压平而不会压陷角膜,故不受巩膜硬度和角膜弯曲度的影响,是目前通用的最准确的眼压计,是眼压测量的"金标准"。

1. Goldmann 压平式眼压计测量原理　Goldmann 压平式眼压计是需要附装在裂隙灯显微镜上进行测量眼压的设备,主要由测压头、测压装置及重力平衡杆组成(图 11-28)。测量原理是当角膜被压平一定面积时所需要的压力即为眼压。也就是当角膜被压平面积直径达 3.06mm 时,通过裂隙灯显微镜看到的两个半圆环内缘正好相切,刻度鼓上所显示的数值

笔记

即为所测得的眼压值。

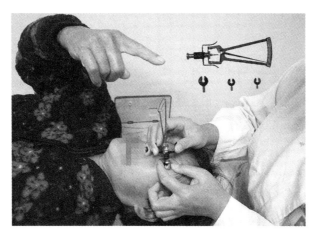

图 11-27　压陷式眼压计测量

由于 Goldmann 压平眼压计是接触性检查，因此在测量前需对被检者眼前节健康状况进行检查，如患有传染性的急性结膜炎或严重的角膜病变（炎症、溃疡及裂伤等）切勿行此检查。

2.检查方法　检查前滴表面麻醉滴眼液一滴于结膜囊内，将浸湿的荧光素试纸条触及下穹隆结膜，使角膜表面的泪液染色。使用裂隙灯的钴蓝光照明，调整照明使压平棱镜被钴蓝光正好全部照明。照明方向与正前方的角度最好为 45°～60°。

检查步骤如下：

（1）调整眼压计臂的位置，使其压平棱镜头正好在左边目镜前方。

（2）调整压平棱镜刻度指针，使其 0 刻度正好对准白色刻度线，如果被检者的角膜存在 3D 以上的散光时，旋转棱镜直到红色刻度线正好对准被检者角膜上屈光度较小的轴向。

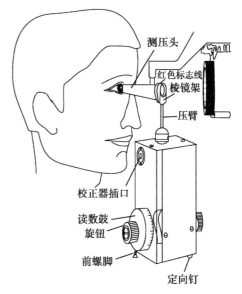

图 11-28　Goldmann 压平式眼压计检查示意图

（3）将加压旋钮放在 1～2 刻度之间（相当于压力读数为 10～20mmHg）

（4）指导被检者保持眼睛睁开并注视前方，慢慢地将眼压计探测头向角膜移近，当探测头离角膜 2～3mm 时，调整探测头，使其与角膜顶点高度一致，继续向前慢慢地移动操纵杆直到棱镜探头接触角膜。

（5）一旦棱镜与角膜接触，通过左边的目镜观察（眼压计探测头正好对准左边的目镜），可以看到上下两个半圆形环，如图 11-29 所示。

（6）观察半圆形的宽度以确定两个半圆既不太宽也不太窄。理想的状态是半圆的宽度是其直径的 1/10。太宽的半圆表示荧光素染色量太多或泪液过多，并会导致过高的眼压读数，太窄的半圆表示荧光素染色量太少，并会导致过低的眼压读数（图 11-30）。

（7）当两个半圆形是合适的宽度、相同大小并且位于视野中央时，旋转加压旋钮得到正确的眼压值。上、下两半圆形的内边缘分开过度或者没有相交，则分别表示眼压计探头对角膜施加的压力过大或过小。正确测量结果的理想位置：上面半圆形的内边缘与下

笔记

面半圆形的内边缘重合（图 11-31）。此时，在角膜上加的压力与压力读数匹配，读取读数鼓上的刻度，并将此读数乘以 10，即为眼压的毫米汞柱数。一般每眼连续测量 3 次取其平均值。

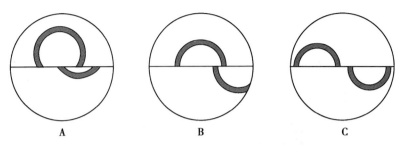

图 11-29　Goldmann 压平式眼压计测量眼压荧光示意图

A. 上面的半圆形比下面的半圆形大，表示压平棱镜没有正对被检者的角膜中央，必须向上移动棱镜使半圆形位于视野中央　B. 下面半圆形的右半部分消失，表示压平棱镜在水平方向上没有对准被检者的角膜，必须将棱镜向右移动使半圆形位于视野中央　C. 半圆形完全显示并大小相等，表示压平棱镜正好位于被检者的角膜中央

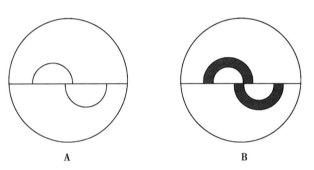

图 11-30　Goldmann 压平式眼压计测量眼压荧光示意图

A. 两个半圆形宽度太窄，表示被检者眼中的荧光素量不足，如果没有调整就会导致过低的眼压读数
B. 太宽的半圆表示荧光素染色量太多或太多的泪液，如果没有调整就会导致过高的眼压读数

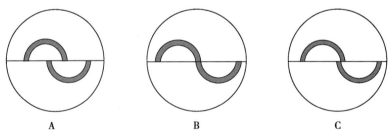

图 11-31　Goldmann 压平式眼压计测量眼压荧光示意图

A. 半圆形内边缘分开过度，表示压力刻度旋转过度，旋转压力旋钮需减少压力值　B. 半圆形内边缘没有相交，表示压力太小，旋转压力旋钮则需加大压力　C. 半圆形内边缘在适当位置，上面半圆的内边缘和下面半圆的内边缘相接触，这时候的读数就是被检者的眼压值

（四）非接触眼压计

非接触眼压计（non-contact tonometer，NCT）（图 11-32）检测原理是利用可控的空气气流，快速使角膜中央部（3.6mm 直径区）压平，借助微电脑感受角膜表面反射的光线和压平此面积所需要的时间测出眼压数。由于测量的是瞬间眼压，应多次测量取其平均值，以减少误差。其优点是检查时间短，并避免了眼压计直接接触角膜所致交叉感染的可能性，容易被被检者接受，可用于青光眼筛查以及表面麻醉剂过敏者。

笔记

　　压陷式眼压计、Goldmann 压平式眼压计、非接触眼压计均受中央角膜厚度的影响,角膜厚度偏厚时测得的眼压值会高于实际值,分析时注意排除影响及测量误差。

(五)回弹式眼压计

　　以 Icare 眼压计(Icare tonometer)为例,Icare 眼压计是一种回弹式眼压计(图 11-33),原理是利用螺线管瞬时电流产生瞬时磁场,由于同极相斥原理,使探针以 0.2m/s 的速度向角膜运动,探针撞击角膜表面时减速,回弹。眼压愈高,探针撞击后的减速度会增加,回弹的磁化探针引起的螺旋管电压被控电开关监视,通过电子信号处理器和微传感器计算撞击角膜后的减速度,最后整合信息转化成眼压读数。此法更适合于角膜有病变者及婴幼儿。

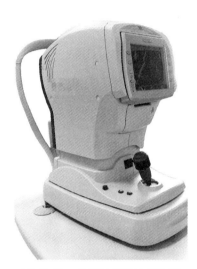

图 11-32　非接触眼压计实物图

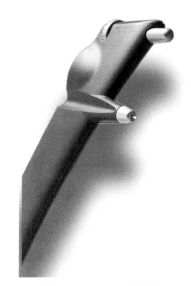

图 11-33　Icare 眼压计实物图

(六)电子压平式笔式眼压计

　　以 Tonopen 笔式眼压计为例,Tonopen 是一种手持式电子压平眼压计。测量原理是通过测压头中的传感器将外力转换为波形,眼压计的测压头接触角膜的直径仅 1.02mm,含微电脑分析系统,可自动记录多次眼压测量的平均值及其变异系数。此测量方法不受角膜上皮影响。

第六节　眼后节检查与分析

　　眼后节是指眼球内位于晶状体后面的结构,包括玻璃体、视网膜、脉络膜与视盘等。检查后节结构应在暗室内进行,必要时用药物散大瞳孔,散大瞳孔之前应询问有无青光眼发作史,并行裂隙灯检查了解周边前房情况。眼底检查方法分为直接检眼镜、间接检眼镜和裂隙灯显微镜配置前置镜或三面镜检查四种方法。

一、直接检眼镜检查与分析

　　直接检眼镜(direct ophthalmoscope),可以检查眼的屈光介质(角膜、房水、晶状体及玻璃体)和眼底(视盘、视网膜及脉络膜),是眼科的常用检查仪器。直接检眼镜使用方便,容易掌握,看到的眼底图像为 16 倍的放大正像,可以观察眼底的细微病变,是眼科重要的基本检查方法之一。由于放大倍率大,视野小,所以一次所能够看到的眼底范围有限,同时没有立体感,这些不足可以通过双目间接检眼镜来弥补。

笔记

（一）直接检眼镜的结构与原理

检眼镜结构分为照明系统与观察系统两部分，主要由以下元件组成（图11-34）。集光镜由1～2片凸透镜组成，灯丝位于集光镜的焦点上，光栏圈位于投射镜的焦点上。光栏圈有大、中、小三种光斑，直接决定眼底照明的光斑大小。投射镜是由一组凸透镜组成的透镜组，反射镜为一片玻璃表面镀铝的平面镜。灯光通过集光镜、光栏圈及投射镜，由反射镜将光线射入被检眼瞳孔。透镜盘由 +20～–35D 的透镜组成，检查时用于矫正检查者和被检者的屈光不正。

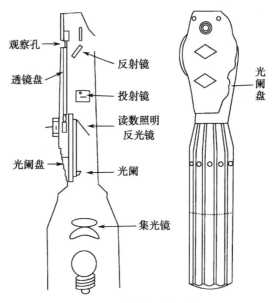

图 11-34　直接检眼镜示意图

直接检眼镜的基本原理是用检眼镜将光线通过被检眼的瞳孔投射到被检者眼内，由被检者眼底所反射出来的光线，进入检查者眼内并成像。

（二）直接检眼镜检查

直接检眼镜的检查要求检查室为相对暗室，可以在小瞳孔下进行，亦可以在散瞳状态下检查细微结构（图11-35）。

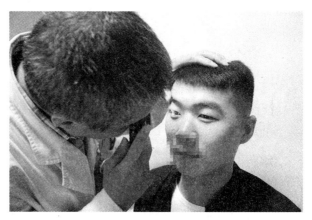

图 11-35　直接检眼镜检查法

检查步骤如下：

1. 检查右眼时，检查者位于被检者右侧，右手持检眼镜，将检眼镜光源投射入被检眼瞳孔，用右眼通过窥孔进行观察。右手的示指拨动镜片转盘以调节眼底的清晰度；检查左眼

笔记

时,检查者位于被检者左侧,用左手持检眼镜并用左眼观察。

2.彻照法　首先用彻照法检查屈光介质有无混浊,将检眼镜距被检者眼前10cm处,与视线成15°夹角。采用+12~+20D观察角膜和晶状体,用+8~+10D观察玻璃体。正常眼瞳孔区呈橘红色反光,如橘红色反光中出现阴影,则表明屈光介质混浊,此时嘱被检者转动眼球,如阴影移动的方向与眼球一致,表明混浊位于移动中心(晶状体)前方,相反则位于晶状体后方即玻璃体内。

3.眼底检查　先将镜片转盘拨到"0"处,将检眼镜移至距被检眼2cm处观察眼底,由于检查者和被检者屈光状态可能不同,需要拨动转盘直到看清眼底为止。嘱被检者向正前方注视,检眼镜光源经视轴鼻侧15°射入瞳孔可检查到视盘。正常眼底图像见彩图11-36(见彩图页)。

4.检查视盘　包括视盘大小、形状、颜色、边界是否清晰、有无水肿、盘沿面积(上方、下方、鼻侧及颞侧)、边缘有无出血、视杯的大小和深度,并确定杯盘比(cup/disc或C/D ratio),这一步很重要;还要确认静脉从视杯出来时是否有搏动现象。

5.从视盘顺着血管向上方、鼻侧、下方和颞侧移动,观察眼底周边部结构,检查时指导被检者分别看上、鼻、下和颞侧;评价血管时,必须仔细观察动静脉交叉和动静脉直径比(正常2:3);评价视网膜的背景时,注意颜色和色素层是否均匀,有无出血(出血的形态、范围、深度)、渗出(硬性或软性渗出)、玻璃膜疣、色素沉着或脱失、裂孔及新生血管等。

6.检查黄斑区　移动检查者自身的位置,直到和被检者的视轴对齐,这样可看到黄斑;也可以指导被检者直接看检眼镜灯光,这样也能看到黄斑。由于光照的刺激及瞳孔的近反应,这种方法可能会导致瞳孔缩小。评价黄斑的颜色是否均匀,能否看到中心凹反光,有无水肿、出血、渗出、皱褶或裂孔等。

记录时,要求分别记录每一眼眼底的情况,以下为直接检眼镜检查结果记录举例(表11-2):

表11-2　眼底检查结果记录

OD	眼底检查	OS
混浊	屈光介质	清晰
0.3H & V(水平与垂直均为0.3)	C/D(杯盘比)	0.5/0.4 H/V
颞侧边界不清	视盘边界	界清
苍白	视盘颜色	正常
2/3	血管形态(A/V)	2/3
色素紊乱,中心凹反光消失	黄斑	清晰,中心凹反光存在
豹纹状眼底	眼底背景	均匀橘红色眼底

二、前置镜检查与分析

前置镜检查是将正透镜置于被检查者眼前,利用裂隙灯显微镜观察眼底的一种检查方法。其特点是双眼观察眼底,因此具有立体视,观察范围大,所见眼底像为倒像,前置镜度数越大,所看到的眼底范围就越大,但放大倍数越小。前置镜使用方便,借助裂隙灯强劲的光源,即使在屈光介质欠清晰的情况下,仍可以很好地观察眼底。常用的透镜度数为+78D、+90D、+120D和数字化广角镜等(图11-37)。

笔记

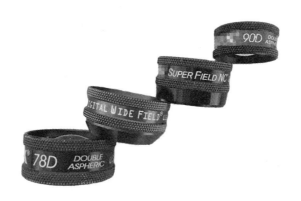

图 11-37　前置镜实物图

检查步骤如下：

1. 将前置镜放在被检者眼前，光源必须直射在前置镜内，裂隙灯的投照光和镜臂的夹角一定要小，光线与眼几乎呈 90° 角，或光线与显微镜的夹角最好在 10° 以内（图 11-38）。

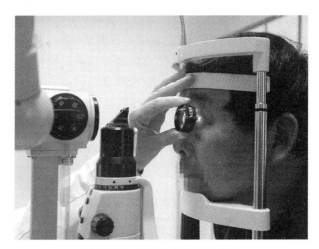

图 11-38　裂隙灯前置镜检查图

2. 先把裂隙灯推到比较接近被检者的位置，再用左手的拇指及示指持前置镜，其余手指用来分开被检者的眼睑，注意把前置镜置于投照光路中，右手把裂隙灯轻轻往后拉（要注意是径直向后拉，不要左右移动，初学者常因这点看不到眼底），或者把裂隙灯拉到最后，用再往前推的方法，就可以看到清晰的眼底像。

3. 检查右眼时，可以让被检者注视检查者右耳，此时可以看到视盘。由于前置镜下看到的视野是完全反向的，因此在前置镜中被检眼的黄斑位于视盘的鼻侧方向。在检查上部眼底时应将投射光带向下移动，检查下部眼底时则向相反方向移动；检查眼底周边部时可让被检者改变眼位，转向要观察的视网膜部位所在的方向。

眼底观察的顺序，通常首先为视盘部、黄斑部，然后依次为颞上、颞下、鼻上、鼻下四个血管弓区域。在观察黄斑囊肿、裂孔、出血、血肿等疾病时，应使用窄裂隙光带，便于辨认。

三、双目间接检眼镜检查与分析

双目间接检眼镜是将特制光源和间接检眼镜均固定在塑料额带上，用 +14D、+20D 或 +28D 的双非球面透镜做集光源。间接检眼镜放大倍数小，具有立体感，可见眼底范围比直接检眼镜大，能较全面地观察眼底情况，在巩膜压迫器辅助下可以看到锯齿缘，有利于查找

笔记

周边裂孔,并适用于早产儿视网膜病变的筛查,也是婴幼儿检查眼底必不可少的手段。对于屈光介质欠清或高度屈光不正用直接检眼镜检查困难者,双目间接检眼镜仍可以清楚地看到眼底,且可在较远距离检查眼底,因此可以用于手术中进行裂孔的封闭以及观察巩膜外垫压的压嵴等。通过间接检眼镜所看到的物象为倒像,其上下左右均相反,检查者需要去适应。直接检眼镜和间接检眼镜的比较见表11-3。

表11-3　直接检眼镜法和间接检眼镜法的比较

	直接检眼镜法	间接检眼镜法
瞳孔要求	散瞳或小瞳孔	散瞳
集光镜	不需要	需要
照明	较暗	较亮
放大倍率	16×	4×
成像	正立的虚像	倒立的实像
立体感	无	有
观察范围	2个视盘直径	8个视盘直径
检查所及区域	赤道部	可达锯齿缘
屈光介质	要求清晰	可以在屈光介质轻中度混浊状态下检查眼底
手术中应用	一般不用	经常使用

双目间接检眼镜检查前被检者需充分散瞳,并在暗室中进行。

检查步骤如下:

1. 检查者位于被检者头部方位,戴上间接检眼镜,扣住头带,接通电源,调整好瞳孔距离及反射镜的位置,开始先用较弱的光线观察,观察在红光背景上有无混浊,辨别是角膜、晶状体或玻璃体的混浊,然后再进行眼底检查(图11-39)。

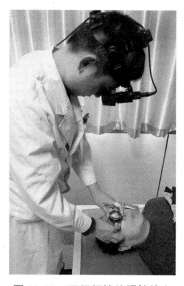

图11-39　双目间接检眼镜检查

2. 一般用 +20D 物镜置于被检眼前 5cm 处,物镜的凸面朝向检查者,检查者以左手持物镜,并固定于病人的眶缘。检查者的视线与目镜、集光镜、被检眼的瞳孔和被检查部位在一条线上,为了获得清晰的成像,适当调整凸透镜方向以及与受检眼的距离,当看到视盘及黄斑区时,再把集光镜向检查者方向稍移动一些,影像会立即变清晰。如有角膜反光,可把集光镜稍予倾斜,即可避开。

3.检查眼底其余部位时,应使被检者向不同方向转动眼球,检查者围绕被检者的头部移动位置,手持的物镜及检查者的头也随之移动,使被检查部位、集光镜与检查者瞳孔始终在一条线上。

4.检查眼底的远周边部时,须结合巩膜压迫法。金属巩膜压迫器戴在检查者右手的中指或示指上,将压迫器的头置于被检眼相应的眼睑外面,必要时可行表面麻醉后,自结膜囊内进行检查。操作时应使检查者的视线与双目间接检眼镜的照明光线、物镜的焦点、被检查的眼底部位、压迫器的头部保持在一条直线上,检查时应注意随时嘱病人闭合眼睑以湿润角膜,当怀疑有眼内占位病变时,切忌压迫检查。

双目间接检眼镜所观察到的影像上下相反,左右也相反。比如检查 6 点方位的周边部眼底时,检查者位于被检者的头顶处(12 点位),令病人向下看 6 点方位。手持物镜大约离角膜 5cm,在观察细节时,可以将手持物镜向被检者方向缓缓移动,则放大倍率会增加。

第七节 眼轴的检测与分析

正常眼轴在人刚出生时约 16mm,3 岁时达 23mm,成年时为 24mm。眼轴的测量在流行病学研究中为眼科医师提供重要的信息,在临床应用中为不同情况下眼部疾病的诊断和治疗提供帮助。目前用于眼轴测量的方法有 A 型超声检查和光学生物测量仪。

一、A 型超声检查

A 型超声检查(A-scan ultrasonography)是利用 8～12MHz 超声波显示探测组织每个声学界面的回声(反射曲线),以波峰形式,按回声返回探头的时间顺序依次排列在基线上,构成与探测方向一致的图像(图 11-40)。A 超常用于眼轴的测量,其测得的眼轴长度是从角膜顶点至黄斑区视网膜内界膜的距离。眼轴测量不仅用于屈光不正的诊断,并用于白内障手术时人工晶状体度数的计算以及先天性小眼球、先天性青光眼的辅助诊断等。其优点是对于晶状体核致密混浊、后囊下型白内障、配合欠佳的儿童、玻璃体视网膜病变等光学生物测量仪难以测量眼轴的病人 A 型超声波有其独特的作用。其缺点是由于接触测量,有角膜上皮损伤及感染的风险并可造成所测眼轴偏短的误差,尤其对于高度近视合并后巩膜葡萄肿

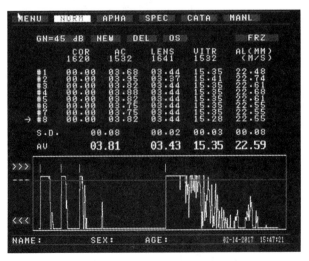

图 11-40 A 型超声眼轴测量图

者测量误差较大，在一般模式下测得的硅油填充眼的眼轴误差也较大。A 型超声检查分为接触式 A 超和浸浴式 A 超。

1. 接触式 A 型超声检查　检查前结膜囊内滴表面麻醉剂 1～2 次，被检者取仰卧位，将消毒好的超声探头垂直接触角膜，避免对角膜施加压力，测量过程中嘱被检者始终注视超声探头顶端的红色光点，保持眼球不动，确保声束由角膜中央指向黄斑区，自动测量 8 次取其平均值并采集图像。

2. 浸浴式 A 型超声检查　需要用生理盐水充填探头到角膜表面的空间，以避免探头对角膜直接施加压力从而减少误差，也减少了对角膜的损伤。检查时病人处于仰卧位，滴表面麻醉剂后将装有生理盐水的眼杯置于上下眼睑之间，生理盐水盛放至 3/4 眼杯，将超声探头置于生理盐水中，摆放位置与眼轴平行。同样通过调整超声探头直到显示屏上出现正确的眼轴波峰形态。

浸浴式 A 超比接触式 A 超测量眼轴更准确，但因检查耗时，相比之下，接触式 A 超更方便和常用。

二、光学生物测量仪

光学生物测量仪（optical biometry）（图 11-41）是利用光学相干反射或低光学相干反射原理进行生物测量，测得的眼轴为角膜前表面到视网膜色素上皮层间的距离。测量过程中通过让被检者注视指示灯以达到测量轴与视轴一致的目的。由于采用的是非接触测量，避免了对泪膜的破坏，并且能够识别黄斑中心凹，操作简便，可重复性强，测得的眼轴较 A 超准确。尤其对硅油填充眼、无晶状体眼、人工晶状体眼及眼内注气术后有明显的优势。光学生物测量仪除可测量眼轴外，还可以测量前房深度和角膜曲率并计算人工晶状体度数。由于其非接触、快速及准确度高的特点，避免了角膜上皮损伤及感染的风险，目前已被广泛应用。但对于角膜不规则、晶状体混浊致密、后囊下型白内障、玻璃体视网膜病变、低视力及注视不良的病人测量眼轴较困难，需要应用 A 型超声波进行测量。

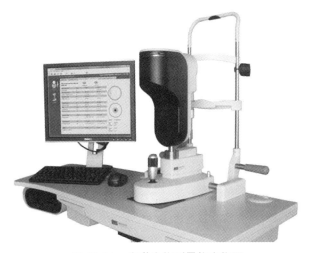

图 11-41　光学生物测量仪实物图

三、眼轴测量的临床意义

1. 屈光不正与眼轴　屈光不正病人多数存在眼轴的异常，轴性近视者往往眼轴变长，通过测量眼轴长度可以协助诊断，追踪观察眼轴的变化可以了解近视的进展情况，以采取合理的控制措施；远视者眼轴偏短，通过眼轴测量有助于筛查小眼球病人，对弱视的诊断和治疗提供帮助。

2. 人工晶状体度数计算 白内障术前眼轴的测量及人工晶状体度数计算的准确性直接影响到白内障术后的屈光状态。

（王保君）

参 考 文 献

1. 赵堪兴,杨培增. 眼科学. 第 8 版. 北京:人民卫生出版社,2015.

2. 葛坚,王宁利. 眼科学. 第 3 版. 北京:人民卫生出版社,2015.

3. 王勤美. 角膜断层地形图学. 第 2 版. 北京:人民卫生出版社,2014.

4. 李凤鸣,谢立信. 中华眼科学. 第 3 版. 北京:人民卫生出版社,2014.

5. 刘祖国,林跃生. 角膜地形图学. 第 2 版. 广州:广东科技出版社,2002.

6. Gomes JA,Tan D,Rapuano CJ,et al. Global consensus on keratoconus and ectatic diseases. Cornea,2015,34(4):359-369.

第十二章

病例分析与讨论

课室学习的知识和技能只有通过实践才能得以感悟、丰富、积淀,最终为病人提供高质量的服务。从课堂学习到临床实践有多种过渡形式,本章利用临床积累的经验,收集了几类常见的屈光异常方面的典型病例,以"纸上谈兵"的形式,通过分析病人症状和体征以及如何依据科学资料,进行合理处理等,通过示范、练习、讨论和应用,逐步建立科学的临床诊治思维。

第一节 病例书写规范示例

2016.05.23

姓名:林某 性别:男 年龄:10岁 职业:学生

主诉:双眼视远不清半年。

现病史:半年前无明显诱因下出现双眼视远不清,眯眼时可看清,视近清楚,无视物变形,无眼前黑影飘动,无眼红、眼痛等其他不适症状。

既往史:无高血压、糖尿病等病史,无肝炎、肺结核等传染病病史,无药物、食物过敏史,无外伤手术史,无其他眼病史。

眼科检查

1. **裸眼视力** OD: 4.6 @ D, OS: 4.5@D OD: 5.0@N, OS: 5.0@N

2. **角膜反光点** ortho @ D and N

3. **遮盖试验** ortho @ D and N

4. **眼肌运动** SAFE

5. **瞳孔检查** PERRL, MG(−)

6. **指数视野** Full OU

7. **色觉** OD 12/12 OS 11/12(色盲检查图第5版 人民卫生出版社 第一组)

8. **立体视** TNO 60″@40cm

9. **验光**

(1)瞳距:56mm

(2)检影验光:OD: −2.00DS=5.0, OS: −2.25DS=5.0

(3)主觉验光:OD: −1.75DS=5.0, OS: −2.00DS=5.0

10. **裂隙灯检查** 双眼眼睑无破溃,闭合可,球结膜平滑,无充血水肿,睑结膜无乳头滤泡增生,角膜透明,周边前房角1/2CT,前房无细胞或闪辉,虹膜平伏,瞳孔等大,晶状体透明,前段玻璃体透明。

11. **检眼镜检查** 双眼视盘边界清,色红,C/D值:0.3/0.3 H/V;A/V: 2/3;黄斑光反射清;均匀橘红色眼底。

笔记

12. 双眼功能检查

（1）隐斜视测量：

	5m	40cm
	正位	$3^{\triangle}$ exo
BI	X/8/3	6/18/4
BO	10/20/10	24/32/15

（2）NRA/PRA：+2.25/−1.00

（3）梯度性 AC/A：5/1

（4）调节幅度：13.0D

（5）集合近点：4cm

13. 散瞳验光

1% 环戊酮滴双眼，5 分钟 1 次，滴 2~4 次，半小时后验光

检影验光：OD：−0.75DS=5.0，OS：−1.00DS=5.0

主觉验光：OD：−0.75DS=5.0，OS：−1.00DS=5.0

14. 散瞳恢复后检查

检影验光：OD：−1.75DS=5.0，OS：−2.00DS=5.0

主觉验光：OD：−1.75DS=5.0，OS：−2.00DS=5.0

15. 诊断　双眼轻度近视

16. 处理

（1）验配框架眼镜，处方：OD：−1.75DS=5.0，OS：−2.00DS=5.0；PD：56cm

（2）定期随访

医师签名：王某某

第二节　儿童近视的病例和病例分析

一、病例1：儿童近视病例分析示范

（一）基本情况

陈某，12 岁，男，小学五年级学生，由其母亲带领来门诊检查。

主诉：体检发现双眼视力未达到正常 1 周。

现病史：1 周前在校体检发现双眼视力下降，OD：4.6，OS：4.9，无眼睛红痛等不适，坐在第三排看黑板尚清，看书清但看久了后易出现疲劳感觉。

其他相关病史或情况：足月生产，无全身性病史，无药物过敏史，父母健康但均配戴近视眼镜。爱学习，在校学习成绩优秀，刚结束期中考试。

（二）临床检查资料

1. 初始检查

视力 VAsc：OD　4.7　　OS　4.7　　@ D

　　　　　OD　5.0^{-2}　OS　5.0^{-2}　@ N

角膜反光点（HT）：ortho @ D and N

遮盖试验（CT）：正位 @ D and N

瞳孔（Pupils）：PERRL　MG（−）

眼外肌（EOM）：SAFE

指数视野（FCF）：Full Ou

调节幅度（AMP）$_{SC}$：OD 12D　OS 11D

笔记

集合近点（NPC）：6cm？

色觉（Colour test）：OD 12/12　OS 11/12（色盲检查图　第5版　人民卫生出版社　第一组）

立体视（Stereo test）：TNO 60″@40cm

2. 验光

瞳距：58mm

检影验光（Retin-ref）：OD：−1.00DS/−0.50DC×180=5.0

　　　　　　　　　　OS −1.00DS =5.0

主觉验光（Sub-ref）：OD −0.75DS/−0.50DC×180=5.0

　　　　　　　　　　OS −1.25DS=5.0

3. 双眼功能检测：

隐斜（Phoria）：$3^{\triangle}$exo @ N　　$5^{\triangle}$exo @ D

AC/A：4/1

4. 眼部健康检查

裂隙灯：无有意义的体征

检眼镜：双眼视盘边界清，色红，C/D 值：0.3/0.3 H/V；A/V：2/3；黄斑反光清；均匀橘红色眼底。

5. 散瞳验光：

处理：1% 环戊酮滴眼液滴眼，5分钟1次，滴2～4次，半小时后验光

检影验光：OD −0.50DS/−0.50DC×180 =5.0

　　　　　OS −1.00DS =5.0

主觉验光：OD −0.50DS/−0.50DC×180 =5.0

　　　　　OS−1.00DS=5.0

散瞳恢复后复查：主觉验光：OD −0.50DS/−0.50DC×180=5.0；OS−1.00DS=5.0

基本诊断：双眼屈光不正

基本处理：1. 验配框架眼镜，处方：OD：−0.50DS/−0.50DC×180=5.0；

　　　　　2. 定期随访：OS：−1.00DS=5.0；PD：58mm

（三）病例分析

1. 诊断结果的分析　　近视指眼在非调节状态下将来自无穷远的平行光线聚焦于视网膜之前，而在视网膜上形成模糊像，其视网膜上的模糊像大小取决于近视屈光度。根据近视的程度不同，在非调节状态下，眼前某一距离上的一点可正好成像在视网膜上。

虽然该病人没有看远不清的主诉，但从"学校体检"结果看应该是视远不清，视近没有问题；从验光结果看，双眼等效球性度数分别为 −0.75D 和 −1.00D，远点分别为 1.33m 和 1m，因此不影响在教室里比较近的位置看黑板。

该病人右眼有 0.50D 的散光，度数低并且顺规，对视力影响不大。在矫正时可根据病人的视力和试戴的舒适度进行调整，保留散光矫正或折换成等效球镜矫正。

该病人伴有外隐斜视，可能因为近视长期未校正，视近时调节会聚不平衡，调节性会聚减低所导致；该外隐斜视为低度。

该病人的阅读疲劳可能是由于外隐斜视引起，亦可能是高强度的考试前大量阅读所致。

病人调节幅度偏低，可能与存在一定的调节痉挛有关，可以通过睫状肌麻痹后重复测量来证实。

2. 检测中需要注意的事项　　针对儿童近视验光，需要注意的是在验光过程中考虑调节。儿童调节功能较强，电脑验光时器械性调节影响准确性，检影验光和主觉验光也容易受调节的影响。初次验光者可以采用睫状肌麻痹进行验光。一般情况下使用短效的 1% 托

吡卡胺,也可以选择性使用 1% 环戊酮。(如发现患儿年龄小并且有比较复杂的屈光不正,如远视、散光比较大并且轴位逆规或斜轴、伴有斜视等,一般建议采用 1% 阿托品彻底麻痹睫状肌,早晚各一次,连用 3～7 天不等。使用时注意其副作用。)

该患儿虽然在检查中非常合作,但考虑到刚结束考试,近期高强度用眼,又同时伴有"视觉疲劳症状",因此需要排除调节痉挛的可能,所以采用了睫状肌麻痹验光。

3. 父母在接受诊断和配合矫正时最关注的问题

(1)患儿为什么会发生近视:近视的发生主要由于遗传和环境因素导致,从病史上看,该患儿以往的远距视力是正常的,不存在先天性遗传性问题。但以往的研究资料可得,儿童父母一方为近视者,儿童患近视的概率为 50% 左右;双方为近视者,则儿童患近视的几率为 80%。另外,环境因素也不可忽视,该儿童学习努力,爱读书等。双重因素的叠加可能是促成该儿童近视的主要原因。

(2)近视度数是否会越来越深:从研究资料看,儿童发生近视的年龄越早,其近视进展的可能性就越大,速度也越快。该儿童处于或即将处于身体快速的成长期,处于这个时期的近视儿童,加上逐渐加重的学习需求,近视一般容易发生进展。目前没有非常明确的预防近视进展的方法,但有一些基础和临床研究的数据显示,适当地改善学习和生活方式、高质量的光学矫正、营养、适量的户外活动等,可有效缓解近视进展。可以根据该儿童和家庭的具体情况给予指导。

(3)对于初次诊断为近视的儿童,父母一般会建议是否使用欠矫的度数,或者提出"是否需要的时候戴,平时不戴"。我们一般建议尽可能全矫,同时尽可能一直配戴,因为从现有的研究资料看,让视网膜获得高质量清晰的像有可能有效缓解近视的进展。但若正矫过程中儿童出现配戴不适等症状,或者考虑到儿童平时好动存在随时撞坏眼镜的可能,可考虑做适当的调整,包括欠矫和间歇配戴。

(4)如何处理和预后 矫正方法的选择:对于近视儿童,尤其是初发者,框架眼镜是常见选择,一般情况下,家长都倾向于选择框架眼镜,因为这是最简单、安全的一种矫正方式;有美容要求、运动爱好者可以建议选择隐形眼镜,但隐形眼镜要求配戴者有严格的用眼卫生习惯,所以要了解儿童自我需要和依从性情况,并获得家长的配合并指导家长如何监控,保证安全。

若家长提出愿意尝试能缓解近视进展的方法,可尝试夜戴型角膜塑形镜,因为目前的临床研究基本证实其缓解近视进展的效果,但对某一个体来说,没有绝对有效的保障,这在临床工作中必须慎重说明和把关。其他与缓解近视有关的特殊光学镜片设计或特殊角膜接触镜设计也在不断涌现,可密切关注其临床进展和有关资料的报道。

该儿童及家长目前选择了框架眼镜,并采用正矫处方,倾向于在班级上课时使用。

根据该儿童特点和近视初发特点,我们建议:①定期复查(半年);②注意适量用眼,增加户外活动。

二、病例 2:练习病例

以下提供了病人的基本情况和基本检查结果,请根据资料做出:①评估(诊断)和处理建议;②就其诊断和处理以及可能出现的问题或应对措施做出讨论和分析。

病史:张某,女,9 岁,主诉为配戴现在的眼镜视远模糊,一年前曾做过眼睛和视力的检查,她的父母提供的信息为:张某在学校表现很好,喜欢阅读,她在候诊室里候诊的时候还带着本书在阅读。

临床检查

戴镜视力检测:

		5m	40cm	戴镜处方
	OD	4.8	5.0	−2.25DS/−0.25DC×80
	OS	4.7	5.0	−2.00DS/−0.25DC×95

笔记

遮盖试验（CT）：正位 @D and N

集合近点（NPC）：2cm

检影验光：OD −3.00DS/−0.25DC×90=5.1；OS −3.00DS/−0.25DC×90=5.1

主觉验光：OD −3.00DS/−0.25DC×75=5.1；OS −3.00DS/−0.25DC×105=5.1

隐斜测量	5m	40cm
隐斜量	正位	5$^\triangle$eso
BI	X/8/3	6/18/4
BO	10/20/10	24/32/15

NRA/PRA：+2.25/−1.00

梯度性 AC/A：6/1

AMP（调节幅度）：15.00D

眼表检查、视野、眼压测量：双眼均正常

试镜架：让张某在试镜架上试戴比原镜处方增加 −0.75D（OD）和 −1.00D（OS）的新处方后，她说看远视标要比原镜清晰的多。再让她看自己的书，作同样的比较，她说配戴上新的镜片眼睛比以前舒适些，用老的镜片看书时觉得字母像是变大了。

诊断：双眼轻度近视伴低度散光

处理：　1. 更换镜片；处方：OD：−3.00DS/−0.25DC×75=5.1；

　　　　　　　　　　　　OS：−3.00DS/−0.25DC×105=5.1

　　　　2. 阅读习惯宣教

　　　　3. 半年后随访

注意点：近视度数越高，视网膜成像缩小越严重，故用原镜片看书时字母变大。

第三节　低度屈光不正

一、病例 1：低度屈光不正病例分析示范

（一）基本情况

李某，22 岁的学生，连续读书 1 小时左右，会出现"眼疲劳"及"人倦怠"现象。他的远视力和近视力一直都很好，但是当他感到眼睛疲劳时，看远处显得有些模糊。既往史、个人史和家族史均无特殊。

（二）临床检查资料

裸眼视力：	5m	40m
右眼	5.0^{+2}	5.0
左眼	5.0	5.0

遮盖试验：正位 @D and N

集合近点：3cm

立体视：TNO 30″ @40cm

检影验光：	右眼	+0.25DS=5.1
	左眼	+0.50DS/−0.50DC×180=5.1

主觉验光：	右眼	+0.25DS /−0.25DC×175=5.1
	左眼	+0.50DS /−0.50DC×180=5.1

隐斜视测量：	5m	40cm
隐斜量	正常	3$^\triangle$exo

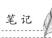

笔记

底朝内聚散度	X/8/5	12/22/15
底朝外聚散度	X/12/8	14/25/20

调节幅度：单眼及双眼均大于8.00D

眼部健康、眼压测量以及视野：均正常

试镜架试戴结果：李某偏爱主觉验光的度数，认为其清晰舒适。

（三）诊断和处理

诊断：双眼屈光不正

处理：

1. 处方　　右眼　+0.25DS /−0.25DC×175=5.1

　　　　　　左眼　+0.50DS /−0.50DC×180=5.1

2. 镜片设计　　单光无色树脂镜片（CR-39）

3. 病人宣教　　指导李某在所有近距离工作，以及远距需要提高视力和增强舒适度时戴镜。建议其1年后复查。

（四）分析和讨论

这是一个典型的低度屈光不正病人的临床表现：症状很轻微，通常是在具体的视觉工作（如阅读时）才表现出来。李某所表现的症状并不是低度屈光不正所特有的，其他的眼部功能异常也会有此表现，比如聚散和调节系统的功能不足等。通过检查发现该病人双眼视功能（隐斜视，聚散度，调节力）正常，可以确定为低度屈光不正。该类病人用框架眼镜矫正，很快感到舒适。

1. 低度屈光不正的症状和体征　对具有低度屈光不正（比如：低于1D的近视、远视以及散光）的病人的处理有一定的挑战性，因为对这些病人来说，未矫正的屈光不正产生的症状通常比较轻微、短暂，很难清楚地表达。很多时候临床检查是正常的，或者接近正常，容易被忽略。

与低度未矫正的屈光不正相关的主要症状是：视物模糊，视疲劳（有时候表达为眼疲劳、疲乏或莫名不适）以及眼疲劳性头痛，上述任何一种或者多种症状可以同时出现。因为视网膜图像的离焦极小，所致的视力模糊通常很轻微。对于低度远视及散光的病例，调节可以补偿，但当这些人在高强度的精细视觉任务状态下时（比如职业性的或娱乐性的阅读以及使用视频终端设备），相关的疲劳或头疼症状会变得明显。

研究认为低度未矫正的屈光不正与眼疲劳之间存在联系，尤其是低度远视和散光时，在使用视频终端设备等时表达出更明显的症状，可能伴有调节灵活度降低。矫正这些低度屈光不正是消除症状的主要方法。另外，对视频终端综合征病人，在给予处方前，其他潜在的因素也应该考虑到。

低度近视通常以视力的下降为特征，通过"眯眼"来提升视力，此时所致的头痛也会增加。

低度远视及散光，较难用镜片来矫正，由于调节代偿作用，给予矫正对视力提升效果不大，并且在主觉验光时，病人的反应可能不明确或者多变。尽管如此，还是要通过耐心细致的主觉验光过程来早期诊断及处理这些情况。

2. 处方考虑及准则　低度未矫正的屈光不正导致的视物模糊、视疲劳以及头痛的症状可以发生在各个年龄阶段的病人。症状常常因高强度的近距视觉工作而引起。

低度屈光不正的处理策略取决于许多因素，包括症状的出现及严重性以及屈光不正对视力的影响。比如具有正常调节幅度的单纯性远视的年轻病人，症状少或无，远距及近距的视力基本正常。对于这些病例，远距及近距都不需矫正，但是，应该告知病人所患问题的本质，以及可能出现的症状。

低度屈光不正得到矫正以后，具有症状的病人通常立即反映症状缓解，尤其对于在特

笔记

殊视觉工作所产生的症状，这种现象更明显。无论这些病人是首次还是习惯性戴镜者，他们通常很快适应新的处方。

处方的调整和判断病人接受与否可以通过试验性配戴来实现。病人可能立即感受到视力的提高，但更重要的是，当进行比如阅读或使用视频终端等视觉工作时，应该感觉更舒适，视疲劳或头痛消失。然而，视觉舒适性的改善不可能立即见效，需要通过交流，让病人建立起信心。

二、病例2：练习病例

以下提供了病人基本情况和基本检查结果，请根据资料做出：①评估（诊断）和处理建议；②就其诊断和处理以及可能出现的问题或应对措施做出讨论和分析。

基本情况：王某，男，12岁，最近当他看黑板时，他注意到自己的视力变模糊。在其他运动、读书、日常生活时，王某没有受到视力模糊的困扰。他说自己坐在教室最后一排。以前没有做过眼部检查，无特殊的个人及家族史。

临床检查：

裸眼视力：	5m	40cm
右眼	4.9^{+2}	5.0
左眼	5.0^{-2}	5.0

遮盖试验：正位 @D and N

集合近点：2cm

立体视：TNO 40″ @40cm

角膜曲率计：	右眼	44.00/43.50 @ 180
	左眼	44.00/43.50 @ 180

检影验光：	右眼	−0.25DS/−0.25DC×180=5.0
	左眼	−0.25DS=5.0

主觉验光：	右眼	−0.25DS=5.0
	左眼	−0.50DS=5.0

隐斜视测量：	5m	40cm
隐斜量	$2^{\triangle}$eso	$6^{\triangle}$eso
底朝内聚散度	X/12/6	X/16/8
底朝外聚散度	X/24/12	X/24/10

调节幅度：单眼及双眼均大于10.00D

试镜架试戴结果：王某发现视力立即提高。

诊断：双眼轻度近视

处理：1. 配镜，处方：OD：−0.25DS=5.0，OS：−0.50DS=5.0

　　　2. 半年随访

注意点：病人座位靠后，远视力略低于正常，且试戴有明显视力改善，故予配镜。若征求病人意愿后表示不愿配镜，可嘱其注意休息，多至户外活动，半年后复查。

三、病例3：练习病例

以下提供了病人基本情况和基本检查结果，请根据资料做出：①评估（诊断）和处理建议；②就其诊断和处理以及可能出现的问题或应对措施做出讨论和分析。

基本情况：赵某，47岁，女性，希望能帮助调整自己目前的单光镜处方，目的是为了看近处。她习惯性的处方已经使用了两年，现在她感觉自己的阅读视力稍微有所下降，并注意到

笔记

戴镜时,看电话号码薄有轻微模糊并且很难穿缝衣针。她有临界性高血压,但眼部健康状况良好,远视力没有问题。她定期监测血压,没有药物史,亦没有特殊的个人史及家族史。

临床检查:

裸眼视力:

		5m	40cm
	右眼	4.9^{+2}	4.7^{-2}
	左眼	5.0^{-2}	4.7

戴镜近视力:右眼　4.9^{+2}　(+1.00DS)

左眼　5.0^{-2}　(+1.00DS)

遮盖试验:正位 @D and N

集合近点:3cm

立体视:TNO 20″@40cm

角膜曲率计:右眼　43.75D/43.25D@ 90

左眼　44.00D/43.75D@ 90

检影验光:　右眼　　+0.75DS/−0.25DC×85=5.0

左眼　　+0.50DS/−0.25DC×80=5.0

主觉验光:　右眼　　+0.75DS/−0.50DC×85=5.0

左眼　　+0.25DS/−0.25DC×80=5.0

40cm 试验性近附加:+1.00D

负相对调节 / 正相对调节:　+1.50/−1.25

40cm 双眼交叉柱镜附加:　+1.25D

隐斜视测量:

	5m	40cm
隐斜量	正常	3$^{\triangle}$exo
底朝内聚散度	X/9/4	24/26/22
底朝外聚散度	X/16/10	24/32/16

调节幅度:右眼 3.50D　左眼 3.50D　双眼 4.00D

眼部健康、眼压测量以及视野:均正常

试镜架试戴结果:全矫情况下,赵某认为远距视力略微提高,近附加 +1.00D 视近时她认为近视力提高了。

诊断:1. 双眼老视

　　　2. 双眼低度远视伴低度散光

处理:1. 配镜,处方:OD:+0.75DS/−0.50DC×85=5.0;

　　　　　　　　　OS:+0.25DS/−0.25DC×80=5.0

　　　　　　　　　ADD:+1.00D

　　　2. 定期随访

注意点:该病人根据既往病史及调节幅度检查不难判断有老视,因病人为低度远视,故视近不清较常人更易表现。因此予以远视全矫,并以病人试戴舒适为原则进行近附加的验配。

第四节　远　视

一、病例1:远视病例分析示范

(一)基本情况

病人孙某,35 岁,园艺师,前来做眼睛常规检查。病人 32 岁时开始戴阅读镜,但眼镜 3

笔记

个月前已经遗失。病人诉远视力良好,但是没有戴镜时近距离工作和阅读均有困难。既往史正常,近期无用药史,无过敏史。家族史无特殊。

（二）临床检查资料

裸眼视力：		5m	40cm
	OD	4.9^{+2}	5.0
	OS	4.9^{+2}	5.0

遮盖试验：正位 @D and N

立体视：70″@40cm（Randot 立体图）

检影验光：	OD	$-0.75DC\times180=5.1$
	OS	$-0.75DC\times180=5.1$

主觉验光：	OD	$+1.00DS/-1.00DC\times10=5.1$
	OS	$+1.00DS/-0.75DC\times165=5.1$

隐斜测量：5m	40cm
隐斜量 $1^{\triangle}$exo	$5^{\triangle}$exo

NRA/PRA：+2.50/−2.00

试镜架试戴结果：全矫处方试戴,病人诉远、近都可以轻松地看清楚。

（三）诊断和处理

1. 初步诊断 右眼单纯性远视性散光,左眼复合远视性散光

2. 治疗计划

（1）处方：

OD	$+1.00DS/-1.00DC\times10=5.1$
OS	$+1.00DS/-0.75DC\times165=5.1$

（2）镜片设计：病人要求室内外均配戴眼镜,根据其职业需要,可以建议将镜片表面镀膜染成彩色。

（3）戴镜指导：告知病人以下注意事项：①进行近距离工作时需戴镜,远距离工作时,可根据需要决定戴镜与否,2年后复查；②在近距离工作、阅读时应立即戴镜,而不是在出现视物疲劳等症状以后再配戴；③随着病人年龄的增大,可能会出现视远、视近都需要戴眼镜来维持清晰视力的情况。

（四）随访资料

2年后,病人孙某（37岁）来院进行了复查。病人诉原先眼镜只用于看近,后来慢慢地习惯于远近距离均使用。其他病史无特殊。

1. 复查资料1

戴镜视力：		5m	40cm
	OD	5.1	5.0
	OS	5.1	5.0

检影验光：	OD	$+2.25DS/-1.00DC\times10=5.1$
	OS	$+1.75DS/-0.75DC\times165=5.1$

主觉验光：	OD	$+2.00DS/-1.00DC\times10=5.1$
	OS	$+1.75DS/-1.00DC\times165=5.1$

将主觉验光的结果进行试镜架试戴,病人诉视远、视近都很清晰而且舒适。更换眼镜处方并告知病人要坚持一直配戴以矫正他增加的显性远视。

2. 复查资料2

病人39岁时再次来院复查,诉其当前的处方可以给他清晰舒适的远视力和近视力。

戴镜视力：	5m	40cm

笔记

	OD	5.0	4.9
	OS	5.1	5.0

检影验光：OD　　+2.75DS/−0.75DC×10=5.1

　　　　　 OS　　+2.50DS/−0.75DC×165=5.1

主觉验光：OD　　+2.50DS/−1.00DC×10=5.1

　　　　　 OS　　+2.25DS/−1.00DC×165=5.1

因为病人显性远视度数增加，故要求其一直都要配戴眼镜。

3. 复查资料3

该病人43岁时再次复诊，诉其当前的眼镜处方看远时清晰，但是近距离工作时会出现间歇性的模糊，而且当阅读超过20分钟时，就会感到视疲劳。

		5m	40cm
戴镜视力：			
	OD	5.1	4.8
	OS	5.1	5.0

检影验光：OD　　+2.50DS/−1.00DC×10=5.1

　　　　　 OS　　+2.25DS/−1.00DC×165=5.1

主觉验光：OD　　+2.50DS/−1.00DC×10=5.1

　　　　　 OS　　+2.25DS/−1.00DC×165=5.1

40cm处试验性近附加：+1.00D（5.1）

NRA/PRA：+0.75/−0.50

清晰视力范围：25cm到一臂长以外均清晰

虽然病人的屈光状态没有改变，但因为病人出现了老视症状，所以需要近附加矫正，建议其采用聚碳酸酯材料设计的渐进多焦点镜片。

（五）分析和讨论

1. 该病人的情况分析　病人32岁初诊时的主要症状是视近模糊，这是年轻远视病人的主要症状。远视病人相对于正视者需要付出更多额外的调节，尤其当看近时，他们需要动用超额调节以代偿远视量。

当病人的调节幅度足够大的时候，病人可以动用调节以代偿远视而获得清晰的远距离视力。病人35岁初诊时，病人有 +1.00D 的远视，合并规则散光。远视使病人的近视力下降，而远视力的轻度下降考虑主要为散光引起，而不是远视导致。

根据 Donder 表和病人的年龄，他的期望调节幅度是 5.50D，而远视量为 1.00D，根据一半调节幅度法则，病人的视远需求能够满足，不需要矫正。然而，40cm 处视近时所需的调节为 2.50D，则该病人需要付出 3.50D 调节量，超过其调节幅度的一半值，因此，视近时病人会视物不清，并出现视物疲劳等症状。

病人初诊时，检影验光提示的远视量相对主觉验光提示的远视量更小，而不是更大。这是因为远视病人在接受主觉验光时，会因为雾视而逐渐放松调节。但是病人的习惯性调节需要一个逐渐放松的过程，所以使用主觉验光的结果进行矫正时会出现视远模糊。对此类病人在远视矫正过程，镜片的选择必须小心，确保不会影响病人的远视力。

病人试戴镜时的反应是选择处方的一个重要参考因素。病人表示给他的处方看近清晰舒适。同时看远也清晰，因为使用该处方他的远视力从 4.9 提高到 5.1。一般情况下，病人远距离工作时不需要镜片矫正，但是 2 年后病人诉全天戴镜让他更方便，这是远视病人经常会出现的情况。

在接下来的几年里，病人的显性远视不断增加，所需的正镜度数也逐渐增加。每次复诊都让病人试戴镜片，在保障清晰的远视力的同时提供一个舒适持久的近视力。

2. 有关远视的症状和体征 远视是较常见的屈光不正。要不要矫正,用怎样的处方矫正在远视中是较为复杂的。轻中度远视病人的视力一般是正常,但是如果没有矫正,病人经常会出现视疲劳等视功能性症状。远视病人会有习惯性调节,给予正镜片也不容易放松,所以即使正确验光,也较难确定矫正处方。远视验配时还需要考虑的因素包括症状、职业、视力要求、年龄、屈光度数以及相关的视功能问题。有时候,矫正的目的是缓解症状,视力提高并不明显,这点也要让病人了解。

远视可以通过正镜片或者病人自身调节予以矫正。当病人的远视量较小或者调节幅度可以代偿远视时,病人的视力一般不受影响。但病人长时间动用超额调节,会出现各种视疲劳症状,特别是近距离工作的时候,这时候,即使远视量较小,也需要矫正。远视量较大的时候,会影响远近视力。对于远视量较大的年幼病人,如果不予矫正,则会出现单眼或双眼的弱视,可引起内斜视或内隐斜。远视引起的双眼视问题均可以通过矫正屈光不正避免。所以,远视的早期诊断和矫正非常重要。

3. 处理和指导

(1)成人远视:临床上较多见的成人远视一般只有较少量的隐性远视。隐性远视是指可以被病人调节代偿的远视,他们的远视力不受影响,并且没有症状,直到青壮年时才出现视物疲劳的症状。此时通过主觉验光确定的处方是为了矫正病人的近视力。如果远视病人的远视力是清晰的,仅是在视近时出现视物模糊等症状,可建议病人仅在近距离工作时配戴镜片。随着病人年龄增长,调节幅度下降使得显性远视量逐渐增加,最终会影响到远视力。

如果怀疑病人存在较大的隐性远视时,则需要给予部分矫正。以下几种情况提示病人可能含有较大的隐性远视:病人表现出来的调节幅度小于期望调节幅度;病人戴上小瞳验光得到的正镜片后出现远距内斜视;双眼平衡时提示需要的正镜度数比单眼主觉验光的结果大;静态检影提示需要给予更大的正镜片矫正;戴上主觉验光得到的正镜片无法有效缓解近距离阅读出现的视疲劳症状。如果怀疑病人存在隐性远视,则需要进行睫状肌麻痹后验光,但不建议矫正睫状肌麻痹验光得到的全部远视,因为那会使病人出现视远模糊。

如果病人的症状无法有效缓解,则建议在不影响远视力的情况下给予最正镜片,或者给予近附加(如双光镜)用于缓解病人症状。对于这些病人,要求戴镜后6个星期复查,以后每3个月复查一次,以确定病人的屈光状态是稳定的,症状也得到缓解。因为逐渐放松了调节,病人的显性远视会随之逐渐增加,处方根据需要进行调整。指导病人必须长时间戴镜以放松调节,以最终缓解视疲劳症状。刚开始戴镜时,病人经常会担心对镜片产生依赖,验光师必须打消病人这种担忧,告知病人戴镜不仅可以让他们舒适阅读,而且可以提高他们的视力。

(2)小儿远视:对于成人远视,病人的症状是决定是否戴镜矫正的主要因素。但给小儿远视病人验配时,患儿一般较难准确表述自己的症状,特别是6岁以下患儿,还需要考虑避免患儿出现弱视和斜视。如果患儿有+2.50D远视而没有矫正的话,患儿容易出现双眼弱视,如果患儿有1.00D的屈光参差没有矫正的话,患儿会出现单眼弱视。

对于有可能发展为弱视的远视病人,需要全矫,而且矫正的年龄越早越好。但是因为3岁以下儿童的屈光状态不稳定,所以应该在多次复诊以后确定矫正量。确定处方以后,要用简单易懂的语言告知患儿父母,让患儿全天候戴镜对于患儿往后有一个较好的视力是很重要的。对于6岁以下患儿,需要每3个月复查一次,以了解患儿屈光状态和患儿戴镜的依从度,并做出适当的调整和指导。

如果儿童出现视力下降、隐斜或斜视,应该怀疑患儿是否有隐性远视,此时,需进行睫状肌麻痹验光检查。对于年幼病人,睫状肌麻痹验光很重要。儿童相对成人来说,具有更

笔记

大的调节幅度。同时,患儿较难配合长时间的检影验光和主觉验光。如果患儿有较高的远视或者高的 AC/A 合并低度远视而没有得到及时准确矫正时,患儿容易出现弱视,内斜视。对于患儿,1% 浓度的环戊酮麻痹睫状肌可以达到满意的效果,在特殊情况下亦可以使用阿托品麻痹睫状肌。

伴有内斜视的远视病人可以用正镜尽可能地减少其内斜视量,如果遮盖试验提示近距的斜视量大于远视的斜视量,则需要近附加予以矫正。镜片需要全天候配戴,以适当的语言告知患儿家长,患儿只有在戴镜时眼位才是正的,如果摘除眼镜,眼睛会再次偏斜。

(3)框架眼镜和接触镜:低度远视可以用任何的镜框设计和光学材料,高度远视的病人需要较小的镜框,使用较轻的和折射率较高的光学材料镜片。如果需要近附加矫正,年龄较大的孩子和成人可以使用渐进片矫正,而年龄较小的孩子可使用平顶双光镜。相对近视病人,成人远视病人更少选择接触镜矫正,因为远视病人一般只在一部分时间(近距离阅读工作时)戴镜。大部分远视病人的远视力清晰,而要求矫正的愿望较低。高度远视病人、明显屈光参差病人和一些从事体育活动的病人可以考虑使用接触镜。

二、病例 2:练习病例

以下提供了病人基本情况和基本检查结果,请根据资料做出:①评估(诊断)和处理建议;②就其诊断和处理以及可能出现的问题或应对措施做出讨论和分析。

基本情况:病人郑某,6 岁,女,因为错过学校常规检查前来门诊就诊。病人诉无视物不清等不适症状,病人家长也未发现视力问题。病人一般情况良好,近期无服药史,无过敏史,家族史无特殊。

临床检查:

裸眼视力:　　　　　5m　　　　　　　　40cm
　　　　　　　　OD　4.7　　　　　　　　4.7
　　　　　　　　OS　4.6　　　　　　　　4.7

遮盖试验:　　4$^\triangle$eso @ D　　10$^\triangle$eso @ N

立体视:　　100″@40cm(Randot 立体图)

角膜曲率(K-reading):　　OD　　43.37D/41.75D @90
　　　　　　　　　　　　　OS　　43.87D/42.25D @90

检影验光:OD　+5.25DS/−1.00DC×90 =4.9
　　　　　OS　+4.75DS/−0.75DC×90 =4.9

睫状肌麻痹验光(两眼分别滴入 1% 环戊酮 2～3 次,相隔 5 分钟滴 1 次,40 分钟后验光)
　　　　　OD　+6.75DS/−1.00DC×90 =4.9
　　　　　OS　+6.25DS/−0.75DC×90 =4.9

睫状肌麻痹试验 1 周后验光:
　　　　　OD　+5.25DS/−1.00DC×90 =4.9
　　　　　OS　+4.75DS/−0.75DC×90 =4.9

试镜架试戴结果:两次验光检查的结果均用试镜架试戴。病人郑某诉两次戴镜其视力没有明显区别,相反,戴镜以后还出现了远距视物模糊,病人认为自己不需要镜片矫正。

诊断:1. 双眼高度远视伴散光;2. 双眼内隐斜视

处理:1. 配镜,处方:OD:+5.25DS/−1.00DC×90 =4.9;
　　　　　　　　　　　OS:+4.75DS/−0.75DC×90 =4.9

　　2. 1 个月随访

注意点:该病人年龄较小,具有较强的调节能力,且学业压力较轻,故无不适症状。病

笔记

人诉戴镜后出现远距视物模糊应为长期处于调节痉挛状态所致。但其已出现内隐斜,且戴镜矫正视力有一定提高,应对病人及家长耐心宣教,提示屈光矫正的重要性,镜片处方以散瞳恢复后的度数为准。另病人矫正视力无法达到 5.0,应在配戴矫正眼镜后及时复查矫正视力及眼位,避免斜、弱视的发生。

三、病例 3：练习病例

以下提供了病人基本情况和基本检查结果,请根据资料做出:①评估(诊断)和处理建议;②就其诊断和处理以及可能出现的问题或应对措施做出讨论和分析。

基本情况:病人刘某,9 岁,女孩,在读二年级学生,6 岁以来长期配戴一副单光眼镜,诉其近视力和远视力均良好,但阅读超过 20 分钟以后眼睛会不舒服。病人一般情况良好,近期无服药史,无过敏史,家族史无特殊。

临床检查:

戴镜视力:　　　　　　　　5m　　　　　　　40cm

　　　　　OD　5.0　　　　　　5.0(戴镜 +5.00DS)

　　　　　OS　5.0　　　　　　5.0(戴镜 +4.75DS)

遮盖试验:正位 @ D　　25△交替性内斜 @ N

40cm 立体视:没有反应(Randot 立体图)

检影验光:OD　　+5.00DS= 5.0

　　　　　OS　　+5.00DS= 5.0

主觉验光:OD　　+5.00DS = 5.0

　　　　　OS　　+4.75DS = 5.0

40cm 遮盖试验(w/SRx):正位(戴 +2.00D 近附加)

　　　　　　　　　　　5△交替性外斜视(戴 +2.50D 近附加)

诊断:1. 双眼中度远视;2. 双眼交替性内斜视

处理:1. 验配渐变镜,处方:OD:+5.00DS = 5.0;OS:+4.75DS = 5.0

　　　　　　　　ADD:+2.00D

　　　2. 定期随访,至斜弱视专科进行双眼视功能训练

注意点:该名病人出现了调节性内斜视,且丢失了立体视功能。应给予近附加正镜帮助其纠正眼位,并训练双眼视功能。

第五节　散　　光

一、病例 1：散光病例分析示范

(一)基本资料

黄某,36 岁,电子技术人员,前来眼科检查,称其原先的眼镜丢失,想重新配一副。黄某主诉头痛,视疲劳,畏光,且必须斜着看才能看得更清楚,但会导致头痛。黄某上一次眼科检查是在两年前,且从七岁开始间断性配戴眼镜。黄某称他七岁时的第一副眼镜使他受不了而拒绝配戴,当戴着那副眼镜时,看到电线杆是倾斜的,地板是弯曲的,并感到恶心,而且当他走动时这些症状都会加重。黄某最近的眼镜也会给他同样的感觉,这是他为什么间歇配戴的原因。其本人和家庭无眼部异常病史,未接受药物治疗,无明确过敏史。

笔记

（二）临床检查资料

裸眼视力：

	5m	40cm
OD	4.6 （5.0针孔视力）	4.6
OS	4.6 （5.0针孔视力）	4.6

遮盖试验：正位 @D and N

调节幅度：OD 4.00D OS 4.00D OU 5.00D

集合近点：12.5cm

立体视：50″ @40cm（Randot立体图）

角膜曲率：OD 45.00D/43.00D@90

OS 45.00D/43.50D @90

检影验光：OD +0.25DS/−3.00DC×90= 5.0

OS −2.75DC×90= 5.0

主觉验光：OD +0.50DS/−3.00DC×90=5.0

OS −0.25DS/−2.75DC×90=5.0

隐斜测量：

	5m	40cm
隐斜量	正位	4△exo
BI	X/8/5	12/22/12
BO	10/19/11	14/20/10

眼部健康、眼压及视野检查：均正常

试镜架试戴结果：试戴镜度数采用主觉验光度数，黄某报告尽管物体看清楚了，但看墙壁和地板有倾斜，并当走动时倾斜更严重。第二个试戴镜采用如下处方：OD：+0.25DS/−2.50DC×90=5.0；OS：−0.50DS/−2.00DC×90=5.0

这个处方对黄某来说感觉稍微舒适些，双眼视力也可达5.0，同时空间扭曲变形症状变轻。

（三）诊断和处理

1. 初步诊断 双眼复合近视散光

2. 治疗计划

（1）处方：OD: +0.25DS/−2.50DC×90=5.0

OS: −0.50DS/−2.00DC×90=5.0

（2）镜片设计：单光树脂镜片（CR-39），较小的框架及近的顶点距离。

（3）病人教育：指导病人全天配戴眼镜，3个月后复查包括视力检测和症状评估。

（四）分析和讨论

1. 散光的症状和体征 黄某这一病例表明许多常见症状和体征与中高度散光有联系，如头痛、视疲劳、斜着头位或眼位看东西，适应眼镜时有视物变形等。

尽管大于2.00D的散光量仅占所有散光病例的一小部分（2%～6%），但临床上还是会遇到这些病例，处理起来有一定难度。典型的病例中病人主诉远近距离视物均模糊，并出现视觉疲劳的症状，如头痛，视疲劳，眉骨痛，眼部烧灼感和刺激感等。

之前配戴过散光镜片的病人有可能抱怨他们需要花很长的时间适应眼镜，黄某亦如此。因为病人通过镜片看到的空间有变形感觉，大多数病人需要数天到数周适应这种视觉现象，还有些病人很难适应，并多次复诊。

2. 处方原则

（1）病人年龄：在视力发育的关键年龄段，高度数的散光应该全矫以利于正常视力发育及阻止子午线性弱视的发生。婴儿期散光变化很大，直到3～5岁时开始稳定，此时可以给

笔记

予镜片处方并嘱全天配戴。视皮质在早期阶段具很强的可塑性,提供清晰的视网膜像(配戴全矫眼镜)可能会阻止弱视的发生,儿童对全矫眼镜处方非常容易适应。

如果病人是年龄稍大的儿童(10岁以上),此时仍需要全矫处方。病人有可能会在初次配戴新眼镜时出现空间扭曲等症状,因此有必要对患儿及其父母提供细心的指导,使其了解全天配戴眼镜对于帮助适应很重要。

对于成人,处理方式则不同。处方在全矫与部分矫正中选择和调整。许多学者及医生赞成将全矫处方作为首选,然后根据病人的适应能力来适当调整至接受,如果病人意识到通过改变柱镜轴向和度数会提高其视力,就会主动去接受适应,此外,对于那些焦虑、挑剔、敏感的病人可以选择"部分矫正处方",比起全矫处方来说更合适。

黄某虽然从小就被诊断为散光,并配以矫正镜片,但由于当时没有给予很好地适应调配,黄某实际存在拒绝的心理,不得已时才配戴。所以,对黄某的策略还是以能接受的矫正程度为前提,对全矫处方给予一定量的减少。

(2)散光和视觉感受:高度散光通常与高度的球性屈光不正(远视和近视)相联系。在这些病例中,散光大多为先天性的。部分与角膜的异常有关,如圆锥角膜、翼状胬肉等,可导致角膜严重扭曲及不规则散光的发生。散光类型(包括顺规,逆规和斜轴)同样影响视觉感受,同样的散光度数下,顺规性较逆规性散光更易让病人接受。同样的情况下,斜轴散光视物扭曲的现象会严重些。

散光度数越高,病人越难接受矫正。在有高度远视及散光的儿童中,弱视的发生率取决于病人首次配戴眼镜的年龄。对于高度不规则散光的病人,不管引起散光的原因是什么,框架眼镜一般无法达到良好矫正,应该考虑配戴硬性角膜接触镜或进行屈光手术。

(3)初次配戴及处方调整:对于初次配戴眼镜的成人,建议使用试镜架试戴方式来调整处方。如果病人感受有视物扭曲等现象,可以通过如下选择来解决。

1)保持等效球镜的基础上,减少柱镜度数。这种处理将最小弥散圆始终投射在视网膜上,从而得到相对清晰的视力。每减少 0.50D 的负柱镜度数,球镜度相应增加 −0.25D。这种改变提供了相对清晰的视力并减少了在高度数柱镜处方中与子午线放大率有关的空间扭曲现象。

2)在初始处方上逐渐减少柱镜度数。这种处理是在试镜架上将主觉验光的结果放好,负柱镜度数每次减少 0.25D,直到达到病人可接受的视力并且没有空间扭曲的症状。

3)使用原有散光轴向,改变散光度数。使用原先柱镜轴向,采用 JCC 进行度数的精确,再调整球镜成分直至病人达到最佳视力。

3. 镜片设计的问题 由于柱镜在每条子午线上有不同的屈光率,所以每条子午线上对物体的放大率(或缩小率)也不同。双眼均有散光的病人可能会因子午线不等像造成明显的空间扭曲现象。镜片的顶点距离、镜片厚度和基弧等参数都会影响镜片的总的放大率。所以在矫正高度散光时也必须将镜片的设计参数考虑在内。

二、病例2:练习病例

以下提供了病人基本情况和基本检查结果,请根据资料,做出:①评估(诊断)和处理建议;②就其诊断和处理以及可能出现的问题或应对措施做出讨论和分析。

基本情况:金某,女,29岁大学生,在配戴新的"高折射率眼镜"中遇到了问题,这副眼镜是一个月前她的眼科医生为她验配的。她称戴着这副眼镜看物体都变倾斜了,并且感到自己斜视。一个月来,她试着适应这副眼镜,但没有成功,导致后来与她的医生发生了争执。金某继续配戴她原先的眼镜,虽然旧的眼镜片有划痕,但不会引起恶心。金某从六岁开始配戴眼镜,眼部无外伤及感染史。病人对花粉过敏,故使用抗组胺药治疗。

近期处方（处方1）

    OD   −5.00DS/−3.50DC×160

    OS   −5.00DS/−4.50DC×45

该眼镜采用屈光指数1.6的树脂镜片，瞳距60mm，基弧+2.50D，中心厚度1.5mm。

原先处方（处方2）

    OD   −4.75DS/−3.00DC×160

    OS   −5.00DS/−4.00DC×40

该眼镜镜片有划痕，采用标准树脂材料（CR39），瞳距60mm，基弧+4.50D，中心厚度2.2mm。

临床检查结果：

		5m	40cm
戴镜视力（处方1）：	OD	5.0	5.0
	OS	5.0	5.0
戴镜视力（处方2）：	OD	4.9^{-2}	4.9
	OS	4.9	4.9
遮盖试验（处方2）：	正位 @ D		$4^{\triangle}$exo @ N

调节幅度：8.00D（OD，OS，OU）

立体视：25″@40cm（Randot立体图）

角膜曲率：	OD	45.00/48.00 @70
	OS	45.00/49.00 @130
检影验光：	OD	−4.75DS/−3.25DC×160= 5.0
	OS	−5.00DS/−4.50DC×40= 5.0
主觉验光：	OD	−5.00DS/−3.25DC×160 =5.0
	OS	−5.00DS/−4.25DC×40 =5.0

隐斜视测量：

	5m	40cm
隐斜量	正位	$4^{\triangle}$exo
BI	X/8/5	14/22/15
BO	10/20/12	15/20/10

NRA/ PRA：+2.50/−2.00

试镜架试戴结果：病人报告配戴主觉验光度数后视力清晰，舒适。

诊断：双眼近视伴高度散光

处理：1. 更换框架眼镜　处方：OD：−5.00DS/−3.25DC×160 =5.0，OS：−5.00DS/−4.25DC×40 =5.0

    2. 定期随访

注意点：该病人之所以戴处方1镜片会出现视物倾斜等症状，是因为其散光轴向不准所致。轴向40°为斜轴散光，对成像影响更加显著，且该病人的散光度数较高，故会出现明显的视物倾斜症状。处方2眼镜虽然散光轴向正确，但稍欠矫，且镜片刮痕明显，故病人配戴舒适，但矫正视力稍差。故以本次验光的结果为准重新配镜，以求看得清楚又舒适。

三、病例3：练习病例

基本情况：魏某，男，5岁，在学校筛查中发现问题，前来眼科检查。他的母亲称她注意到自己儿子看电视时出现斜视，且晚上给他讲故事时，发现他脸离书本很近。该病人及其家属眼部病史无明显异常，病人未接受药物治疗，无明确过敏史。

笔记

临床检查结果：

裸眼视力：		5m	40cm
	OD	4.5（4.8针孔视力）	4.3
	OS	4.5（4.8针孔视力）	4.3

遮盖试验：$4^\triangle$eso@ D　$10^\triangle$eso@ N

立体视：100″@40cm（Randot立体图）

角膜曲率：	OD	44.00/47.00 @90
	OS	44.25/47.25 @130

检影验光：	OD	+1.50DS/−2.50DC×180=5.0
	OS	+1.50DS/−2.75DC×180=5.0

主觉验光：	OD	+1.50DS/−2.50DC×180 =5.0
	OS	+1.50DS/−2.75DC×180 =5.0

隐斜测量：		5m	40cm
	隐斜量	$2^\triangle$eso	$4^\triangle$eso
	BI	病人不合作	
	BO	病人不合作	

由于病人身体疲乏，嘱其改日复诊做睫状肌麻痹检影。结果如下：

睫状肌麻痹检影：	OD	+3.00/-3.50×180 =4.8
	OS	+3.00/-3.75×180 =4.8

诊断：双眼远视伴高度散光

处理：1周后（散瞳恢复后）重新验光配镜

注意点：该病人散瞳验光，球镜度数变化考虑为生理性调节及原有的调节痉挛放松所致，柱镜度数变化主要考虑为周边晶状体引起的像差增大，故引起矫正视力的下降。这种情况下不应立即给病人配镜，而应在散瞳恢复后重新验光配镜。另病人眼位不正，验配时应注意给予尽量足的正镜以帮助矫正眼位。

第六节　屈　光　参　差

一、病例1：屈光参差病例分析示范

（一）基本资料

邓某，男，6岁，首诊。主诉"阅读时眼睛疲劳"，其母亲注意到邓某阅读时经常将手放在右眼前，其他病史无明显异常。

（二）临床检查资料

裸眼视力：		5m	40cm
	OD	4.8	5.0
	OS	4.0	5.0

调节幅度：	OD	10.00D	OS	16.50D

检影验光：	OD	−0.50DS/−0.25DC×90=5.0^{-1}
	OS	−2.75DS=5.0

主觉验光：	OD	−0.75DS=5.0^{+2}
	OS	−2.75DS=5.0^{+2}

隐斜测量（主觉验光度数矫正）：　　5m　　40cm

隐斜量	$2^{\triangle}$ exo	$5^{\triangle}$ exo
BI	X/14/8	20/25/16
BO	19/28/12	16/24/12

40cm 处立体视（主觉验光度数矫正）：20″@40cm（Randot 立体图）

眼部健康：正常

试镜架试戴结果：邓某配戴主觉验光度数后感觉所有距离视物均清晰舒适。

（三）诊断和处理

1. 初步诊断

（1）双眼轻度近视

（2）双眼屈光参差

2. 治疗计划

（1）处方：OD：$-0.75DS=5.0^{+2}$　OS：$-2.75DS=5.0^{+2}$

（2）镜片设计：采用标准基弧和中心厚度的聚碳酸酯单光镜片

（3）病人教育：嘱邓某全天配戴，告知他可能在初戴时有空间扭曲感，但持续配戴很重要，可以加快适应，1年后复查。

（四）分析和讨论

屈光参差是双眼屈光力不同的状态，严格讲几乎每个病人都有屈光参差，因为很少有双眼的屈光度是一模一样的。因此，在临床上所谓的"屈光参差"通常指的是双眼屈光力差别比较大，并因此发生一些相关的双眼融像等问题，一般情况下差异超过 2.00D（有的学者认为 >2.50D）定义为有意义的屈光参差，但具体情况因个体而异。

临床中碰到显著屈光参差病人时，在验配和给处方时需要考虑以下这些内容：是否能消除其症状、是否能达到相对最好的单眼和双眼视力、是否能获得良好的双眼融像功能并消除因双眼融像问题所带来的症状等。最后的处方就在这些因素中相互妥协找到一个合适的平衡点。

邓某是一个屈光参差的典型病例，而且是一个处理比较成功的病例，通过检查和试戴后发现，屈光参差的一些矫正问题在该病例中都得到了基本解决。主要有：①每眼全矫后达到最佳矫正视力，并能达到双眼平衡；②双眼视功能检查发现，此配戴处方能为病人提供很好的融像功能；③邓某有视疲劳症状，配戴目前处方能得到很好地改善，使其能更好接受该处方。

屈光参差的特点和验配注意事项：

1. 屈光参差的症状和体征　屈光参差临床症状差异很大，症状多取决于屈光参差的类型和病人在该状态下的适应情况。比如，近视性屈光参差的病人经常有单眼视觉模糊，而远视性屈光参差的病人有头痛和视疲劳症状。如果两眼屈光力相差很大（大于 6.00D），且其中一眼接近正视，则另一眼因差异太大其功能被抑制反而不表现出任何症状，此时被抑制眼可能发展为弱视或斜视。

2. 处方确定需要考虑的因素　高度和重度屈光参差的处理原则是：在达到良好双眼视觉的前提下，充分考虑病人的舒适度和最佳单眼矫正视力，在提供可能的最好视力和达到舒适的双眼视觉中寻求平衡点。但在确定这个平衡点时，需要了解几个重要的与屈光参差相关的因素。

（1）最佳矫正视力的确定：首先要通过规范的验光流程，获得双眼准确的屈光不正量和最佳矫正视力。然后开始考虑屈光参差的病人所面临的问题：是否存在与单眼弱视或双眼接收像的大小差别（即双眼不等像）相联系的双眼视功能问题。

（2）弱视和斜视：许多屈光参差未矫正的病人会发生形觉剥夺性弱视，继而发展为斜

笔记

视。主要是因为在视力发育关键时期,其中一眼的视网膜接收不到清晰的像,视觉皮质发育受到抑制,该眼就会发生弱视,进而有可能发生斜视。一眼为正视另一眼屈光度数比较高的屈光参差的儿童很容易被忽略,因此,早期眼部体检及儿童父母的早期观察非常重要,临床上要特别把握好检查的时机。

（3）不等像:不等像是病人双眼觉察到视网膜像大小不等的情况,每1D的屈光参差量将会造成两眼接收像的大小出现1%的差别,尽管对于2%～3%的视网膜像大小差异大部分病人能耐受,但还是存在很大的个体差异。由于双眼屈光参差矫正后所产生的视网膜像的放大率相差比较大时,会造成双眼融像障碍,导致视物重影、模糊或其他不适症状。

屈光参差一般被分成屈光性或轴性两种。屈光性屈光参差是两眼间光学介质的表面屈光力不同,而轴性屈光参差是两眼的眼轴长度不同。根据Knapp法则,当矫正眼镜位于眼睛前焦面时,由轴性屈光参差导致的双眼视网膜大小差异会被最小化,因此轴性屈光参差应给予框架眼镜处方;而屈光性屈光参差则给予角膜接触镜处方,可以将不等像最小化。但临床上发现,无论显著性屈光参差是屈光性还是轴性,接触镜都明显减少不等像。

本病例儿童邓某在处理上比较成功的核心是:发现早,屈光参差的量正好在个体能感受到不等像量的极限内,同时高屈光不正的眼是近视,其在近距离时能获得比较清晰的像,尚没有产生弱视。同时由于年幼,适应能力强,预计能较好适应配镜处方。

二、病例2:练习病例

以下提供了病人基本情况和基本检查结果,请根据资料做出:①评估(诊断)和处理建议;②就其诊断和处理以及可能出现的问题或应对措施做出讨论和分析。

基本情况:曹某,5岁女孩,首诊。病人及其家长并未发现任何视觉问题。家长只是觉得应该检查眼睛。其他病史无特殊。

临床检查结果:

裸眼视力:		5m	40cm
	OD	4.0	4.0
	OS	4.8	4.7

调节幅度(客观验光度数矫正):OD 6.25D OS 8.25D

检影验光:	OD	+4.00DS/−0.50DC×90 =4.0
	OS	+2.00DS =4.9

主觉验光:	OD	+3.00DS =4.1
	OS	+1.00DS =5.0

AC/A: 6

检影验光(睫状肌麻痹):	OD	+4.50DS/−0.50DC×80 =4.1
	OS	+2.50DS =5.0

隐斜视测量(主觉验光度数矫正):	5m	40cm
隐斜量	$1^\triangle$ eso	$4^\triangle$ eso
BI/BO	因右眼抑制无反应	

眼部健康检查、眼压和视野:双眼均正常。

试戴:OD: +3.50DS=4.1[−2], OS: +1.50DS=5.0[−2],病人无明显不适,诉视物更清晰。

诊断: 1. 右眼屈光参差性弱视; 2. 双眼屈光不正

处理: 1. 配镜,处方:OD: +3.50DS=4.1[−2]; OS: +1.50DS=5.0[−2]

　　　2. 左眼遮盖训练

　　　3. 斜弱视专科复查

笔记

注意点：病人出现屈光参差性弱视，眼位也有内隐斜。需要兼顾病人的矫正视力与眼位。根据 AC/A 结果，在主觉验光基础上再加 +0.50D，眼位可以得到矫正，同时矫正视力下降不多，病人试戴舒适，故以此为处方。另病人需要遮盖训练，并定期至斜弱视专科随访，训练视功能。

三、病例3：练习病例

以下提供了病人基本情况和基本检查结果，请根据资料做出：①评估（诊断）和处理建议；②就其诊断和处理以及可能出现的问题或应对措施做出讨论和分析。

基本情况：贾某，女，6 个月，因单侧无晶状体眼就诊。3 个月前右眼做过先天性白内障摘除术。病人无光学或药物处方，也无其他眼部并发症。其他病史无特殊。

临床检查结果：

检影验光：OD +18.00DS/−0.50DC×180

　　　　　OS +1.00DS

检影验光（睫状肌麻痹）：OD +18.00DS/−0.50DC×180

　　　　　　　　　　　OS +2.00DS/−0.25DC×180

遮盖试验和角膜映光试验：正位 @D and N

眼部健康状况：右眼无晶状体眼。

诊断：1. 右眼无晶状体眼；2. 双眼屈光参差

处理：1. 右眼验配 RGP；2. 根据经验遮盖左眼，每天 2 小时；3. 密切随访。

注意：单眼无晶状体眼是人工晶体植入术的最佳适应证。为了防止患儿弱视，应尽早手术。

第七节 老 视

一、病例1：老视病例分析示范

（一）基本情况

杨某，女性，46 岁，图书编辑，主诉在过去几个月阅读材料困难，阅读 20 分钟左右，她的眼睛变得不舒服，她将阅读材料拿远些可以一定程度上缓解症状。她还注意到，当她摘掉现在使用的框架眼镜时，她能够清晰地看到很近的资料。作为一位评审编辑，杨某每周要做大量的阅读工作。她的身高和手臂长度正常，习惯性阅读距离大约在 40cm 处。其个人史和家族史无特殊。无任何药物服用史，最近一次的体检是在两周前。

（二）临床检查资料

戴镜视力：		5m	40m
	OD	5.0	4.8 （−4.50DS）
	OS	5.0	4.8[+1] （−4.50DS）
遮盖试验：2$^{\triangle}$exo@ D	7$^{\triangle}$exo @ N		
调节幅度：	OU	5.00D	
角膜曲率：	OD	41.87/42.25 @ 85	
	OS	42.87/43.12 @75	
检影验光：	OD	−4.50DS=5.0	
	OS	−4.50DS=5.0	

笔记

主觉验光：　　　　　OD　　　−4.50DS=5.0

　　　　　　　　　　OS　　　−4.50DS=5.0

40cm 试验性近附加：+0.75D=5.0

隐斜视测量：　　　　　5m　　　　　　　40cm（ADD +0.75D）

　隐斜量　　　　　　3$^{\triangle}$exo　　　　　　10$^{\triangle}$exo

　BI 聚散度　　　　　X/12/8　　　　　　X/24/14

　BO 聚散度　　　　　X/14/6　　　　　　X/12/6

负相对调节 / 正相对调节：+1.50/−2.00

40cm 双眼交叉柱镜附加：+1.00D

视近清晰范围（ADD +0.75D）：20～56cm

试镜架试戴结果：将 +0.75D 球镜加到杨某常用的视远处方上以保证阅读视力。她报告说印刷字体清晰，但短时阅读后出现牵拉感。

（三）诊断和处理

1. 初步诊断

（1）双眼单纯性近视

（2）老视初期

（3）轻度会聚不足（外隐斜视所致），低度代偿性发散过度（底朝外）

2. 诊疗计划

（1）眼镜处方：OD　−4.50DS　　近附加 +0.75D

　　　　　　　　OS　−4.50DS　　近附加 +0.75D

（2）镜片设计：多焦点镜片

（3）病人交流和教育：向杨某介绍各种不同的镜片选择均可满足她近距离的视觉需求。她从 8 岁开始配戴框架眼镜，对于角膜接触镜矫正没有兴趣并且她说"只是想尽量简单"。考虑到该病人会聚不足的问题会因为近距附加而加重，建议病人视觉训练来加强她的会聚能力。告知杨某会聚不足的问题很有可能会随着老视的进展而加重。

（四）分析和讨论

尽管给予杨某 +0.50D 近附加后就可获得平衡的 NRA/PRA（即相等的加减附加），但根据经验，这么小的近附加很快就不合适了。由于给予 +0.75D 近附加杨某的近视力和视力清晰范围都很理想，因此给予 +0.75D 的近附加处方。

除去杨某潜在的会聚不足，她是一个典型并简单的老视初期的例子。通过 +0.75D 的近附加会联合低度底朝外的聚散，近距外隐斜轻微增加，故当杨某阅读时会产生轻微的牵拉症状。这是意料之中的，一旦病人适应配戴近附加镜片，这个症状就会消失。但是，加强老视病人会聚能力的视觉训练必须考虑，或在近距使用底朝内棱镜也是一种选择（若采用多焦点镜片则很难添加棱镜）。尽管会聚不足的症状在老视人群中极为稀少，但临床医师绝不能忽略这一潜在的临床症状，尤其是老视初期的病人。

老视诊治中应注意的问题：

1. 老视的症状和体征　老视发生在正常人群中，是随着年龄增长调节能力下降的生理现象。老视并不是一种疾病，而是正常人类年龄增长过程中不可避免的。

老视不是由于调节幅度或调节需求的单独作用，而是这两者的相互关系在起作用。"不足"的调节意味着一个人的调节能力不足够满足其个人的需求，比如当一个人的调节需求较正常人更大（习惯将书拿在特别近的地方看），则将会更早感受到老视。

老视病人典型表现：主诉近距视物模糊，短暂近距工作后即出现眼疲劳等眼部不适。在老视起病初期，病人可能报告他们要将阅读材料放在一个低的桌子或站起来阅读，老感

笔记

觉"手臂太短"了,灯暗或黄昏时候特别明显。

2. 处方及准则 首先要根据验光流程确定双眼的屈光不正,老视的验配必须在矫正屈光不正的基础上进行。老视的处理似乎很简单。因为调节力的不足意味着病人不能产生足够的正屈光力来满足近距调节需求,一个简单的处方就是在远距处方的基础上附加正镜。但在临床上处理起来时需要考虑技术上(给予多大的近附加以及采取何种形式的近附加)和心理上(让病人如何接受"老"的开始)的各种因素。

在技术处理上,需要考虑几个因素:

(1)调节幅度:测量调节幅度是决定近距正镜附加量的起始点,让病人使用其总调节幅度的一半用于长时间阅读会比较舒适。病人调节幅度可以简单地通过年龄进行估算,Hofstetter的最小、最大及平均调节幅度公式可以供参考,也可用于判断病人其调节幅度是否正常。

(2)调节需求:进行较近距离阅读者调节需求相对增高,反之亦然。调节需求较高者,其老视初发的年龄将提前。在确认病人的最终阅读附加时要考虑实际的调节需求。

3. 心理学问题 当病人首次被诊断为"老视"时,会有一种被认为"老了"而不愿意接受的情形。因此,在进行交流和诊断时,要用比较贴切的语言表达老视的实质,慢慢让病人接受这个生理现象,并配合处理。部分病人虽然发现阅读附加改善了症状,但很担心是否会越来越严重,还有部分人担心会对眼镜的配戴产生依赖现象。作为临床工作者必须正视这些实际情况,不仅要通过合适的交流方式让病人接受这是一个每个人都会出现的生理现象,同时还要根据个人需求和特点,解决因戴"老花镜"所产生的尴尬问题,如可以采用配戴接触镜、渐变镜、甚至角膜激光切削术等多种矫正方式。

本病例中的杨某是一位近视框架眼镜配戴者,同时处于老视的初发期。虽然不给予阅读附加也能看清近距离文字,但由于其工作需要长时间查阅文字,很容易产生视疲劳,所以必须进行有效地近附加矫正。由于她有长期配戴框架眼镜史,很容易适应渐变多焦点镜,自己也有这个要求,同时 +0.75D 近加光的渐变多焦点镜片也较容易适应。

二、病例2:练习病例

以下提供了病人基本情况和基本检查结果,请根据资料做出:①评估(诊断)和处理建议;②就其诊断和处理以及可能出现的问题或应对措施做出讨论和分析。

基本情况:林某,一位 48 岁的内科医生,主诉在过去几个月中聚焦阅读材料困难。当她将阅读材料拿远一些,这个问题可以得到一定程度的减轻。但这样做很麻烦,而林某更希望不需要这样做。自从 18 年前在医学院进行过眼部检查,之后她没有再接受过眼部检查。她主诉以前在各个距离的视力都很好,强调不想表现出年龄,同时在眼镜问题上能够"不被困扰"。尽管如此,林某作为一名内科医生,每天要做大量的阅读。林某的身高和手臂长度正常,习惯阅读距离在 40cm,她的个人史及家族史无特殊。个人健康状况良好,没有服药史。

临床检查:

平时视力:		5m	40cm
	OD	5.0	4.8
	OS	5.0	4.8
调节幅度:	OD	4.00D OS 4.00D	
角膜曲率:	OD	44.75/44.50 @ 85	
	OS	43.75/43.50 @ 85	
检影验光:	OD	+0.50DS=5.0	
	OS	+0.25DS=5.0	
主觉验光:	OD	0.00D=5.0	

	OS	0.00D=5.0	

40cm 试验性近附加：+1.00D　=5.0

隐斜视测量：	5m	40cm
隐斜量	$1^\triangle$exo	$2^\triangle$exo
底朝内聚散度	X/12/10	12/16/10
底朝外聚散度	16/14/8	18/22/14

负相对调节 / 正相对调节：+1.25/−1.75

40cm 双眼交叉柱镜附加：+1.00D

清晰视觉范围（ADD+1.00D）：20～70cm

眼部健康、眼压测量以及视野：双眼均正常

试镜架试戴结果：双眼 +1.00D 球镜仅用于近距阅读，林某对于阅读材料的清晰度及视觉范围很满意，但同时也意识到在配戴这副眼镜时远距视力模糊。

诊断：双眼老视

处理：1. 验配单光镜，处方：OU：0.00D；ADD：+1.00D

　　　2. 心理宣教

　　　3. 1 年后复查

注意点：尽管给予 +0.75D 近附加后就可获得平衡的 NRA/PRA（即相等的加减附加），但根据经验，这么小的近附加很快就不合适了。而且给予 +1.00D 近附加杨某的近视力和视力清晰范围都很理想。因此给予 +1.00D 的近附加处方。与此同时，还需帮助病人排除戴镜心理排斥。

三、病例3：练习病例

以下提供了病人基本情况和基本检查结果，请根据资料做出：①评估（诊断）和处理建议；②就其诊断和处理以及可能出现的问题或应对措施做出讨论和分析。

基本情况：庄某，一位 46 岁的工程师，表现为近距工作大约 30 分钟后眼疲劳，夜晚近距工作时周期性视物模糊。他的大多数工作都在近距完成并且需要非常仔细。庄某有一项嗜好，就是在 Z 标准（最小规格）的电动火车上阅读和工作。在列车上工作时，他通常把眼镜摘掉，将阅读材料拿到距眼睛 15～20cm 的位置。

庄某说他总是很关注自己的视力。当他还是儿童时就经常更换新的眼镜来确保最佳视力。他回忆说从 3 岁或 4 岁就开始配戴框架眼镜，不管去哪里都戴着它们。庄某曾经尝试过角膜接触镜，但 3 个月后还是放弃了。因为他感觉到"眼疲劳"，除此之外，他还是更喜欢配戴框架眼镜。庄某的个人史及家族史无特殊。个人健康状况良好，没有服药史。

临床检查：

平时视力：		5m	40cm
	OD	5.0	5.0　（−2.25DS/−0.25DC×15）
	OS	5.0	5.0　（−6.50DS/−1.25DC×173）

40cm 处立体视：TNO 40″

调节幅度：	OD	5.00D　OS　5.00D

角膜曲率：	OD	41.25/41.87 @ 80
	OS	44.75/46.50 @ 85

检影验光：	OD	−2.25DS=5.0^{+2}
	OS	−6.50DS/−1.25DC×175 =5.0

主觉验光：	OD	−2.25DS=5.0^{+2}
	OS	−6.50DS/−1.25DC×175 =5.0

40cm 试验性近附加：+0.75D

隐斜视测量：	5m	40cm（ADD +0.75D）
隐斜量	2△eso	2△eso
底朝内聚散度	X/18/12	12/16/10
底朝外聚散度	22/26/18	24/28/24

负相对调节 / 正相对调节：+2.00/−1.75

40cm 双眼交叉柱镜附加：+0.75D

眼部健康、眼压测量以及视野：双眼均正常

诊断：1. 双眼老视；2. 双眼屈光不正；3. 双眼屈光参差

处理：1. 验配渐变镜，处方：OD：−2.25DS ＝5.0^{+2}；

OS：−6.50DS/−1.25DC×175 ＝5.0；

ADD：+1.00D

2. 心理宣教

3. 1年后复查

注意点：病人喜欢配戴框架眼镜，且工作生活需要常戴眼镜，故选择验配渐变镜。近附加度数还应根据试戴结果进行确认。该病例未提供试戴结果，根据试验性近附加及 NRA/PRA 结果，经验性给予 +1.00D。

四、病例 4：练习病例

以下提供了病人基本情况和基本检查结果，请根据资料做出：①评估（诊断）和处理建议；②就其诊断和处理以及可能出现的问题或应对措施做出讨论和分析。

基本情况：薛某，一位 48 岁的宴席策划者，表现为在过去几个月中阅读超市中处于较高格层的价格标签困难。之前的几个月，她通过将眼镜推远还能够看到标签，但现在即使通过镜片顶端来看还是看不清楚。薛某能够使用双焦点镜片"充分地"阅读，但却没办法把脖子吊的足够长来看清楚更高的架子。作为一名宴席策划者，她要花大量的时间在市场当中。

临床检查：

平时视力：		5m	40cm
	OD	4.9	4.7^{+2}（+1.00DS）
	OS	4.9	4.8（+0.75DS）
角膜曲率：	OD	41.75/42.12 @ 95	
	OS	42.50/42.62 @ 80	
检影验光：	OD	+1.25DS ＝5.0	
	OS	+1.25DS ＝5.0	
主觉验光：	OD	+1.25DS ＝5.0	
	OS	+1.25DS ＝5.0	

40cm 试验性近附加：+2.00D ＝5.0

隐斜视测量：	5m	40cm（ADD +2.00D）
隐斜量	正位	9△exo
底朝内聚散度	X/10/8	11/16/14
底朝外聚散度	12/15/12	16/22/18

负相对调节 / 正相对调节：+0.50/−0.50

清晰视近范围（ADD +2.00D）：30～50cm

眼部健康、眼压测量以及视野：双眼均正常

诊断：1. 双眼老视；2. 双眼屈光不正。

处理：1. 验配渐变镜，处方：OD：+1.25DS=5.0

OS：+1.25DS=5.0

ADD：+2.00D

2. 宣教。

3. 1年后复查。

注意点：病人已有双焦点镜配戴史，且对远近视力均有要求，故选择渐变镜。根据试验性近附加及 NRA/PKA 结果及清晰范围，予 +2.00D 近附加。

第八节　高　度　近　视

一、病例1：高度近视病例分析示范

（一）基本资料

任某，女，26 岁，公务员。病人双眼近视 15 年，一直在眼镜店验光配镜矫正，近视度数逐渐增加，近两年来近视度数稳定，目前配戴的眼镜度数约 −12.0D。病人曾试戴过 RGP，但戴镜后眼部异物感明显，出现眼红不适，故病人一直配戴框架眼镜矫正近视。现病人第一次来我院，主诉配戴眼镜给工作生活带来不便，要求行近视屈光手术。一般情况正常，近期无用药史，无过敏史，无妊娠哺乳史。家族史无特殊。

（二）临床检查资料

习惯性眼镜配戴视力：　　　　5m　　　　　　　　　40cm

OD　　4.8　　　　　　　　　4.8

OS　　4.8　　　　　　　　　4.8

电脑验光：　　OD　　−12.50DS/−1.50DC×42

OS　　−12.00DS/−1.00DC×175

主觉验光：　　OD　　−11.50DS/−1.25DC×35 =4.9

OS　　−11.00DS/−0.50DC×172=4.9

优势眼：OD

眼部 B 超：双眼玻璃体轻度混浊，双眼后巩膜葡萄肿

中央角膜厚度：OD 545mm　　OS 540mm

IOL-Master：眼轴 OD 27.31mm　　OS 26.91mm

前房深度 OD 3.41mm　　OS 3.40mm

角膜内皮细胞计数：OD 2778cells/mm^2　　OS 3077cells/mm^2

眼部检查：角膜透明，前房清深，瞳孔圆，直径约 3mm，对光反射存，晶状体透明，玻璃体轻度混浊，眼底视盘界尚清，C/D=0.3，颞侧见 1PD 大小近视弧，豹纹状眼底，周边视网膜平伏，未见明显视网膜变性和裂孔，黄斑中心凹反光无。

（三）诊断和处理

1. 初步诊断　双眼高度近视

2. 治疗计划

（1）行双眼有晶状体眼人工晶状体植入术，术前行双眼周边虹膜激光切开术预防术后高眼压。

（2）手术方式：采用有晶状体眼后房型人工晶状体植入术

（3）病人教育：告知病人术后夜间有可能出现眩光、光晕，若有上述情况尽量避免夜间

笔记

驾驶；术后近期内有可能出现视近困难，需逐渐适应，调节训练1～3个月可明显好转；术后避免用力揉眼及眼部受伤；定期来院复查，尤其是散瞳眼底检查，排除视网膜周边变性及裂孔，预防视网膜脱离的发生。

随访情况：

病人行双眼有晶状体眼后房型人工晶状体植入术后一周复诊时检查如下：

裸眼视力：		5m	40cm
	OD	5.1	5.1
	OS	5.1	5.1
电脑验光：	OD	+0.25DS/−0.50DC×10	
	OS	+0.25DS/−0.25DC×175	
主觉验光：	OD	plano =5.1	
	OS	plano =5.1	

眼压：OD 10.1mmHg　OS 11.0mmHg

病人有轻微的夜间眩光或光晕等不适感觉，短时间阅读尚无疲劳。

（四）分析和讨论

该病人为高度近视，其就诊的目的明确，期望通过屈光手术"摘除"眼镜并提高视力。框架眼镜配戴的视力尚达不到正常值，可能原因是：①存在一定程度的玻璃体浑浊和后巩膜葡萄肿；②高度近视框架眼镜的镜片材料或设计，以及一定的顶点距离造成物体缩小的原因。

1. 关于屈光手术　目前矫正高度近视的方法很多，有非手术矫正和手术矫正，其中非手术矫正包括框架眼镜矫正和角膜接触镜矫正，手术矫正包括角膜准分子激光手术矫正、屈光性晶状体置换术及有晶状体眼人工晶状体植入术，这几种矫正方式各有优缺点。对于一些高度近视病人，尤其是近视度数超过 −15.00D 的病人，可能对框架眼镜或是隐形眼镜的矫正视力不满意或不耐受，从而会寻求手术的方式来矫正。对于高度近视病人，行角膜准分子激光手术风险较高，术后容易发生屈光回退、角膜膨隆或圆锥角膜。对于高度近视病人，尤其是年轻病人来说，若行屈光性晶状体置换术，术后病人丧失了调节功能，与屈光手术的初衷不符。而且，对于这两种手术，其最主要的缺点是不可逆，一旦发生术后并发症，安全性将受到一定的影响。

有晶状体眼人工晶状体植入术的原理是在角膜和晶状体之间植入一个人工的屈光介质，以矫正病人眼屈光力相对过强或过弱，达到矫正近视或远视的目的。因不对患眼的屈光介质直接进行人为的改造，术后视觉质量得到保证甚至提高。另一方面，如术后发生严重的并发症，或因为其他眼病治疗的需要，可以取出人工晶状体，手术安全性有一定的保障。

有晶状体眼人工晶状体植入术是矫正屈光不正的有效手术方法，但并非所有人都适合。目前广泛接受的标准如下：①年龄 21～50 岁；②全身状况良好；③屈光度数稳定，6 个月内波动≤0.50D；④对角膜接触镜或框架眼镜的矫正视力不满意或不耐受；⑤中央前房深度（从角膜内皮面至晶状体前表面）≥2.80mm；⑥角膜内皮细胞计数在 20 岁时 >2500/mm²，40 岁时 >2000/mm²；⑦无其他眼病（角膜疾病、青光眼、葡萄膜炎、白内障、黄斑病变等）；⑧之前未做过内眼手术。此外，手术前常规要散瞳眼底检查，排除视网膜周边变性及裂孔，若有，早做处理，预防视网膜脱离的发生。

对于上述任某病人，主诉配戴眼镜给工作生活带来不便，要求行近视屈光手术，且不能适应角膜接触镜，病人近视近两年来稳定，眼部检查：前房深度右眼 3.41mm，左眼 3.40mm，角膜内皮细胞计数右眼 2778/mm²，左眼 3077/mm²，无有晶状体眼人工晶状体植入术手术禁忌征,且接受手术的愿望较强烈,对手术可能出现的并发症较了解,年纪又较轻,对于这类病人,是有晶状体眼人工晶状体植入术的理想适应人群。

2. 交流和预防　术前教育:尽管任某术前戴镜矫正视力未达到正常,但其矫正视力尚能满足日常生活,同时已多年习惯所配戴的眼镜。因此,术前要与病人充分讨论眼内手术可能带来的好处和可能出现的问题。要告知病人术后夜间有可能出现眩光、光晕,若有上述情况尽量避免夜间驾驶;术后短时间内有可能出现视近困难,需逐渐适应,调节训练1至3个月可明显好转等。

术后随访要点和指导:嘱咐病人术后避免用力揉眼及眼部受伤;定期来院复查,尤其关注视网膜,预防视网膜脱离的发生。

3. 初步随访结果分析　从病人术后一周的结果分析,该病人达到了预期效果。虽然有轻度不适症状,由于事先有过交流和指导,病人能接受,并配合随访计划。

二、病例2:练习病例

以下提供了病人基本情况和基本检查结果,请根据资料做出:①评估(诊断)和处理建议;②就其诊断和处理以及可能出现的问题或应对措施做出讨论和分析。

基本情况:余某,女,20岁,首诊。病人视远模糊10余年,喜极近距离视物,视物易疲劳。无其他眼部不适。家族史:父亲高度近视。

临床检查结果:

裸眼视力:		5m	40cm
	OD	4.0	4.3
	OS	4.0	4.3
电脑验光:	OD	−11.00DS/−1.50DC×170	
	OS	−11.75DS/−0.50DC×10	
主觉验光:	OD	−10.00DS/−1.25DC×170 =4.7	
	OS	−11.00DS/−0.50DC×5 =4.7	

眼部检查:角膜透明,前房清深,瞳孔圆,直径约3mm,对光反射存,晶状体透明,玻璃体轻度混浊,眼底视盘界清,C/D=0.3,颞侧见0.5PD大小近视弧,豹纹状眼底,周边视网膜平伏,右眼颞上方视网膜见蜗牛迹样变性,未见明显裂孔,黄斑中心凹反光存。

诊断:双眼高度近视

处理:根据病人意愿选择框架镜、角膜接触镜或屈光手术进行矫正。

(瞿　佳)

汉英对照索引

K

L

M

N

P

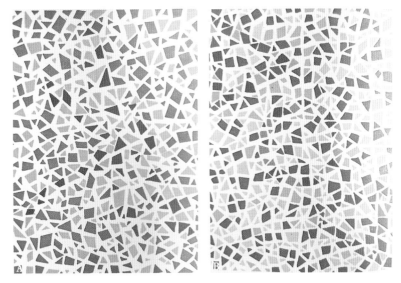

彩图 8-5　色盲检查图

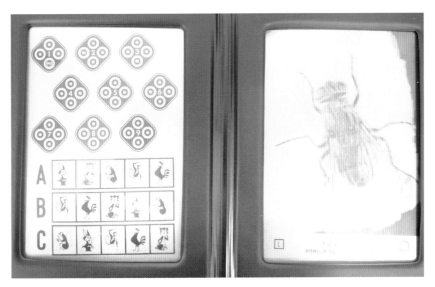

彩图 8-16　Titmus 立体视检查图卡

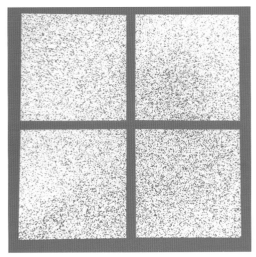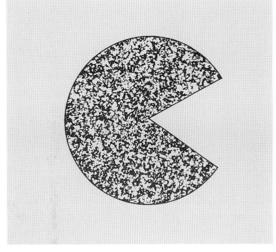

彩图 8-17　TNO 随机点立体图其中一页

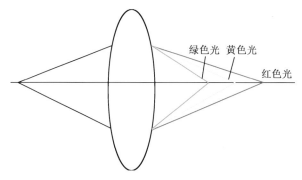

彩图 10-9　位置色差

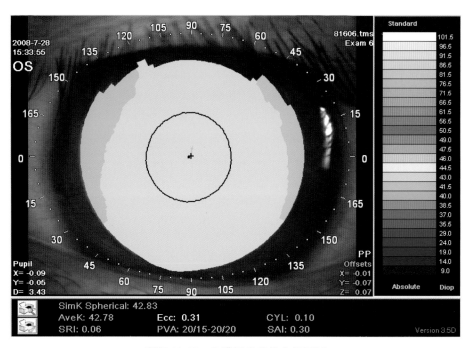

彩图 11-12　角膜屈光度分布呈圆形

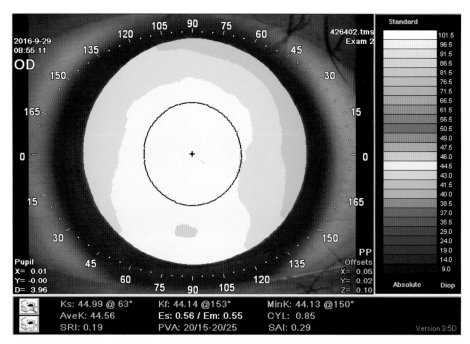

彩图 11-13　角膜屈光度分布呈椭圆形

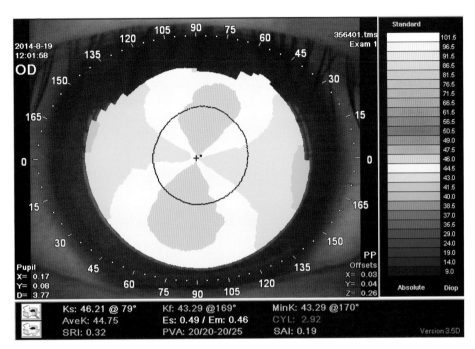

彩图 11-14　角膜屈光度分布呈对称领结形

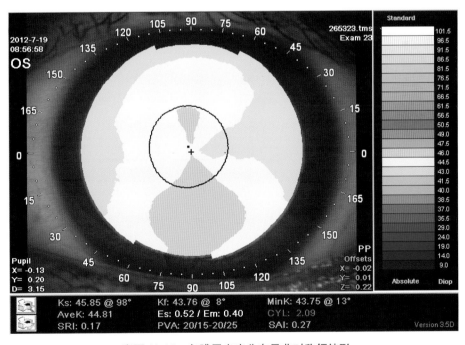

彩图 11-15　角膜屈光度分布呈非对称领结形

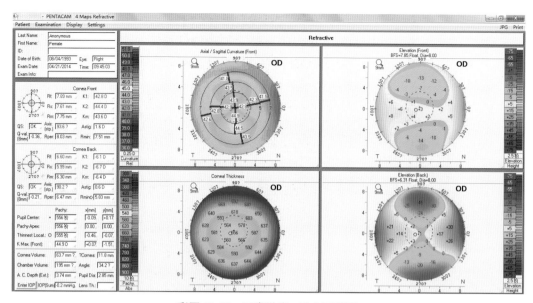

彩图 11-17　正常散光 - 屈光四联图

此四联图显示的是规则性散光的轴性角膜曲率图（左上）、角膜厚度图（左下）、前表面高度图（右上）和后表面高度图（右下）

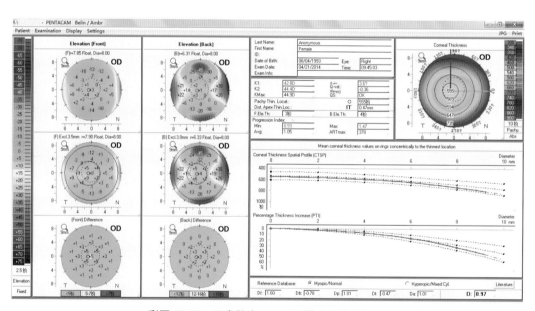

彩图 11-18　正常散光 -BAD-Ⅲ增强扩张分析图

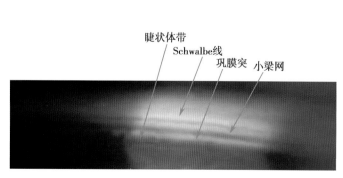

彩图 11-20　前房镜检查所见房角结构

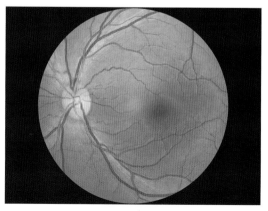

彩图 11-36　正常眼底图像